实用验光学

齐 备 编著

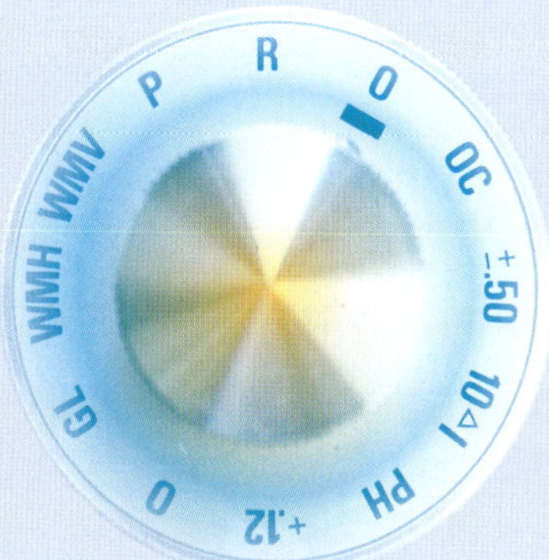

中国轻工业出版社

图书在版编目（CIP）数据

实用验光学 / 齐备编著. —北京：中国轻工业出版社，2014.8

ISBN 978-7-5019-9800-5

Ⅰ. ① 实… Ⅱ. ① 齐… Ⅲ. ① 验光 - 基本知识 Ⅳ.① R778.2

中国版本图书馆CIP数据核字（2014）第122792号

责任编辑：李建华　　责任终审：劳国强　　封面设计：锋尚设计

版式设计：锋尚设计　　责任校对：燕　杰　　责任监印：张　可

出版发行：中国轻工业出版社（北京东长安街6号，邮编：100740）

印　　刷：北京京都六环印刷厂

经　　销：各地新华书店

版　　次：2014年8月第1版第1次印刷

开　　本：787×1092　1/16　　印张：16.25

字　　数：385千字

书　　号：ISBN 978-7-5019-9800-5　定价：100.00元

邮购电话：010-65241695　传真：65128352

发行电话：010-85119835　85119793　传真：85113293

网　　址：http：//www.chlip.com.cn

Email：club@chlip.com.cn

如发现图书残缺请直接与我社邮购联系调换

140778K4X101HBW

作者介绍

齐备　北京人，满族，1948年出生，眼科执业医师兼高级验光技师。著有《综合验光仪的原理和操作方法》等十余种。擅长屈光定量、双眼视异常的测试、分析和矫治，以及低视力光学矫正、角膜接触镜的验配、角膜塑形镜的验配等。

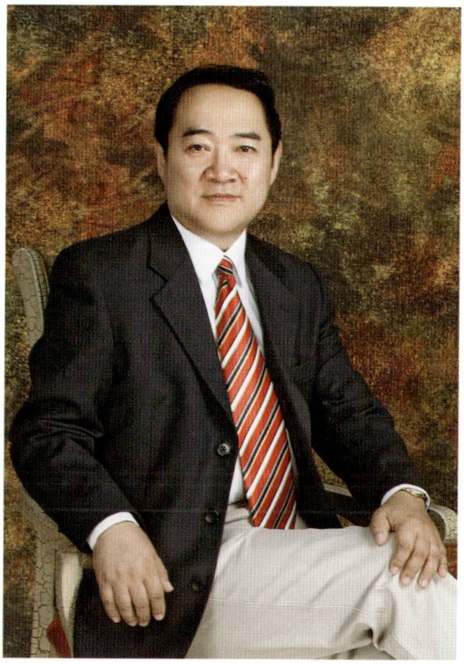

序

验光是眼镜产品质量的基础和保障，自2000年开始，在中国眼镜协会的主持下，国家职业标准对验光的工作要求提出了明确的规定，并在2007年对于验光的职业标准进行了修订。其后十余年，我国引进了国外先进的设备，验光从业人员吸收了国外先进经验，技术水平获得长足的进步。从检影验光到电脑验光仪的普及，从客观验光到综合验光仪的开发应用，从矫正视力到双眼视觉的测试和分析，验光从业人员对于验光的认识发生了质的飞跃。戴眼镜不仅要看得清晰，更要看得舒适、持久，已经成为验光从业人员的共识。然而，必须承认由于我国的验光技术开发较晚，验光从业人员为数众多，验光技术的师资匮乏，教育现状还不能满足眼镜行业快速发展的需求，因此能够熟练掌握综合验光仪操作方法的验光从业人员不多，对于验光测试的原理深入了解的验光从业人员尤少。为了进一步推动我国验光技术的普及和发展，加快验光技术人才的培养，中国眼镜协会委托齐备教授编写了《实用验光学》一书。

《实用验光学》循验光操作的步骤展开，与验光从业人员的工作并行，详述每一个步骤的原理、方法和注意事项，解答验光从业人员的知识盲点和死角。高水平的读者可以精读原理部分，初学的读者可以学习方法和注意事项，俾能达到各取所需的目的，虽内容稍显重复，却能收到熟能生巧的效果。《实用验光学》的特点是图片多而精美，以图解的方式引领读者切入专业知识点，直观地提高读者对于验光技术的认知，期望化深奥为平易，在实践中学技术，减少刻苦学习的枯燥感。

从2012年开始，中国眼镜协会主持实施了两年一度的“全国验光配镜职业技能竞赛”，更在今年成立了中国眼镜协会视光师专业委员会，我们期望《实用验光学》能够成为提高验光技术水平的核心参考资料，为我国的验光事业做出贡献。

中国眼镜协会理事长　崔毅

二零一四年五月二十日

前 言

古往今来，工具的改进是技术发展的原动力。

我国验光技术的发展在短短几十年里充分地诠释了这一真理，我有幸全程体验了这一演绎。我的开蒙老师是先父，在文革期间无所事事的日子里，父亲口授心传地教导我检影验光技术，记得当时的检影工具是铜钱大小的具孔镜子，我惊异于这面小小镜子的无所不能，居然能精确洞悉被测眼的屈光状态。于是亲戚、邻居和同学多有人慕名来找我验光，一时半仙的名声不胫而走，就此我与验光结下了不解之缘。20世纪70年代初，我成为眼科医生，虽用上了干电池检影镜，但检影技术依旧，在验光时得心应手，自然得益于当年的潜心砥砺。

20世纪80年代初，市面上出现了电脑验光仪，操作人员竟然无需技术，手指轻轻一按就可以将验光结果打印出来，而且与我验光的结果十分接近，换句话说就是一夜之间将我及我以前老师们的绝技统统清零。许多前辈们不平，继而诟病电脑验光仪，我也跟着喊过，但私下明白虽然个别电脑验光仪搞不定的案例我能通过检影来解决，但绝大多数被测者可以通过电脑验光仪不费吹灰之力获得验光处方，尤其是对散光的轴位和焦度的定量显然比检影测试更靠谱，这对于从业人员无疑是一大利好。于是电脑验光仪径自普及了，由于摆脱了对于经验和技术的依赖，成为验光技术改进发展的里程碑。

20世纪90年代初，我第一次接触综合验光仪，很长时间误认为那是一种用来验证电脑验光仪精度的设备。到国外访问时才知道综合验光仪甚至比电脑验光仪的问世早半个多世纪，顾名思义，综合验光仪乃是具备综合验光功能的仪器，将试片箱的透镜组合集中设置于一台设备之上，取其方便、规范，与配套视标联合应用，几乎可以完成所有的验光测试项目。且历经改进、完善，综合验光仪的规格已较为成熟统一，操作方法相对一致。用过综合验光仪才明白何谓验光，过去的投片验光有多么不着调。后来发现国内的验光机构已经开始逐渐配备了综合验光仪，然而仅用于验证电脑验光仪精度，大多数功能并未得到开发，于是试着在杂志上发表连载《综合验光仪的操作方法》，出乎意料受到业界的嘉许，记得国内第一次高级验光技师的资格考试就是以综合验光仪的操作为主题。其后在中国眼镜协会的支持下，笔者出版了《综合验光仪的原理和操作方法》，第一版印刷5000册，未及一年即告售罄。如今没有综合验光仪的视光机构已少，不会红绿视标和交叉柱镜测试的验配师已不多见，思及能为我国的验光事业贡献绵薄之力，每自欣慰。

21世纪初，验光人员开始对于双眼视觉有了朦胧的认识，相关文献显示验光技术涵盖屈光定量和双眼视觉功能两端，戴眼镜不仅要求看得清楚，更要求双眼所见的目标影像可以合二为一，且有立体感，持久注视远、近目标没有疲劳不适。鉴于我国的验光从业人员对于双眼视觉少有基础认识，而综合验光仪的功能设置多半是为测试双眼视觉功能服务的，我在《综合验光仪的原理和操作方法》一书和其后出版的相关职业教材曾陆续介绍了关于双眼视觉的相关知识。惜因自己对于双眼视觉的理解未臻完善，故而浅尝辄止。如今有机会将双眼视觉的测试、分析和矫治原则重新写过，自当尽力弥补缺憾。假以时日，希望我国验光人员对于双眼视觉的认识同样有长足的进步。

21世纪10年代初，电动综合验光仪已全面问世，市场占有率日益增加，许多验光人员第一次见到的就是电动综合验光仪，故感到有必要专辟篇幅介绍。回顾电动综合验光仪，我曾经写过两次，每次均一腔热情，一丝不苟，然而随着时日迁延，未见我所推广的设备获得普及。后来知道价格不菲、型号规格各异、操作方法不够统一等均为阻碍电动综合验光仪普及的弊端。我认为电动综合验光仪引进了高端电子技术，操作更为便捷省时，只要型号规格逐步统一，价格适当走低，必将取代手动综合验光仪成为成熟的验光设备。本书以尼德克RT5100电动综合验光仪举例，是我亲自使用了三年的产品，操作方法简便易懂，本书对于某些操作方法做了理想化处理，希望能通过本书促使电动综合验光仪产品的规格和操作趋向统一。

本书通述了验配师日常工作内容，倾编著者半生经验体会，从大视光的角度俯瞰验光，使验光有了融会贯通的新意，希望能成为验配师的工具书。倘读者能够有所悟、有所得，便是作者最大的期许了。

付梓之际，深谢曾给予我教诲的孙桂毓教授、计尚年教授和徐广第教授，并谨以此书献给开蒙老师——我的父亲。

齐备

二零一四年五月十日

识于沪上

目 录

引 言

验光技术总体分为屈光定量和双眼视功能的测试、分析和矫治两部分。屈光定量是为了解决眼的影像离焦问题，主要为单眼进行测试；双眼视功能的测试、分析和矫治是为了解决双眼的融像问题，完全为双眼同时进行测试和分析。

一、屈光定量

屈光定量包括屈光不正定量和老视附加定量两项。

1．屈光不正定量

包括基础测试、排除调节的干扰、柱镜基础调试、球镜基础调试、柱镜精细调试、双眼平衡测试、球镜精细调试和试戴并调试处方等测试步骤。

（1）基础测试　至少包括客观屈光定量（电脑验光仪测试或检影测试）、远用瞳距定量和优势眼判定等项。

（2）排除调节的干扰　可选择远雾视处理或睫状肌麻痹。

（3）柱镜基础调试　可选择散光盘视标测试或裂隙片测试，在没有电脑验光仪的条件下，该测试步骤是定量被测眼散光的基本测试手段。

（4）球镜基础调试　首选红绿视标测试，辨色力异常者可选用远交叉视标测试或小孔片测试，该步骤为交叉圆柱透镜精细调试柱镜的基础。

（5）柱镜精细调试　包括交叉圆柱透镜精细调试柱镜轴位和焦度，用于最终定量柱镜试片透镜的轴位和焦度。

（6）双眼平衡测试　可选择棱镜平衡测试、偏振平衡测试或偏振红绿平衡测试。

（7）球镜精细调试　可选择红绿视标测试或远交叉视标测试，用于最终定量球镜试片透镜焦度。

（8）试戴并调试处方　采用试镜架投放测试处方试片透镜组合，用于验证被测眼对于屈光定量处方的适应。

2．老视附加定量

至少包括调节需求分析、调节幅度测试、附加焦度参考值定量、附加焦度的精细调试和近光心距定量等测试步骤。

（1）调节需求分析　了解被测者习惯的近读距离，分析被测者的调节需求。

（2）调节幅度测试　选择移近法/移远法、负镜法或融像性交叉柱镜法定量测试被测者的调节幅度。或者根据人群平均低值，采用15减去1/4年龄计算出调节幅度。

（3）附加焦度参考值定量　将调节幅度分为可用调节和调节储备两部分，用调节需求减去可用调节计算出附加焦度参考值。

（4）附加焦度的精细调试　根据被测者配戴附加焦度试片透镜的相对调节计算出附加焦度的精细调试值。

（5）近光心距定量　选择采用瞳距仪测试选定近读距离的近用光心距，或根据被测眼远用瞳距计算出近光心距量值。只有验配近距离专用眼镜才需要测试近用光心距，其余双眼视的近距离测试均为模拟远用眼镜注视近目标，故不采用近用光心距。

二、双眼视功能的测试、分析和矫治

1. 双眼视功能的测试

包括感觉性融像和运动性融像测试。

（1）感觉性融像测试　分为正常感觉性融像和异常感觉性融像测试。

① 正常感觉性融像测试：包括双眼同时视、双眼平面融像和双眼立体视觉等项测试。

② 异常感觉性融像测试：包括复视、混淆视、视觉抑制、异常视网膜对应和双眼影像不等等项测试。

（2）运动性融像测试　分为眼位、调节功能、聚散功能和AC/A等项测试。

① 眼位的测试：分为静态眼位和动态眼位的测试。

a. 静态眼位的测试包括显性斜视、隐性斜视和注视差异的定量测试。

b. 动态眼位的测试包括单眼运动和双眼运动、双眼同向运动和异向运动、双眼扫视运动和跟随运动，以及诊断眼位的测试。

② 调节功能的测试：包括调节幅度、调节反应、相对调节和调节灵活度等项测试。

③ 聚散功能的测试：包括集合幅度、融像储备、融像性聚散和聚散灵活度等项测试。

④ AC/A的测试：是指对调节性集合与调节比率的定量测试。

2. 双眼视功能的分析

双眼视功能异常包括非老视性调节功能异常和非显斜视性聚散功能异常两类。可根据被测者临床表现和双眼视功能的测试结果进行诊断分析，也可将双眼视功能的测试结果制作图表进行诊断分析。

（1）非老视性调节功能异常　包括调节不足、调节过度、调节维持不良和调节灵活度不良等症。

（2）非显斜视性聚散功能异常　包括假性集合不足、集合不足、集合过度、散开不足、散开过度、单纯性隐性外斜视、单纯性隐性内斜视、隐性垂直性斜视和融像性集合功能低下等症。

3. 双眼视功能异常的矫治

包括光学矫治和功能训练两类。

（1）光学矫治　可选择屈光矫正、缓解球镜或缓解棱镜等方法。

① 屈光矫正按照屈光定量的方法进行测试。

② 缓解球镜和缓解棱镜则须按照Sheard准则、1∶1准则或 Percival 准则进行定量。

（2）功能训练　包括调节功能训练和融像功能训练两类。

验光是一项熟能生巧的技术性工作，验光处方的质量更多地是依靠日积月累的经验来作保证的，本书将对上面提及的验光技术进行删繁就简的阐述，希望向验光工作者提供一个积累经验的入口，以求事半功倍。

第一章

屈光定量

屈光定量包括屈光不正定量和老视附加定量两项主要内容，老视附加定量必须在先期完成屈光不正定量的基础上进行。

第一节 屈光不正定量

屈光不正定量包括基础测试、综合验光仪测试、试戴和调试处方等主要测试步骤。

一、基础测试

屈光不正定量的基础测试可以包括色视觉、光视觉、眼压、眼底、视野和诊断眼位的测试等，然而与屈光定量密切相关的测试项目至少应该包括客观屈光定量（电脑验光仪测试或视网膜检影测试）、远用瞳距测试和优势眼判定等项。

（一）电脑验光仪

电脑验光仪的问世使屈光不正定量变得简易省时，可以避免过分依赖测试人员的技术和经验，从而获得被测眼屈光状态的基本参数，然而因电脑验光仪的测试结果有可能受到各种客观因素的干扰，使测试结果发生无关偏差，故不能直接开具处方，须经主观试片验证才能定配眼镜。

基本结构

电脑验光仪（auto refractor）主体结构分为测试部件、设置部件和支架部件。

1. 测试部件

测试部件包括测试暗箱、监视屏和调焦手柄等（图1-1）。

（1）测试暗箱　位于仪器上部，为一具孔箱体，内设红外线发射装置和光敏接收原件，以及起到固定视线和雾视作用的可见光视标。朝向被测者方向有一测试圆孔，供被测眼接受红外线，导出测试信息，并注视雾视视标。

（2）监视屏　为一液晶视屏，用于监控测试过程，报告测试结果，同时用于确认设置部件的菜单项。

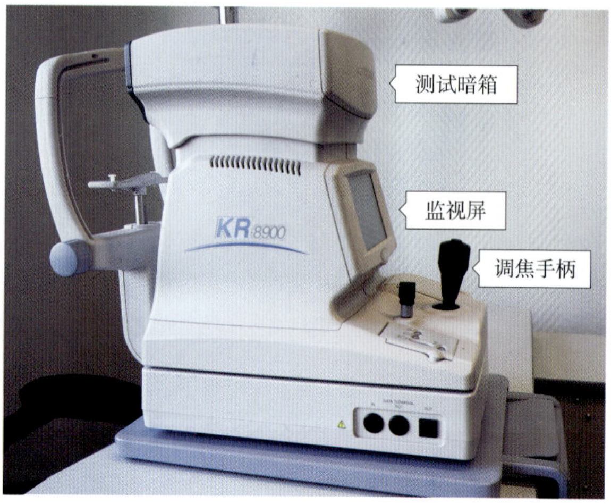

图 1-1　电脑验光仪的测试部件

（3）调焦手柄 参考监视屏的提示对入射红外线的焦距进行调试，用于提高每次测试结果的复现性。调焦手柄的顶端设有测试按钮，供手动测试时使用。

2. 设置部件

电脑验光仪的各项测试功能均由设置部件控制，设置部件由功能键盘和功能菜单组成。

（1）功能键盘 不同的电脑验光仪功能键盘的模式略有差异，然而大致包括以下主要内容（图1-2）。

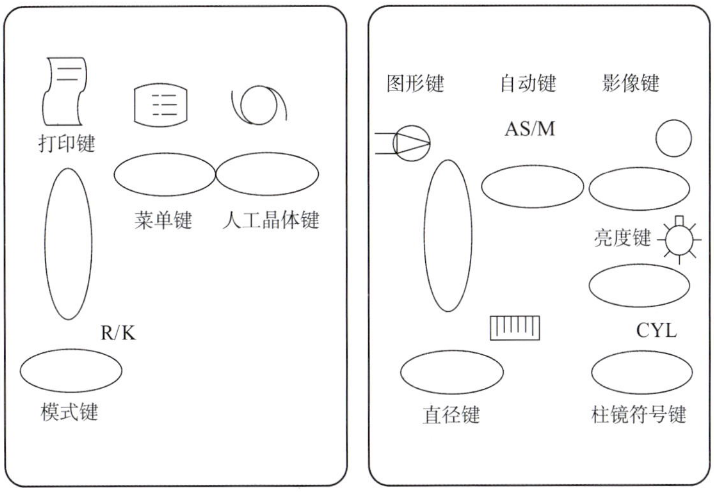

图 1-2 电脑验光仪的设置部件功能键盘

① 打印键：用于打印测试结果。

② 菜单键：使监视屏显示功能菜单。

③ 人工晶体键：用于预计植入人工晶体的被测眼测试。

④ 模式键：选择测试屈光处方、曲率处方或两者均测试。

⑤ 图形键：选择在打印报告上添加屈光状态示意图。

⑥ 自动键：选择采用自动或手动测试模式。

⑦ 影像键：选择在监视屏显示先期储存的影像资料。

⑧ 亮度键：切换固视视标的亮度。

⑨ 直径键：用于测试角膜直径。

⑩ 柱镜符号键：选择处方柱镜为正值或负值。

（2）功能菜单 揿动菜单键，监视屏进入设置模式，按打印键上端或下端，可上下移动菜单，按调焦手柄顶端的测试按钮，可修改调整菜单中的设置项。操作完毕后，按打印键选择退出设置模式，按测试按钮监视屏即恢复测试界面（图1-3）。

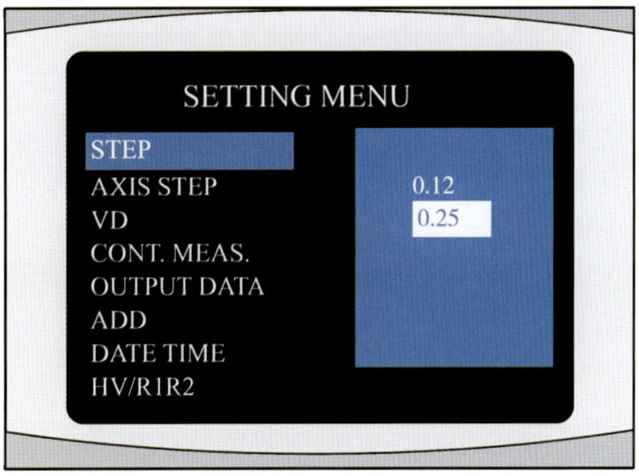

图 1-3 电脑验光仪的功能菜单示例

可选择的菜单项如下。

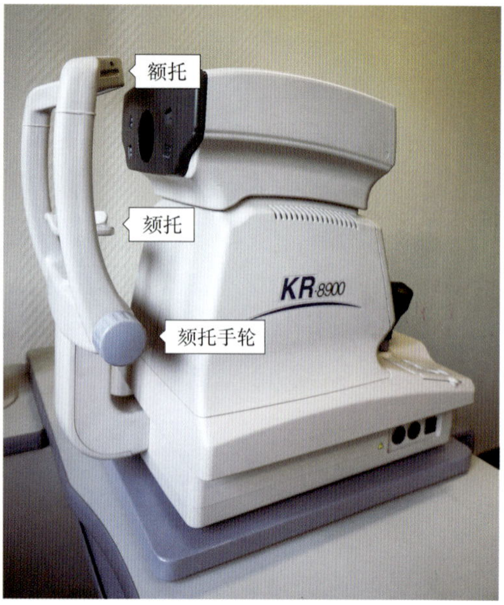

图 1-4　电脑验光仪的支架部件

① STEP：选择设置球镜步距为0.12D或0.25D。

② AXIS STEP：选择设置柱镜轴位步距为1°或5°。

③ VD：选择设置镜眼距为0（用于接触镜测试）、12.00mm或13.75mm。

④ CONT. MEAS.：选择设置连续测试与否，连续测试即在焦面合适时连续采集测试数据。

⑤ OUTPUT DATA：选择设置数据输出与否，若仪器与配套电动综合验光仪联动，则可将客观测试数据置入综合验光仪视孔盘。

⑥ ADD：根据被测者年龄选择年龄菜单，监视屏可同步显示老视附加焦度参考值。

⑦ DATETIME：选择设置日期和时间程序，监视屏可同步显示测试当天日期和测试时间。

⑧ HV/R1R2：选择角膜曲率测试值单位为焦度（D）或曲率半径（mm）。

3. 支架部件

支架部件包括颏托、颏托手轮和额托等，用于固定被测者头面位置（图1-4）。

测试原理

现代电脑验光仪为客观屈光定量设备，利用红外线投照被测眼，在很大程度上规避了被测眼调节功能对测试结果的影响。其原理是利用被测眼的屈光状态各异，则视网膜的红外线反射光聚散度也各不相同，将视网膜反射光信息纳入光敏电子元件进行识别，并通过光敏原件接收到的反射光信息指导仪器的测试系统进行屈光定量，最终获得被测眼的屈光处方。其深入工艺原理与验光技术无关，兹不赘述。

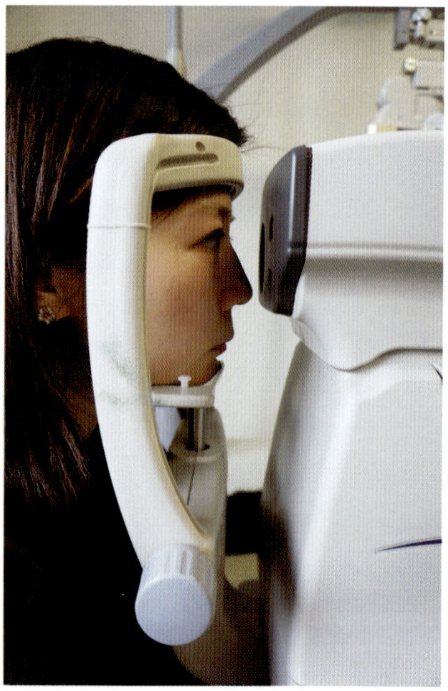

图 1-5　采用电脑验光仪进行屈光定量测试

测试方法

1. 准备工作

（1）嘱被测者在被测位取舒适坐姿，升降工作台，使被测者能将颏部放入颏托，额部顶住额托，使头面位固定。

（2）旋动颏托手轮，使被测眼外眦角与支架立柱的眼位刻度的高度持平（图1-5）。

2. 测试步骤

（1）开启电源，嘱被测者注视雾视视标［图1-6（a）］。

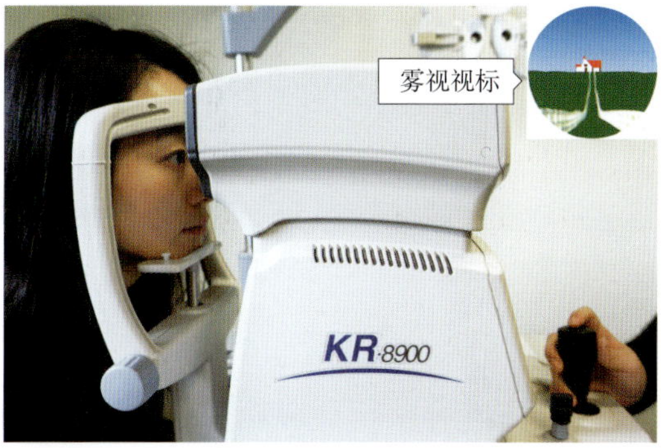

（a）嘱被测者注视雾视视标

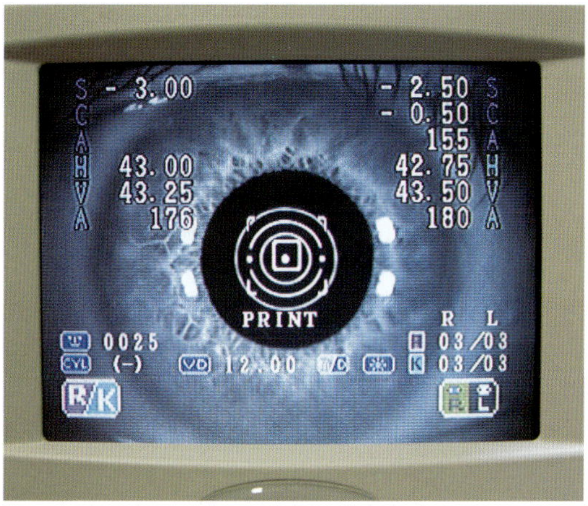

（b）监视屏自动显示测试处方

NAME
2013_06_22　　AM 10:22
No.1125
REF.DATA

<R>	S	C	A
	-5.25	-1.00	9
	-5.50	-1.00	7
	-5.50	-1.00	11
	-5.50	**-1.00**	**9**
	S.E.	-6.00	
<L>	S	C	A
	-5.50	-1.50	162
	-5.50	-1.50	162
	-5.50	-1.50	162
	-5.50	**-1.50**	**162**
	S.E.	-6.25	

KRT.DATA

<R>	D	MM	A
H	42.00	8.06	178
V	43.25	7.81	88
AVE	42.50	7.94	
	CYL:	-1.25	178
	D1	D2	A1
【1】	42.00	43.50	1
【2】	41.75	43.25	177
【3】	41.75	43.00	178
<L>	D	MM	A
H	41.50	8.13	171
V	43.25	7.98	81
AVE	42.25	7.98	
	CYL:	-1.75	171
	D1	D2	A1
【1】	41.50	43.25	170
【2】	41.50	43.25	171
【3】	41.50	43.25	172

KR8900　　TOPCON

（c）打印测试结果

图 1-6　电脑验光仪测试程序

（2）旋动调焦手柄，调整机位高度，使被测眼影像位于监视屏中部。

（3）推拉调焦手柄，前后移动机位，直至监视屏被测眼影像清晰聚焦。

（4）调试调焦手柄，使机位前后、上下、左右微量移动，直至监视屏光标清晰纳入被测眼瞳孔中心。

（5）揿下调焦手柄上端的测试键，监视屏两侧显示测试处方。自动验光仪则在焦距对准后，监视屏自动显示测试处方［图1-6（b）］。

（6）打印检测结果。验光的测试结果除球镜、柱镜、柱镜轴位以外，同时还可测试等效球镜焦度和角膜曲率值等［图1-6（c）］。

注意事项

（1）嘱测试中被测者头面部固定，视线位于原在位，尽少眨眼，尽少转动眼球。

（2）每只眼测试至少3次，电脑验光仪可自动显示平均中值。

（3）每次使用后切断电源，覆盖防尘罩，保持仪器防潮防震。

（4）测试结果显示“E”或者“ERROR”，提示测试失败，可能被测眼患有不规则散光、角膜瘢翳或白内障等症，或者测试时被测眼不能固视，设备无法采集足够的测试信息。

（二）视网膜检影测试

检影镜（retinoscopy）为客观验光设备，根据视网膜反射光移动性质来定量被测眼的屈光状态，该种测试方法在很大程度上依赖视光师的技术和经验，同时需要被测者配合，测试结果同样不能直接开具处方，须经试片验证才能定配眼镜。尽管如此，在现代先进设备如林的时代，视网膜检影验光仍然能够为许多疑难案例提供有参考价值的屈光处方。

基本结构

检影镜主体结构分为投照系统、观察系统和调试系统等。

1. 投照系统

投照系统包括光源、聚光镜、光阑、投射镜和折射镜等部件（图1–7）。

（1）光源为直流6V、5W卤光白炽灯。

（2）常态下灯源位于聚光镜主焦点上，则射出聚光镜的光线为平行光线。

（3）光阑为圆形或窄长缝隙，将射出光线塑造为点状光或带状光。

（4）光阑位于投射镜的主焦点上，则投射镜射出的光线仍为平行光线。

（5）折射镜为具孔平面反光镜，可以将投射镜的射出光线折射90°，投射被测眼。

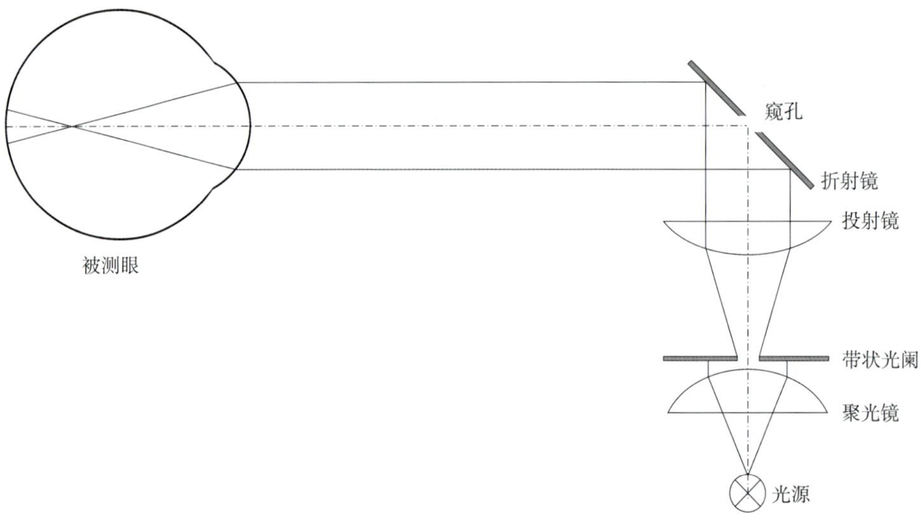

图 1–7　检影镜的投照系统

2. 观察系统

观察系统为折射镜上的孔隙，称为窥孔，供视光师从折射镜背面观察被测眼视网膜的反射光。

3. 调试系统

调试系统为附设于光源射出路径上的控件，包括聚散手柄和轴位手柄。

（1）聚散手柄　推拉聚散手柄可以改变聚光镜与光源的间距，使射出光线会聚或者散开。

（2）轴位手轮　旋动轴位手轮可以使投射光带在被测眼入瞳平面上向各子午方向转动（图1–8）。

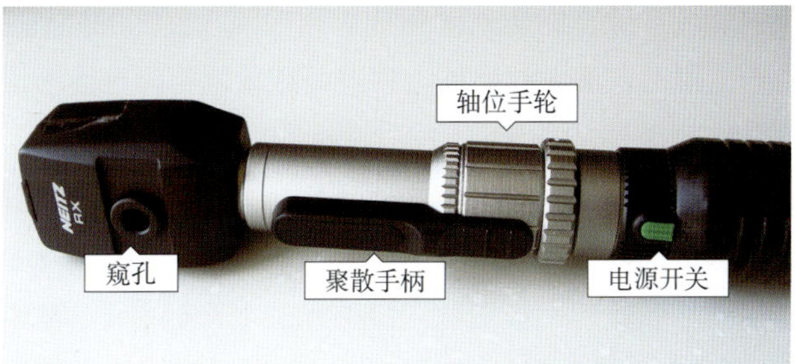

图 1-8 检影镜的观察系统和调试系统

测试原理

1. 检影镜光线的投射与反射

经过平行调整的正弦波光源，经45°斜置的平面折射镜反射到被测眼瞳孔内，被测眼的眼底视网膜被照亮后发出橙红色的反射光。平面折射镜上有一圆孔，可供视配师从平面折射镜背面观察被测眼瞳孔内发出的反射光。采用投射光为点状的检影镜，反射光呈斑点状，称为反射光斑。采用投射光为带状的检影镜，反射光则呈一条光带，称为反射光带。

2. 视网膜反射光的移动规律

视网膜反射光通过被测眼的屈光间质射出，若将眼的屈光系统看成透镜，受透镜折射的影响，必然在被测眼的远点聚焦，近视眼发生会聚，远视眼发生散开，正视眼则呈平行传播（图1-9）。

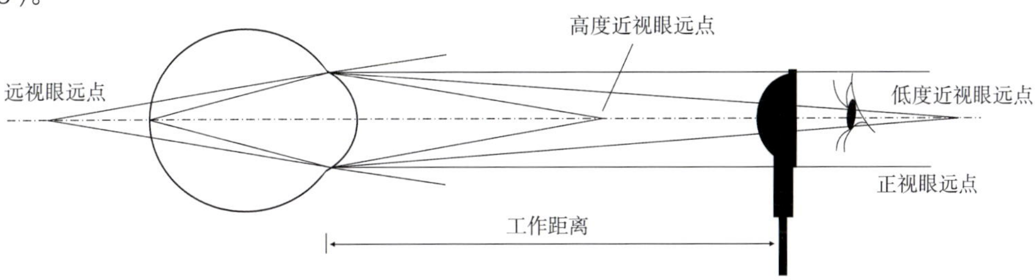

图 1-9 屈光状态不同的眼视网膜反射光的焦点位置

若将被测眼看成未知焦量的透镜，在移动透镜时，分析通过透镜看到的目标与透镜之间的相对移动特点，就可以推断目标在透镜的焦距范围之内，还是在透镜的焦距范围之外。由于被测眼不能移动，则代之移动检影镜射出的光源，并促使视网膜反射光发生移动，观察投射光与反射光的相对移动特点，同样可以判断被测眼远点所在位置，被测眼远点位于被测眼与检影镜之间，两者发生逆向移动；被测眼远点位于检影镜之后或被测眼之后，两者发生同向移动；被测眼远点位于检影镜窥孔上，反射光不移动（图1-10）。

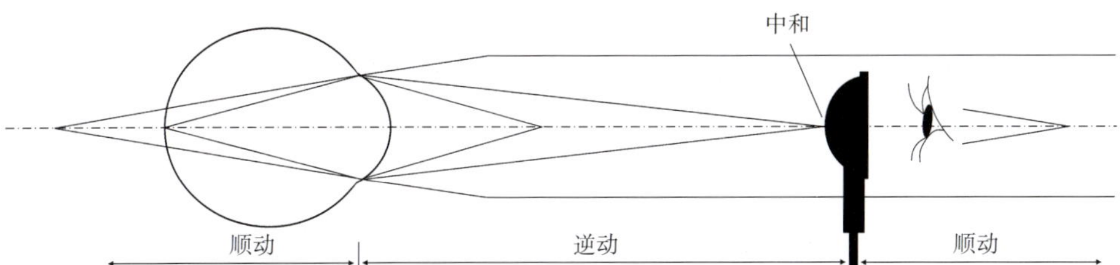

图 1-10 屈光状态不同的眼视网膜反射光的移动规律

用增减被测眼前附加光学透镜的方式调整被测眼视网膜反光的焦点位置，将焦点调整到位于检影镜窥孔的已知位置上，通过对附加透镜进行定量就可以推定被测眼的屈光状态。

3. 视网膜反射光移动性质的成因

（1）顺动　当被测眼为远视眼、正视眼或远点距离大于检影工作距离的近视眼时，被测眼的反射光焦点落在检影镜的后面或无实焦点。被测眼反射光到达检影镜时尚未聚焦，此时将检影镜的平面折射镜向下倾转时，被测眼内反射光的上方被平面折射镜圆孔的上缘遮盖变黑，似乎形成反射光下移的现象［图1-11（a）］，由于反射光移动的方向与平面折射镜倾转的方向相同，故称为顺动。

（2）逆动　当被测眼为远点距离小于检影工作距离的近视眼时，被测眼的反射光焦点落在检影镜与被测眼之间，被测眼的反射光在到达检影镜之前先聚后散，此时将检影镜的平面折射镜向下倾转时，被测眼内反射光的下方被平面折射镜圆孔的上缘遮盖变黑，似乎形成反射光上移的现象［图1-11（b）］，由于反射光移动的方向与平面折射镜倾转的方向相反，故称为逆动。

（3）中和　当被测眼反射光（或通过附加光学透镜的调整）的焦点距离等于检影工作距离时，则被测眼的反射光以尖锐的焦点落在平面折射镜的圆孔之内。此时将检影镜的平面折射镜向下倾转时，被测眼的反射光不受遮盖，表现为明亮的橙红色反射光充满被测眼瞳孔区，这种现象称为中和［图1-11（c）］。

4. 工作距离的换算

（1）换算原理　通常把试镜架或综合验光仪的验光盘置于操作者臂长范围内，这样可以一手操作视网膜检影镜，另一手更换被测眼前的光学透镜试片。从被测眼主点至检影镜窥孔之间的距离称为工作距离。

假定工作距离为1m，当达到视网膜反射光中和时，被测眼的远点应该在眼前1m处，表示在视网膜反射光中和时被测眼屈光状态为1.00D近视。因此不管被测眼前的光学透镜试片是多少焦度，处方都必须加上-1.00D，称为工作距离的补偿，经过补偿后，被测眼的远点就从1m处移到无限远了。

因为必须从测试结果（即检影镜所测得的中和焦度）中增减工作距离所形成的屈光等值，从而换算出被测眼实际屈光不正的焦度，为了便于计算，通常将测试距离选择为100cm、67cm或50cm，使屈光等值成为整数。工作距离对检影结果的影响可以用公式计算如下。

$$D=D_r-\frac{1}{d_w} \tag{1-1}$$

式中　D ——处方焦度；

D_r——检影镜测得的中和焦度；

d_w——工作距离，m。

由式（1-1）可知：

① 工作距离为1m（100cm），则处方焦度为中和焦度减+1.00D或加-1.00D。

② 工作距离为2/3m（67cm），则处方焦度为中和焦度减+1.50D或加-1.50D。

③ 工作距离为1/2m（50cm），则处方焦度为中和焦度减+2.00D或加-2.00D。

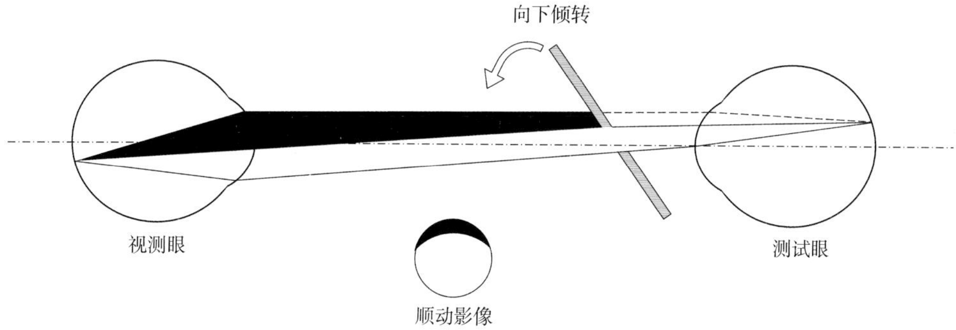

（a）视网膜反射光顺动的原理

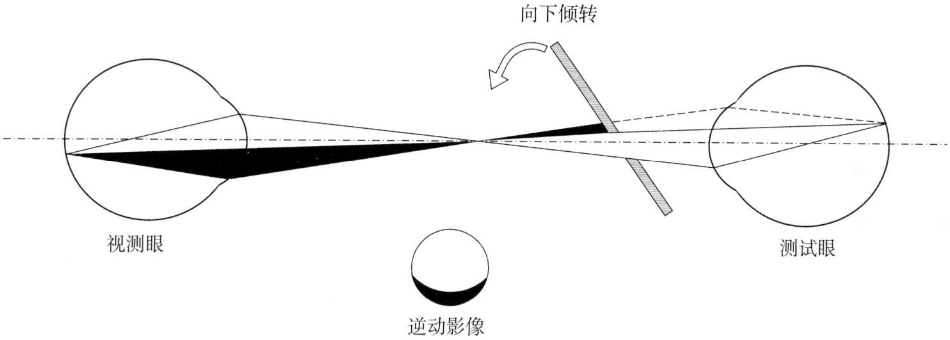

（b）视网膜反射光逆动的原理

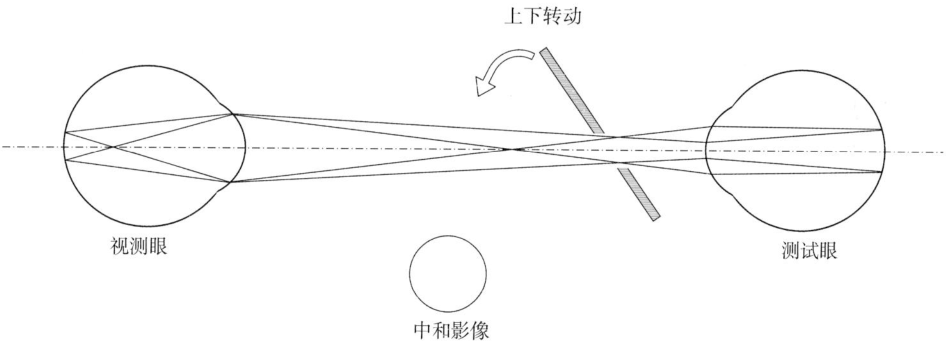

（c）视网膜反射光中和的原理

图 1-11　视网膜反射光移动性质的成因

（2）工作透镜

① 原理：若在被测眼前预置+1.50D正球面透镜，在检影时就必须先投放等量-1.50D负球性透镜将其抵消，则在67cm处进行检影时，其中和焦度等于已预加了-1.50D，故无需进行工作距离换算（图1-12）。

② 用法：综合验光仪附设有标为R的功能辅镜，为预加+1.50D的正球面透镜，在67cm的工作距离进行检影时，中和焦度即为处方焦度，可省去对工作距离换算的麻烦。采用试镜架进行检影验光，也可以预置+1.00D、+1.50D或+2.00D试片透镜，选择相应的工作距离进行检影测试。

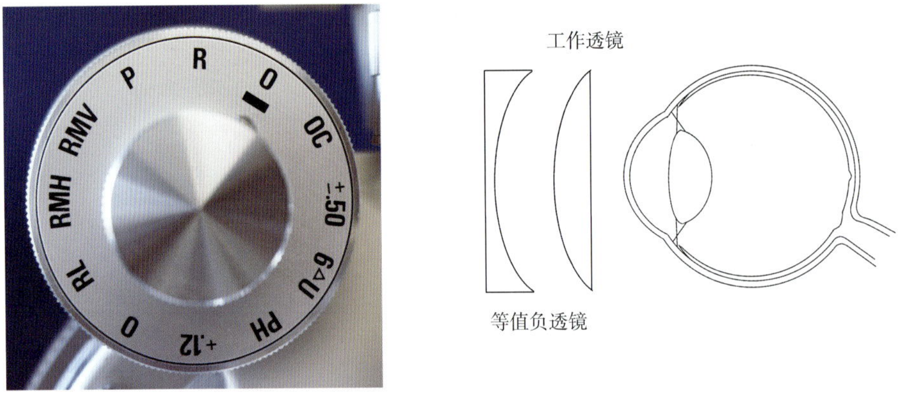

图 1-12　工作透镜及原理

测试方法

1. 投射光带的移动方向

带状光检影镜应该在与其投射光带相垂直的方向移动测试，即水平的投射光带沿垂直向移动测试，垂直的投射光带沿水平向移动测试（图1-13）。

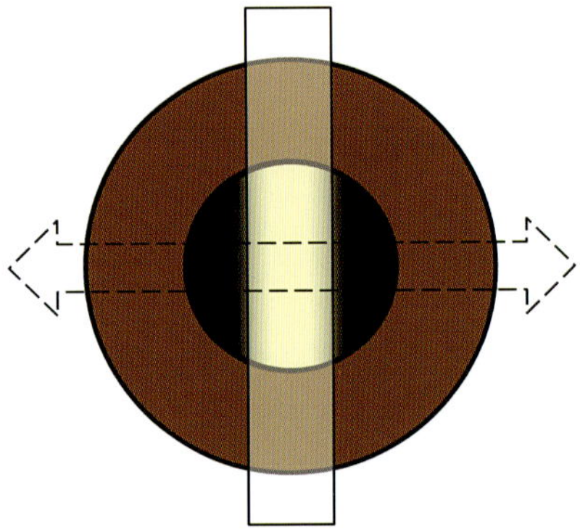

图 1-13　检影投射光带的移动方向

2. 检影测试

（1）初步中和　比较顺动和逆动反射光的中和过程，可以发现反射光从顺动过渡到中和较易辨认，故通常利用顺动反射光来进行检影测试。

① 将投射光带沿水平、垂直、45° 和135° 等4个方向交替移动，判断反射光带的基础移动性质。

② 若有任何方向出现逆动，均递增投放负透镜试片，直至上述4个子午方向的反射光带均明确地成为顺动状态，并记住4个方向中哪个方向反射光带最为明亮宽大。

③ 若反射光带的初始移动性质各向均呈顺动，可不作调整，寻找并记住4个方向中哪个方向反射光带最为明亮宽大。若反射光带均显暗淡顺动，则酌量大幅度递增投放正透镜试片，直至4个方向中某个方向反射光带转为明亮宽大。

（2）判断柱镜轴位　旋转投射光带，使投射光带的子午向与4个方向中最为明亮的反射光相垂直，例如基础测试时，投射光带在90° 方向移动，可见到一个横向的明亮宽大的反射光带，就把投射光带转向90°，下拉聚散手柄，将投射光带适当调细，通过微调旋转手轮，使投射光带与反射光带方向一致，此时投射光带所指的子午向即为柱镜轴位，记录柱镜轴位。

（3）判断球镜焦度　再次旋转投射光带，使投射光带与已确定的柱镜轴位垂直，沿柱镜轴位的方向移动，逐量递增正球镜试片，直至中和。计算并记录试片总和（尽量换成单一镜片），即为球镜焦度，记录球镜焦度。

（4）判断柱镜焦度　将投射光带旋转90° 进行移动测试，逐量递增正球镜试片，中和另一主子午线的焦度，所增加的试片焦度为柱镜焦度，记录柱镜焦度。

（5）记录处方　仅将球镜焦度进行工作距离换算，柱镜和轴位不变，书写处方。若事先采用工作透镜进行检影测试，则无需工作距离换算，可直接书写处方。

3. 检影举例

（1）初步中和　工作距离设为67cm，未设置工作透镜。投射光带沿水平和垂直、45°和135°四个方向依次移动，各方向均为逆动，提示逐量递加负透镜试片，当试片加到−4.00D时各子午线均为顺动，其中沿135°方向移动测试发现反射光最为明亮宽大［图1−14（a）］。

（2）判断柱镜轴位　垂直旋转投射光带，使之与135°方向重合，将投射光带适当调细，发现投射光带与反射光带不重合［图1−14（b）］，经过微调，投射光带与反射光带大约在125°方向相重合，且反射光带变得最细而清晰，则125°记为柱镜轴位［图1−14（c）］。

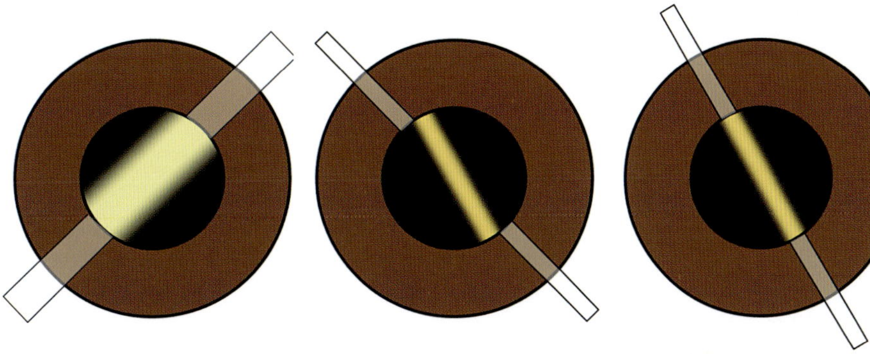

（a）发现明亮宽大反射光带　（b）将投射光带调细　（c）微调判断柱镜轴位

图1−14　检影判断散光轴位

（3）判断球镜焦度　垂直旋转投射光带，使投射光带在125°方向上移动测试，当试片加到+0.50D时反光中和，将第一试片−4.00D和第二试片+0.50D联合，试片改为−3.50D，则−3.50D记为球镜焦度。

（4）判断柱镜焦度　使投射光带在35°方向上移动测试，当试片加到+0.75D时反光中和，则+0.75D记为柱镜焦度。

（5）记录处方

① 工作距离换算后球镜焦度为−3.50+（−1.50）=−5.00（D）。

② 柱镜为+0.75D。

③ 轴位为125°。

④ 处方为−5.00+0.75×125，或写成−4.25−0.75×35。

注意事项

客观屈光定量应首选电脑验光仪测试，取其简易省时，回避对测试经验的依赖。但在电脑验光仪测试失败的被测眼中，大约有60%可借助视网膜检影的方法获取屈光定量信息。

1. 检影验光的优势

（1）可选择工作距离　通常工作距离从67cm检影开始，若不成功则逐步将测试距离缩短为50cm或33cm，直至测试成功。

（2）可选择合适的测试角度　可适应眼球震颤被测眼的静止眼位，或周边注视被测眼的视轴，常可测得较为理想的矫正处方。

（3）可估读视网膜反光的亮度　选择合适的试片透镜递变梯度，仅通过增减试片焦度求得反射光转亮，即可凭测试经验估读被测眼的屈光状态。

（4）回避屈光间质混浊　睫状肌麻痹的同时瞳孔开大，可通过不同的角度寻找混浊屈光间质的透明缝隙，评估视网膜反光的移动性质。

2. 常态检影与睫状肌麻痹检影的比较

（1）常态检影　常态检影不采用睫状肌麻痹剂，优点为便捷省时，无须复查；测试屈光面像差小，不易误判。缺点为测试结果受眼调节功能的干扰；眼底的检影反射光稍偏离黄斑中心凹；反射光欠亮，影响影动判断。

（2）睫状肌麻痹检影　睫状肌麻痹检影采用药物使被测眼睫状肌麻痹，优点为受眼的调节干扰小；检影反射光位于黄斑中心凹，反射光明亮清晰，适用于常态检影失败者。缺点为睫状肌麻痹期影响近距离工作；须在睫状肌张力恢复后复查，麻烦耗时；测试屈光面像差增大，干扰影动性质的判断；偶致中毒反应、青光眼发作等。

（3）遇到以下情况须考虑进行睫状肌麻痹检影验光

① 屈光定量处方不稳定，波动在0.75D以上。

② 屈光定量处方的矫正视力不稳定，初始矫正视力为1.0，戴镜适应后视力降为0.6以下。

③ 具有显性内斜视或较大的隐性内斜视，瞳孔偏小，对光反射迟钝，近视力低于0.8。

④ 矫正视力不能达到0.8，增减试片透镜效果不明显。

3. 睫状肌麻痹剂

现将常用睫状肌麻痹剂的使用方法和药物效价介绍如下（表1-1）。

表 1-1　常用的睫状肌麻痹剂表

药物名称	浓度 /%	用法	高峰时间 /h	恢复时间 /d
硫酸阿托品（atropine）	1.0	每日 3 次，连用 3 天	32 ~ 45	10 ~ 14
环戊通（cyclopentolate cyclogyl）	0.5 ~ 1.0	点药 2 次，间隔 5min	0.5 ~ 1	1

（三）远用瞳距测试

双眼瞳孔几何中心的间距称为瞳距，框架眼镜两透镜光学中心的间距称为光心距。在看远时为了使双眼的视线能通过眼镜透镜的光学中心，应尽量使眼镜的光心距趋近于双眼远用瞳距，故在屈光定量之前须精确测试双眼远用瞳距。常用瞳距尺、瞳距尺加衬片、瞳距仪、电脑验光仪、综合验光仪或焦度计等工具进行测试。

1. 瞳距尺

基本结构

瞳距尺（PD ruler）为普通的直尺，格值为1mm，量程为150mm左右，常在0位处设置垂直凸起，类似枪口上的准星，目的在于形成与被测眼瞳孔缘的纵向切线，从而提高测试精度（图1–15）。

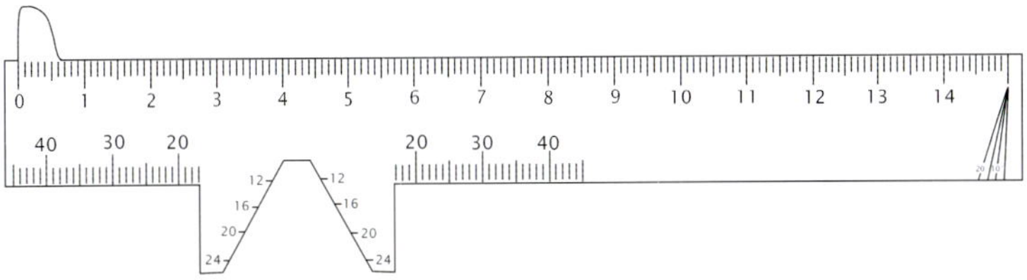

图 1–15 瞳距尺

测试原理

瞳距尺以直观的方式度量双眼瞳孔几何中心的间距，但因瞳孔几何中心不易精确定位，故实际测试时，仅定量被测右眼向前直视时瞳孔内缘至左眼向前直视时瞳孔外缘的间距，在双眼瞳径相等的情况下，测试值大致可表征双眼回旋点的间距（图1–16）。

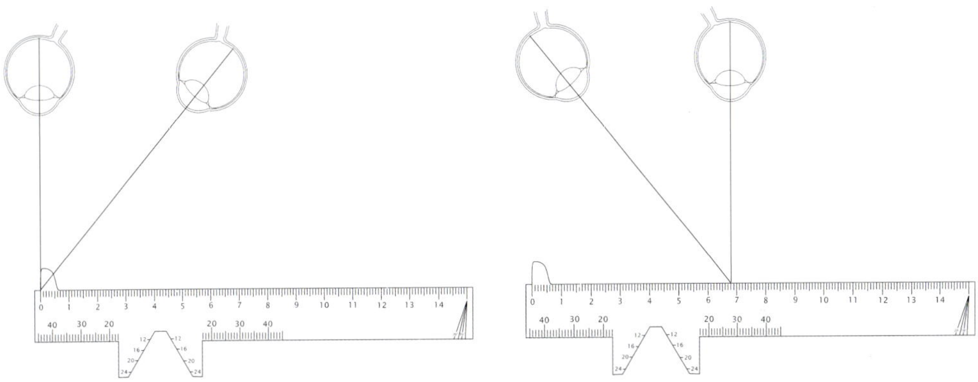

图 1–16 瞳距尺的测试原理

测试方法

（1）验配师与被测者对坐，保持与被测者的面部高度一致，相距0.4m左右。

（2）右手4个手指握住瞳距尺的上缘，拇指按住带有刻度的瞳距尺下缘。将瞳距尺水平向放置于被测者鼻梁前与镜眼距相等的距离，注意避免水平倾斜。

（3）嘱被测双眼注视验配师左眼。

（4）验配师闭上右眼，以左眼观察，使瞳距尺的0位刻度处的凸起部纵向边缘与被测右眼瞳孔内缘相切。

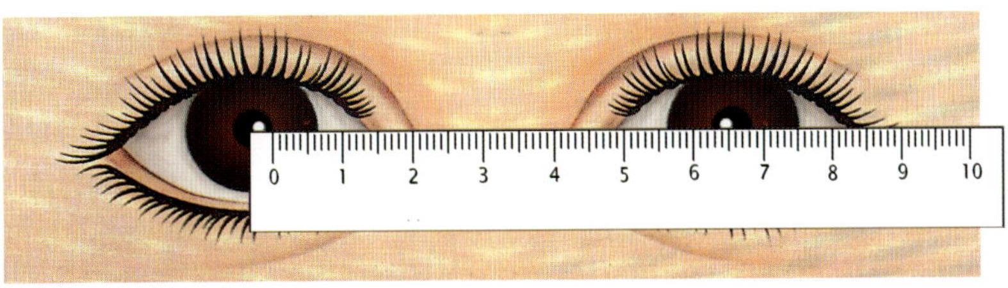

图 1–17 瞳距尺测试远瞳距

（5）保持瞳距尺位置不变，嘱被测双眼注视验配师右眼。

（6）验配师闭上左眼，以右眼观察，瞳距尺对准被测左眼瞳孔外缘的刻度即为远用瞳距测试值（图1–17）。

2. 瞳距尺加衬片

基本结构

按照被测者条件校配合适的带有衬片的镜架，配合使用瞳距尺。

测试原理

在衬片上标定双眼朝向正前方发光目标时的角膜映光点位置，并定量双眼标定点的间距。由于被测眼在朝向发光目标时角膜映光点应位于视线上，故测试值为生理量值，又称为视线距。在实际视觉活动中，由于双眼视网膜黄斑中心凹略偏向眼球后极部颞侧，故双眼视线与眼球后前轴之间存在κ角，双眼在注视远目标时，采用视线距作为光心距更为合理（图1–18）。

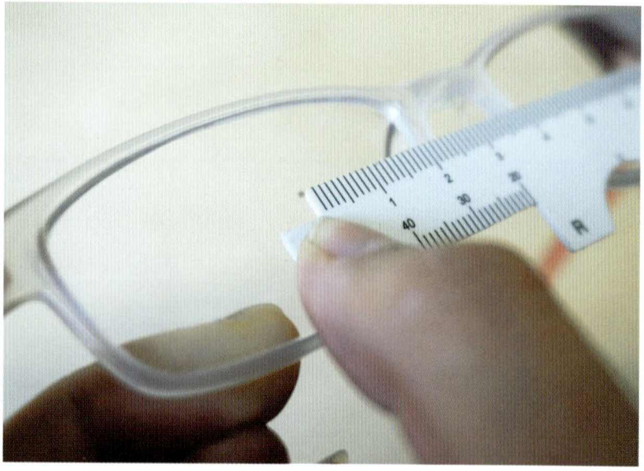

图 1–18　瞳距尺加衬片测试远瞳距

测试方法

（1）为被测者戴上校配合适的带有衬片的镜架。

（2）验配师与被测者对坐，保持验配师与被测者的面部高度一致，相距0.4m左右。

（3）验配师将笔式电筒放置于自己左眼正下方，投照被测者右眼。

（4）嘱被测者双眼注视验配师左眼，但不要直接注视笔式电筒。

（5）验配师闭上右眼，以左眼观察被测者右眼的角膜反光点，用记号笔在眼镜衬片上与角膜反光点相应位置画一纵向短线。

（6）验配师将笔式电筒放置于自己右眼正下方，投照被测者左眼。

（7）嘱被测者双眼注视验配师右眼，但不要直接注视笔式电筒。

（8）验配师闭上左眼，以右眼观察被测者左眼的角膜反光点，用记号笔在眼镜衬片上与角膜反光点相应位置画一纵向短线。

（9）用瞳距尺测量双侧衬片纵向短线的直线间距，即为远用瞳距测试值。

3. 瞳距仪

基本结构

瞳距仪一侧对着被测眼，设有鼻托、额托和左、右测试窗，上方面板设有左、右测试键、左、右瞳距参数屏和双眼瞳距参数屏，以及测试距离旋钮等。另一侧对着视光师，设有观测孔；下方面板设有眼别手柄，可以控制遮盖被测右眼或左眼的注视视标，进行单侧瞳距测试（图1–19）。

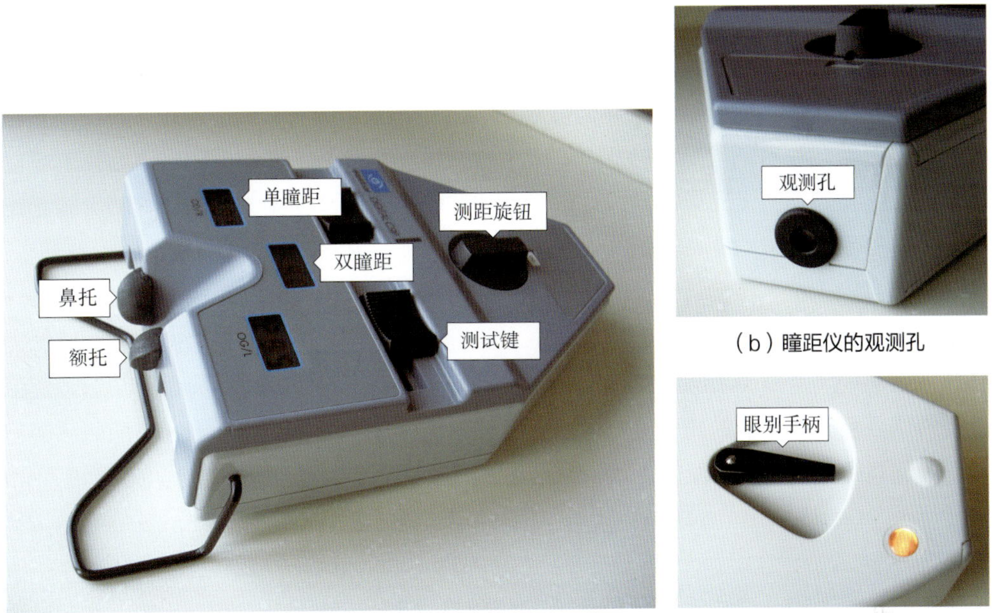

（a）瞳距仪的功能部件

（b）瞳距仪的观测孔

（c）瞳距仪的眼别手柄

图 1-19 瞳距仪

测试原理

设备内置左右两个点状光源，以平面反光镜镜控制两个光源像的间距，以模拟被测双眼在注视无限远或注视50cm以内的定量近距离的视线集合度（图1-20）。双眼在注视光源像时，角膜映光点可以理解为视线与角膜的交点，测试角膜映光点的间距即可定量被测眼远用瞳距或近用瞳距，若瞳距仪放置左右均衡，还可以测试双眼单侧瞳距。

测试方法

（1）调试测距旋钮，将无限远（∞）或者预期的近测试距对准定标刻度。

（2）推移眼别手柄，选择测试右眼、左眼或双眼瞳距。

（3）开启电源开关，有的型号瞳距仪进入测试状态则电源自动接通。

（4）将瞳距仪鼻托、额托贴紧被测者鼻梁和前额，嘱被测者双眼注视测试窗内的光标像，并让被测者双手自行固定瞳距仪，适当调整测试位置，使瞳距仪位置左右均衡。

（5）推移左、右测试键，使测试线与角膜映光点重合。

（6）观察参数屏，记录被测眼的双眼

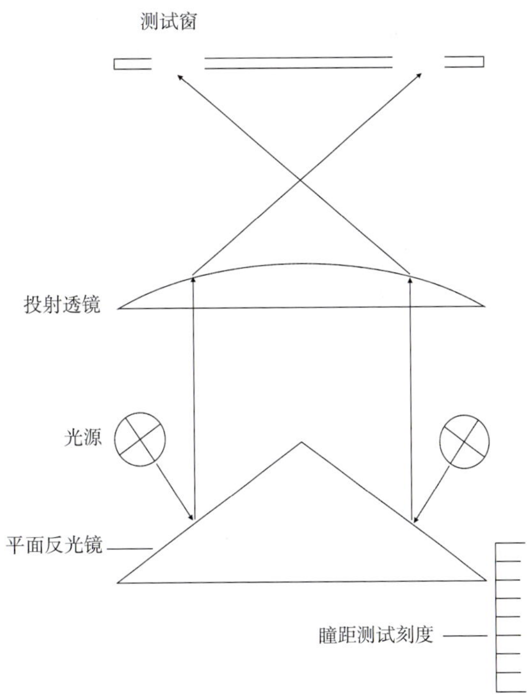

图 1-20 瞳距仪的光学原理

远瞳距、近瞳距或单眼瞳距。

4．其他测试方法

（1）电脑验光仪 电脑验光仪可记忆双眼测试红外光角膜切入点的间距，并以此表征被测眼的远用瞳距，故电脑验光仪的测试处方中包括远瞳距参数，通常作为主观验光的基础依据，但因电脑验光仪测试光线的角膜切入点不一定位于角膜几何中心，故测得的远瞳距略有误差。

（2）综合验光仪 综合验光仪备有瞳距测试辅镜，可用于验证远用瞳距的测试值。

（3）焦度计 若被测者原来已经配戴框架眼镜，须采用焦度计定位双侧原戴眼镜的光学中心，采用瞳距尺定量原戴眼镜的光心距（图1-21）。并将原戴眼镜的光心距与远瞳距测试值进行对照，若原戴眼镜的光心距与实测远用瞳距相差过大，还必须适当迁就原戴眼镜已经形成的被测双眼融像定位，原则上纠正原误差的50%，例如：原戴眼镜的光心距为67mm，实测被测眼远瞳距为61mm，可试用姑息瞳距64mm进行试戴。

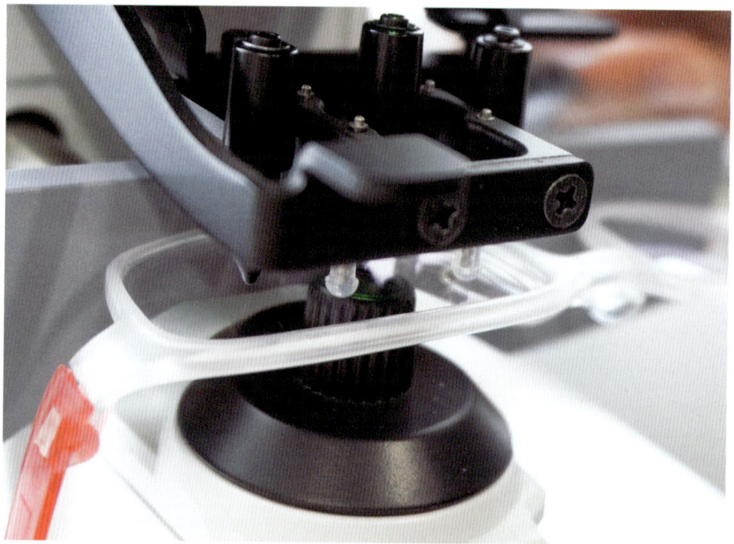

图 1-21 采用焦度计测试原戴眼镜光心距

（四）判定优势眼

测试原理

双眼同时注视目标时，双眼的视觉贡献实际并不均衡，其中发挥主导作用的眼被称为优势眼（sighting dominance），或称主视眼、主导眼；另一只眼称为非优势眼、非主视眼或辅助眼，如同多数人习惯用右手写字一样。这种视觉上的生理性选择往往不被人们察觉，只有在需要通过小孔去窥视目标时才表现出来，例如观察单筒显微镜、单筒焦度计或照相机的取景框时，人们不由自主地会用优势眼去注视。优势眼是通过长期用眼习惯的积累形成的，一旦形成优势眼，则支配优势眼的脑半球视觉中枢就会相对发达。若双眼验光试片的焦量不平衡，导致双眼在看远目标或看近目标时优势眼的清晰度弱于辅助眼，则可能发生视觉习惯的颠倒性干扰，诱发视疲劳。

测试方法

1. 围孔法

（1）被测者双手叠置，使双拇指和食指围成圆形孔隙。

（2）被测双眼自然睁开，将双臂向正前方伸出，通过双手围成的孔隙注视正前方固定目标。

（3）验配师用遮盖板遮住被测者右眼，若被测仍能者看见注视目标，则左眼为优势眼，若被测者看不见注视目标，右眼即为优势眼［图1-22（a）］。

2. 拇指法

（1）被测双眼自然睁开，被测者将右臂向正前方伸出，用拇指遮盖正前方固定目标。

（2）验配师用遮盖板遮住被测者右眼，若注视目标被拇指遮盖，左眼即为优势眼，若拇指不能遮盖注视目标，则右眼为优势眼［图1-22（b）］。

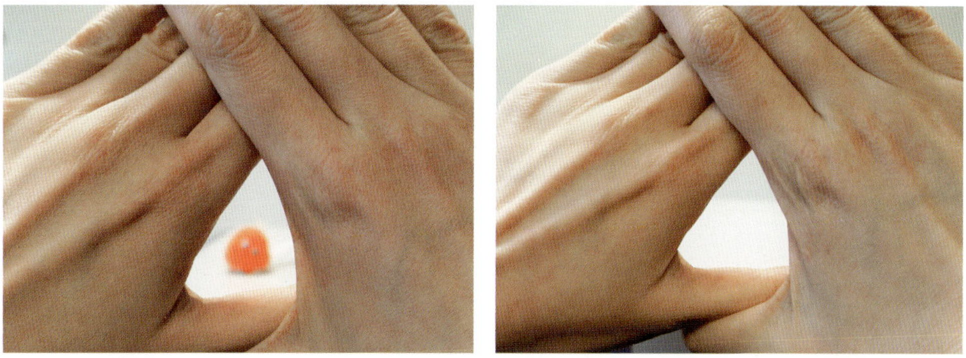

（a）遮盖右眼，仍能看见注视目标，左眼为优势眼；遮盖右眼，不能看见注视目标，右眼为优势眼

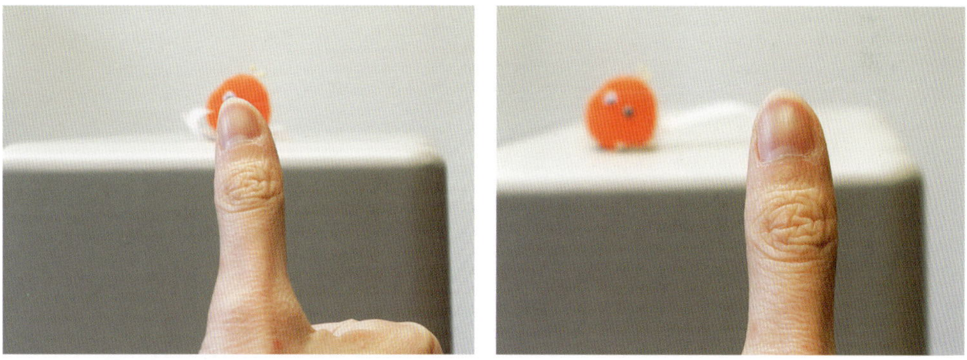

（b）遮盖右眼，注视目标被拇指遮盖，左眼为优势眼，若拇指不能遮盖注视目标，则右眼为优势眼

图 1-22 判定优势眼

二、手动综合验光仪测试

综合验光仪（phoropter）将主观屈光定量和双眼视测试项目设置于一套设备上，取其使用方便，规范精密。不同的手动综合验光仪构造相近，操作方法较为划一。本节仅介绍屈光不正的定量方法。手动综合验光仪的基本结构包括支架结构、座椅、验光盘和视力表等。

（一）验光盘

综合验光仪的核心部件为验光盘，俗称“肺头”或“牛眼”（图1-23）。

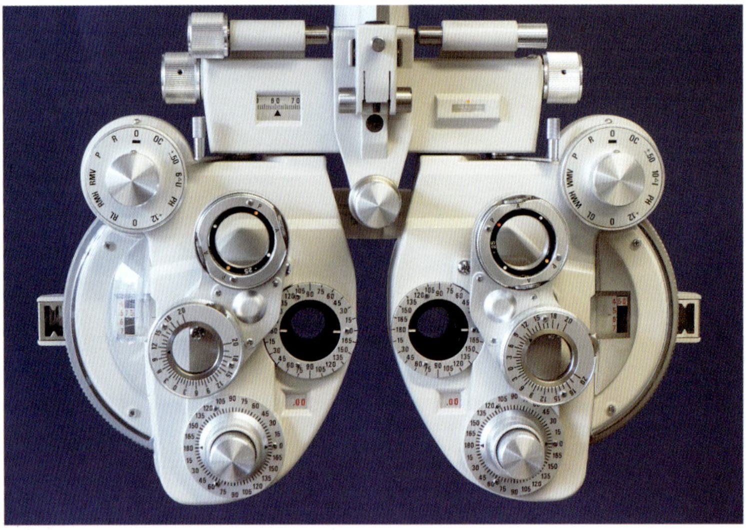

图 1-23　验光盘

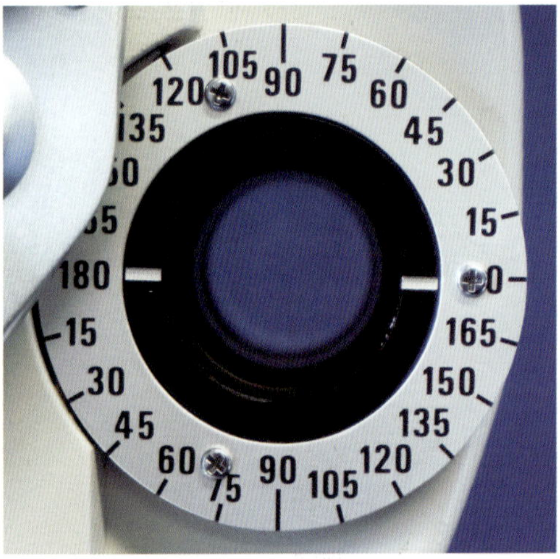

图 1-24　视孔

1. 视孔

位于验光盘的最内侧，左右各一，为被测眼视线通过的通道，视孔周边设有柱镜轴位刻度和柱镜轴位游标（图1-24）。

2. 主透镜组

主透镜组由球镜组、柱镜组成（图1-25）。

（1）球镜组

① 焦度范围：$-20.00 \sim +20.00$D。

② 调试步距：0.25D。

③ 调试方法：球镜粗调手轮位于内置辅镜功能盘的外环，每旋一挡增减3.00D球镜焦度［图1-26（a）］。球镜细调轮盘位于验光盘的最外侧，每拨一挡增减0.25D球镜焦度，球镜焦度读窗位于球镜细调轮盘内侧［图1-26（b）］。

（2）柱镜组

① 焦度范围：$0 \sim -6.00$D。

② 调试步距：0.25D。

③ 调试轴位：$0 \sim 180°$。

④ 调试方法：柱镜焦度手轮位于验光盘的最下方，每旋一挡增减-0.25D柱镜焦度，柱镜焦度读窗位于柱镜手轮内上方［图1-27（a）］。柱镜轴位手轮位于柱镜焦度手轮外环，柱镜轴位手轮的基底部可见柱镜轴位定量游标和柱镜轴位刻度盘，旋动柱镜轴位手轮，可将游标

调整指向预期的轴位刻度［图1-27（b）］。旋动柱镜轴位手轮时可见视孔缘的柱镜轴位游标发生联动，可验证两游标指向的轴位刻度是否一致。

3. 内置辅镜

内置辅镜手轮位于验光盘外上方，每旋动一挡视孔内更换一种功能镜片（图1-28）。内置辅镜功能盘位于内置辅镜手轮基底部，为标有各种表征辅镜功能英文缩写的轮盘，双侧内置辅镜功能盘略有不同。调整内置辅镜手轮，可使选中的英文缩写位于垂直向，则视孔内便置入相应的内置辅镜，表征辅镜功能的英文缩写种类如下。

（1）O、O̲（open aperture）无镜片或平光镜片。

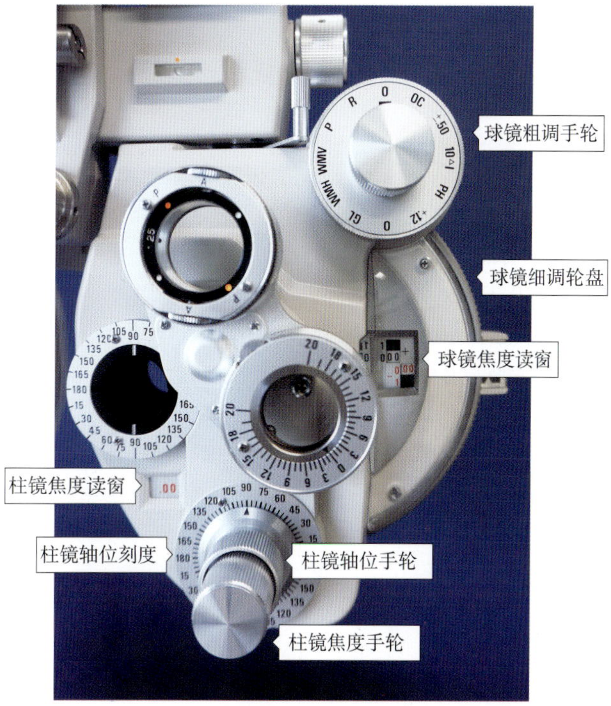

图 1-25 主透镜组

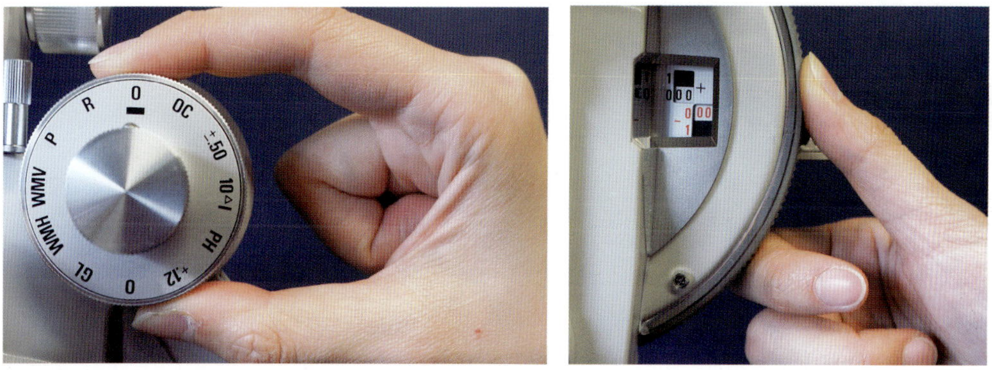

（a）球镜粗调手轮　（b）球镜细调轮盘

图 1-26 球镜组

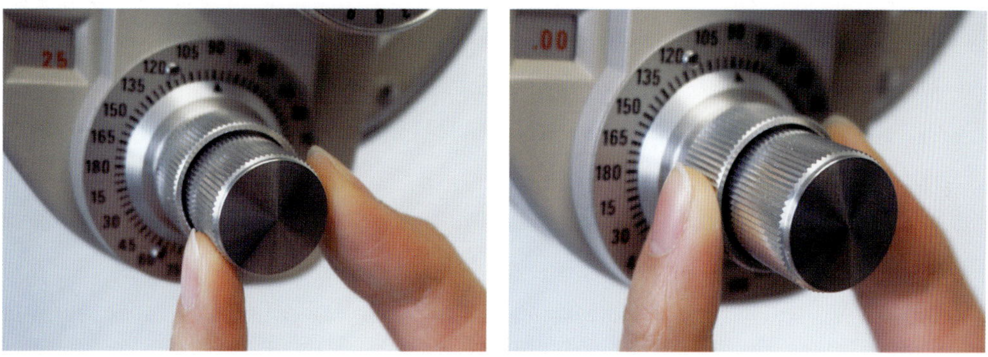

（a）焦度手轮　（b）轴位手轮、轴位刻度和定量游标

图 1-27 柱镜组

（2）OC（occluded） 遮盖片。

（3）R（retinoscopy lens） 视网膜检影镜片，通常为+1.50D的球面透镜，适用于工作距为67cm的检影测试。

（4）+0.12D（+0.12D sphere lens） 焦度为+0.12D的球面透镜，用于0.25D球面透镜焦度的半量调整。

（5）PH（pinholes） 1mm直径小孔镜片，用于判断被测眼非屈光不正性视力不良。

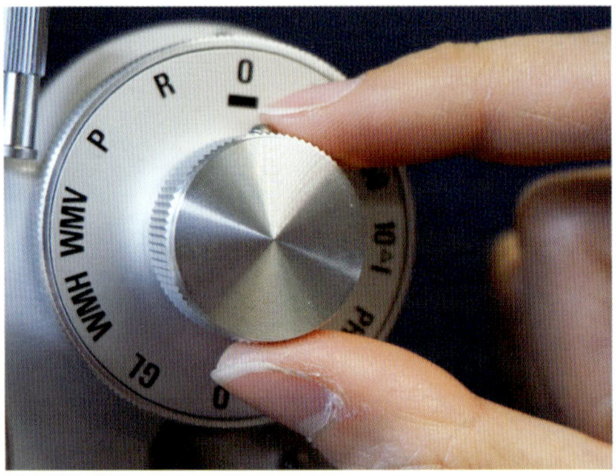

（a）内置辅镜手轮

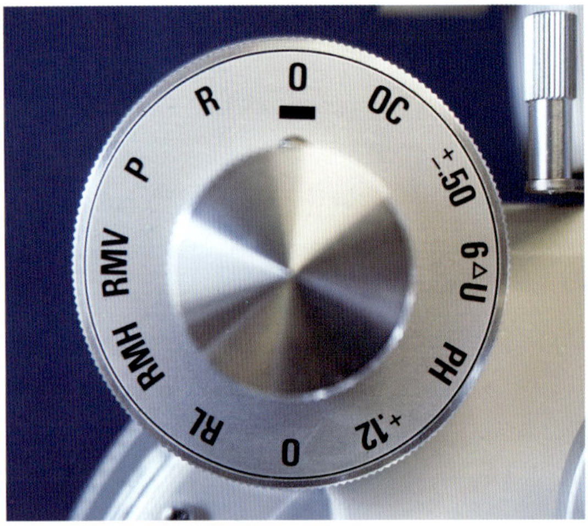

（b）右侧内置辅镜功能盘

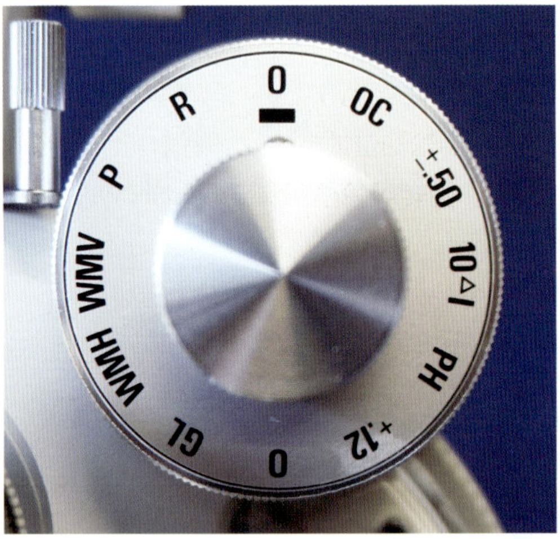

（c）左侧内置辅镜功能盘

图 1-28　内置辅镜

（6）P135（135° polarize filter） 135°偏振滤镜，用于验证双眼矫正视力是否平衡；测试隐性斜视、注视差异、影像不等和立体视觉等。

（7）P45（45° polarize filter） 45°偏振滤镜，与135°偏振滤镜协同使用，两者功能略同。有的型号综合验光仪偏正滤镜用P来表示，即默认偏振向右侧为135°，左侧为45°。

（8）RL（red lens） 红色滤光镜，用于测试双眼同时视功能，平面融像功能及隐性斜视等。

（9）GL（green lens） 绿色滤光镜，与红色滤光镜协同使用，两者功能略同。

（10）± 0.50（cross cylinder） 0.50D交叉柱镜，用于定量调节幅度或老视附加焦度，定量分析远距离球镜试片矫正焦量水平。

（11）RMH（red horizontal maddox rod lens） 红色水平马氏杆透镜，用于测试水平向隐性斜视及AC/A比率。

（12）RMV（red vertical maddox rod lens） 红色垂直马氏杆透镜，用于测试垂直向隐性斜视。

（13）WMH（white horizontal maddox rod lens） 无色水平马氏杆透镜，功能与红

色水平马氏杆透镜略同。

（14）WMV（white vertical maddox rod lens） 无色垂直马氏杆透镜，功能与红色垂直马氏杆透镜略同。可与红色垂直马氏杆透镜协同定量测试隐性旋转斜视。

（15）6△U（6△base up prism） $6^{\triangle}$底向上三棱镜，与旋转棱镜配合测试水平向隐性斜视及AC/A比率。

（16）10△I（10△ base in prism） $10^{\triangle}$底向内三棱镜，与旋转棱镜配合测试垂直向隐性斜视。

4．外置辅镜

（1）交叉圆柱透镜（Jackson cross cylinders）

① 内环内镶有交叉柱镜，边缘标有红点和白点，红点表示负柱镜轴位，白点表示正柱镜轴位。

② 外环标有 P 和 A 两个字母，P表示焦力轴位，A表示翻转手轮轴位，旋动外环可以选择将手轮轴位或焦力轴位对准柱镜试片透镜的轴位［图1-29（a）］。

③ 翻转手轮位于外环A字母处，旋动翻转手轮，可见内环围绕手轮所在的轴位翻转［图1-29（b）］。

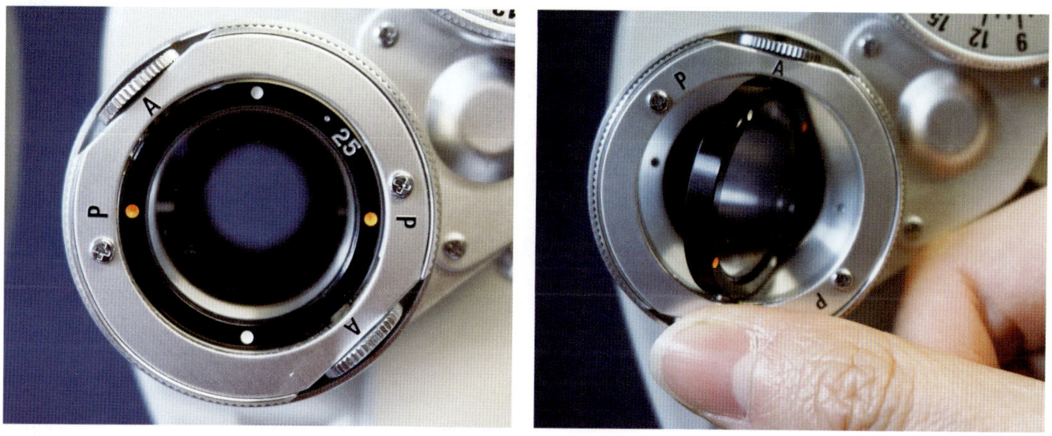

（a）交叉柱镜功能标记 （b）翻转交叉柱镜

图 1-29 交叉圆柱透镜

（2）旋转棱镜（Risley rotary prism）

① 内环内镶有棱镜透镜，边缘有棱镜定量游标［图1-30（a）］。

② 外环为棱镜度刻度盘，通常旋动外环将刻度盘的0位对准垂直向或水平向［图1-30（b）］。

③ 外环边缘另设棱镜定量手轮，测试时旋动定量手轮，可见内环的发生转动，内环边缘上的游标指向外环的刻度即可提示棱镜度测试值［图1-30（c）］。

5．调整部件

（1）垂直平衡手轮及水平仪 用于使双视孔透镜的光学中心与双被测眼瞳孔中心垂直向对齐。

（2）光心距手轮及光心距读窗 用于控制双视孔透镜的光学中心与被测双眼瞳孔中心水平向对齐，双侧视孔透镜光学中心的间距即为远用瞳距，单位为mm。

（3）额托手轮及镜眼距读窗　用于调整并测试被测眼的前主点与试片透镜后顶点的间距，两者的距离即为镜眼距，单位为mm。

（4）集合掣　通过调整视盘内收控制双侧试片透镜光轴的集合角度，同时置入双侧视孔透镜适当的近用光心距（图1-31）。

（二）视力表

与综合验光仪协同测试的视标组合称为视力表，除视力视标以外，还设置其他测试视标。视力表的形式分为投影仪视力表、内置视力表和视频视力表等。

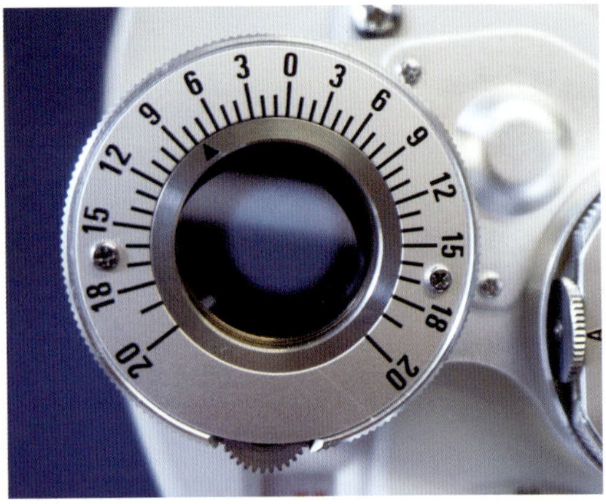

（a）旋转棱镜定量游标

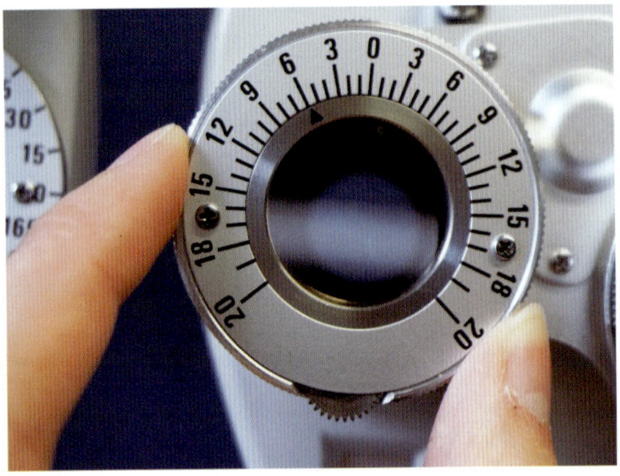

（b）定位旋转棱镜刻度盘

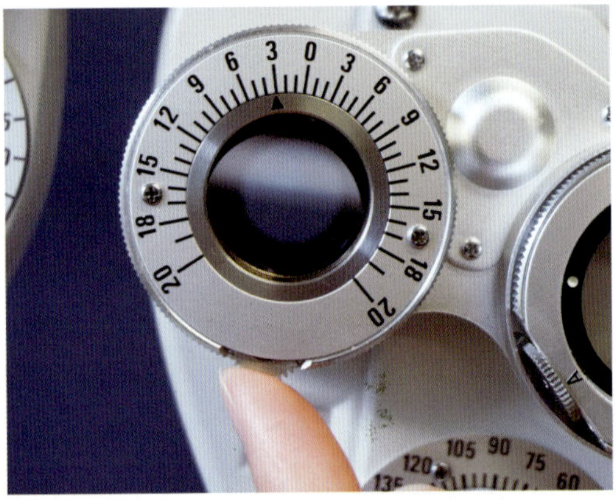

（c）操作旋转棱镜定量手轮

图 1-30　旋转棱镜

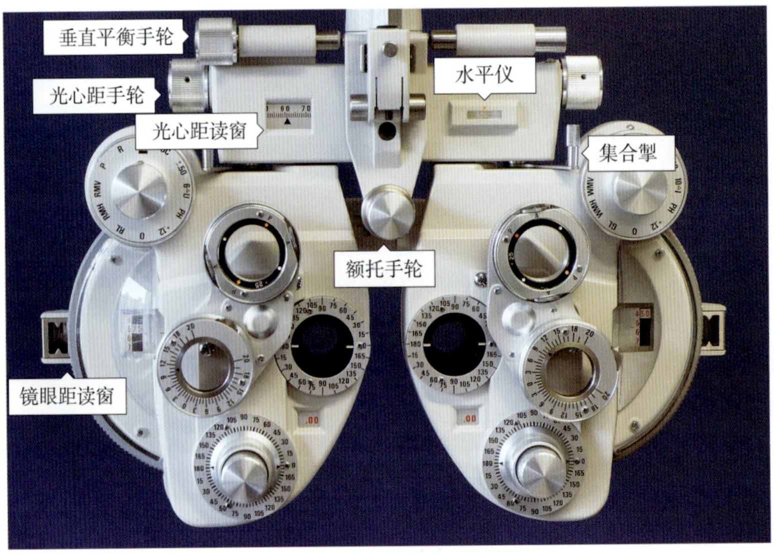

图 1-31　调整部件

1. 投影仪视力表

投影仪视力表由视标投影仪、遥控器和反射板组成。采用白炽光将测试视标的影像投照在视标板上，其照度、亮度、对比度、清晰度、偏振滤镜径向和单色光的波长均要求符合规范。

（1）视标投影仪　主要部件包括电源开关、投影镜头、遥感屏和调焦手轮（图1-32），遥感屏用于接收视标遥控器的指令，调焦手轮用于调试视标影像的清晰度。

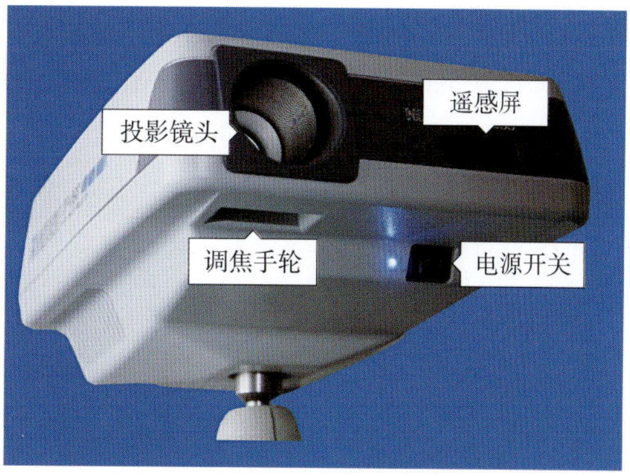

图 1-32　视标投影仪

（2）视标遥控器

投影仪视力表的各项功能以功能键的形式排列在视标遥控器上，验配师可根据屈光测试的需要揿动功能键，从而控制投影仪视力表的各项功能（图1-33）。主要的功能键如下：

① 发射极：采用红外线遥感技术将指令信息传递到视标投影仪。

② 开关键（LIGHT）：用于开启遥控器电源，通常在接通后显示0.1的视力视标。

③ 视力视标键：用于测试远视力，键旁侧标有该键所显示视力视标类型及视标值。

④ 选择键：根据需要选择性的显示整帧视力视标上的部分视标，如选择显示一行、一列或单一的视力视标。

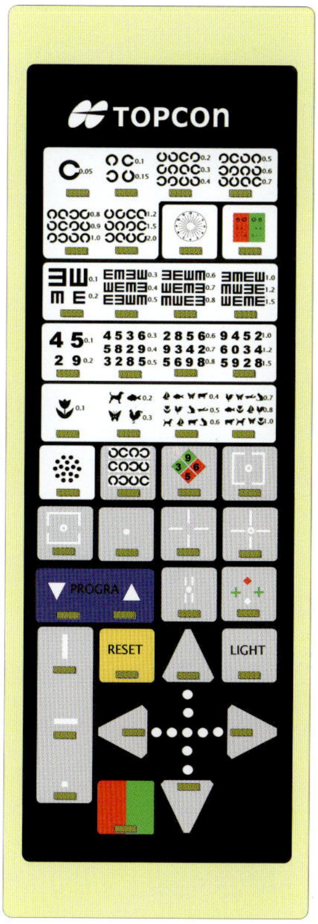

图 1-33　视标遥控器

⑤ 替换键：依照键位所提示的方向依次替换显示紧邻的视力视标。如替换显示紧邻的一行、一列或单一的视力视标。

⑥ 测试视标键：用于屈光测试或双眼视功能测试，键旁侧标有该键所显示的视标图示。

⑦ 红绿键：在整帧投影视标的后方显示左右等大的红绿双色背景。

⑧ 复原键（RESET）：视标遥控器程序化处理以后，揿该键可使测试步骤恢复显示初始的测试视标。

⑨ 程序键（PROGRAM）：包括进帧键和退帧键，依次向前或后退显示程序化测试步骤。

（3）反射板　反射板由灰色亚光面质金属板制成，由于板面的特殊处理，对于白炽光投射反光发生起偏作用，使综合验光仪的偏振滤镜可以对反射光选择性检偏，从而达到双眼分视的测试目的。故将投影视标投照在白色的墙壁或幻灯屏幕上不能进行偏振测试。

2. 内置视力表

内置视力表为改进型投影视力表，将投影仪内置于测试装置的箱体内，投射出的视标影像通过反复折射，最终投照在反射板上，被测眼可以从测试窗口观察到视标影像（图1-34）。由于投影视标发出的光线在测试装置的箱体内的折射路程占去大部分测试距离，故内置式视力表标准的远视力测试距离仅为1.2m，较之投影仪视力表大为缩短，有效地节约了测试室面积。内置式视力表所采用的遥控器和视标同于投影仪视力表，或可与电动综合验光仪视孔联动，由设备键盘进行操控。

3. 视频视力表

由于数码技术的迅速发展，以液晶屏为测试界面的视力表一经出现，立刻被广泛应用（图1-35）。不仅在于计算机液晶屏的亮度、对比度和色彩可以根据需要进行调整，更重要的是视标的尺寸、类型、灰度和视标间距可以随心所欲的变化，甚至可以根据需要设置动态的视标。视频视力表与投影仪视力表的主要功能相近，只是根据视屏软件的特点增加了亮度键、反白键等功能键。

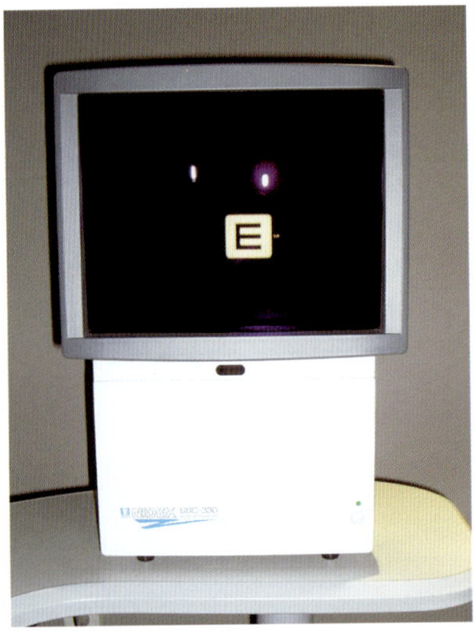

图 1-34　内置视力表

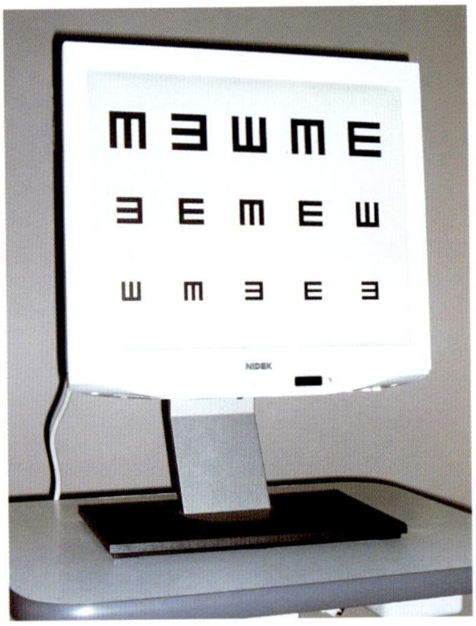

图 1-35　视频视力表

4. 远视标

（1）屈光定量视标

① 视力视标：配合视孔球柱镜联合试片透镜，单眼或双眼测试，测试裸眼视力或矫正视力，定量分析被测眼视觉分辨阈值。有E视标、环形视标、字母视标、数字视标和图形视标等多种形式（图1-36）。

② 散光盘视标：散光盘视标配合验光试片圆柱透镜，单眼测试，用于定量分析被测眼散光所在的轴位和焦度（图1-37）。

③ 红绿视标：配合球镜验光试片透镜，单眼或双眼测试，用于定量分析屈光定量的球镜矫正水平（图1-38）。

④ 远交叉视标：配合±0.50内置辅镜和球镜验光试片透镜，单眼测试，用于定量分析屈光定量的球镜矫正水平（图1-39）。

⑤ 斑点状视标：又称蜂窝状视标，单眼测试，配合交叉圆柱透镜和试片圆柱透镜，用于定量分析柱镜试片透镜的轴位和焦量；双眼测试配合旋转棱镜，用于分析被测者戴远距离

试片透镜后双眼平衡（图1-40）。

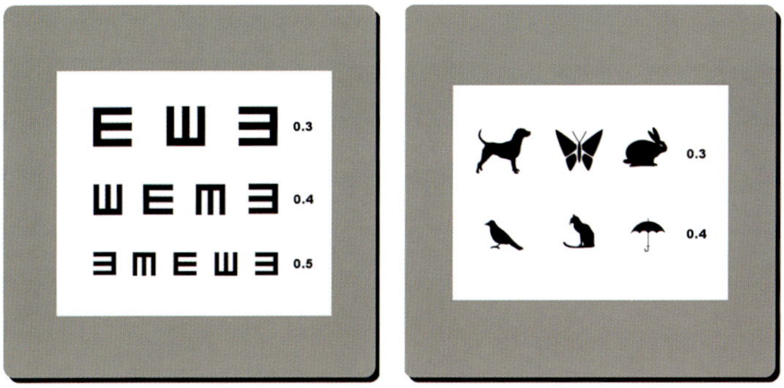

图 1-36 视力视标

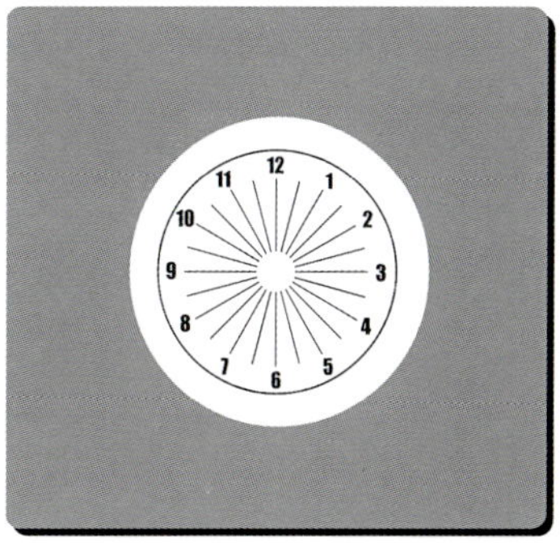

图 1-37 散光盘视标

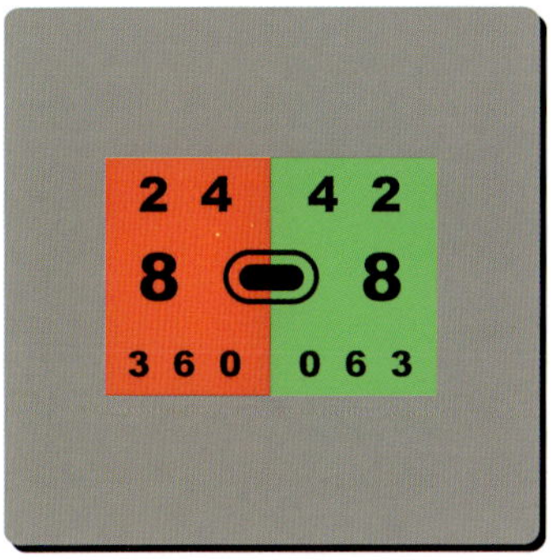

图 1-38 红绿视标

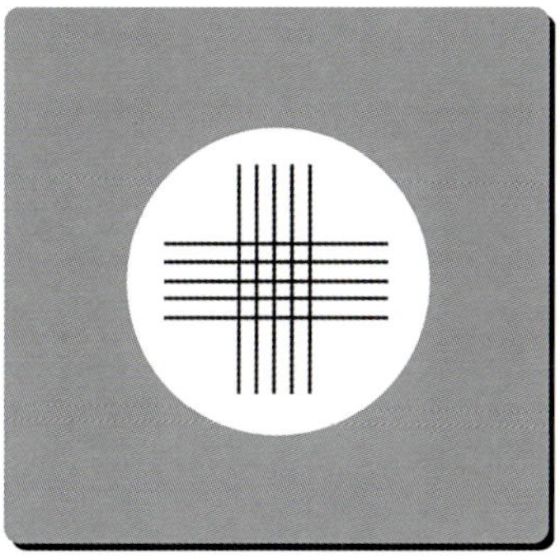

图 1-39 远交叉视标

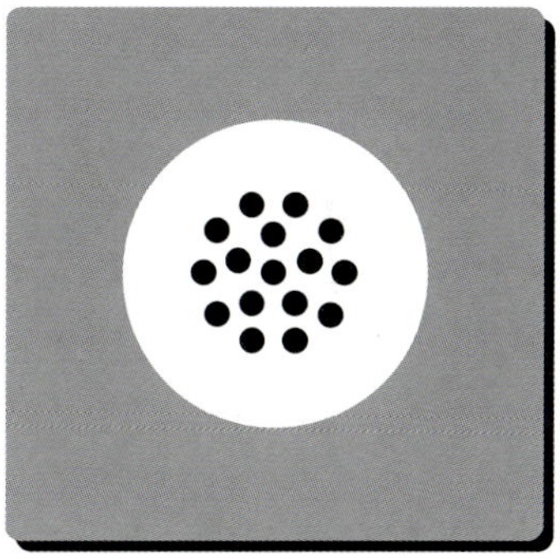

图 1-40 斑点状视标

⑥ 偏振平衡视标：配合偏振滤镜和球镜试片透镜，双眼测试，用于分析被测者戴远距离试片透镜后双眼平衡（图1-41）。

⑦ 偏振红绿平衡视标：配合偏振滤镜和球镜试片透镜，双眼测试，用于分析被测者戴远距离试片透镜后双眼平衡（图1-42）。

（2）双眼视功能测试视标

① Worth 四点视标：配合红色滤光镜和绿色滤光镜，双眼测试，用于定性分析被测眼双眼同时视功能及平面融像功能（图1-43）。

② 立体视觉视标：配合偏振滤镜，双眼测试，用于定性定量分析被测眼立体视觉功能，并

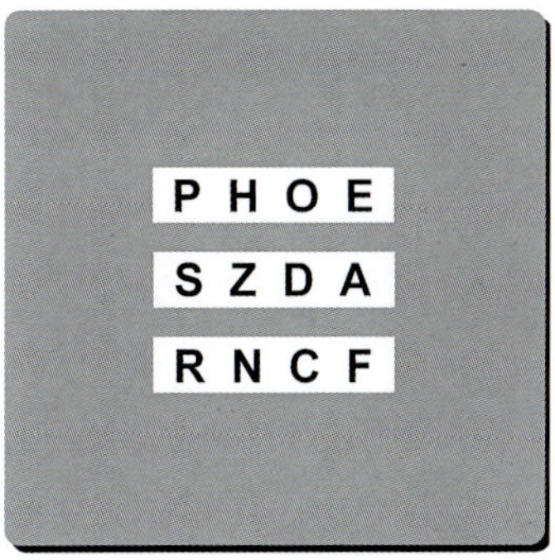

图 1-41 偏振平衡视标

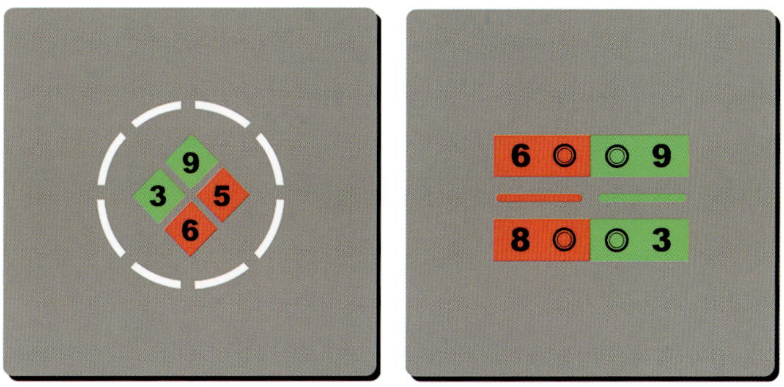

图 1-42 偏振红绿视标

辅助诊断隐性斜视（图1-44）。

③ 水平对齐视标和垂直对齐视标：配合偏振滤镜，双眼测试，用于定性定量分析双眼水平向及垂直向影像不等（图1-45）。

④ 马氏杆视标：配合垂直向或水平向马氏杆透镜联合旋转棱镜，双眼测试，用于定量分析远距离及近距离隐性斜视（图1-46）。

⑤ 十字环形视标：配合红色滤光镜、绿色滤光镜，双眼测试，用于定性定量分析隐性斜视（图1-47）。

⑥ 偏振十字视标：配合偏振滤镜联合旋转棱镜，双眼测试，用于定性定量分析隐性斜视（图1-48）。

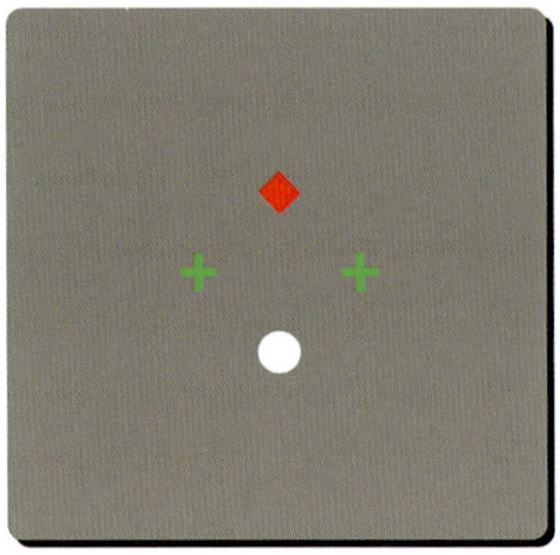

图 1-43　Worth 四点视标

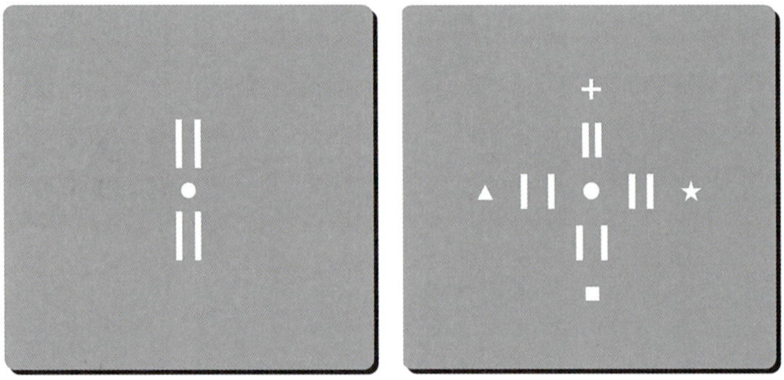

图 1-44　立体视觉视标

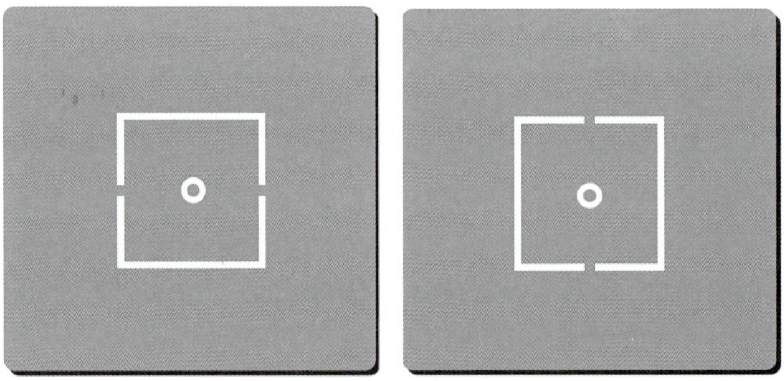

图 1-45　水平对齐视标和垂直对齐视标

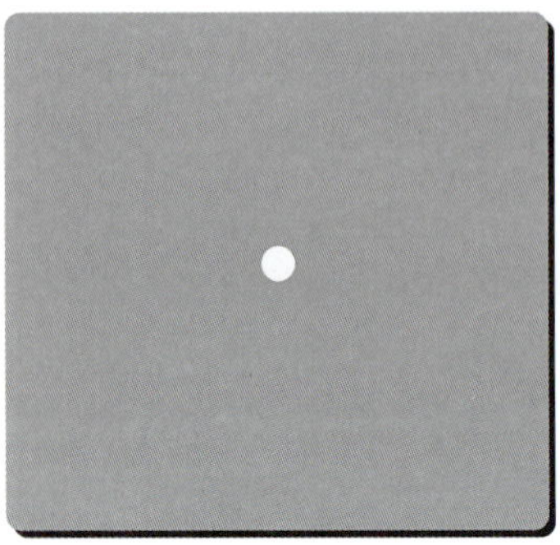

图 1-46　马氏杆视标

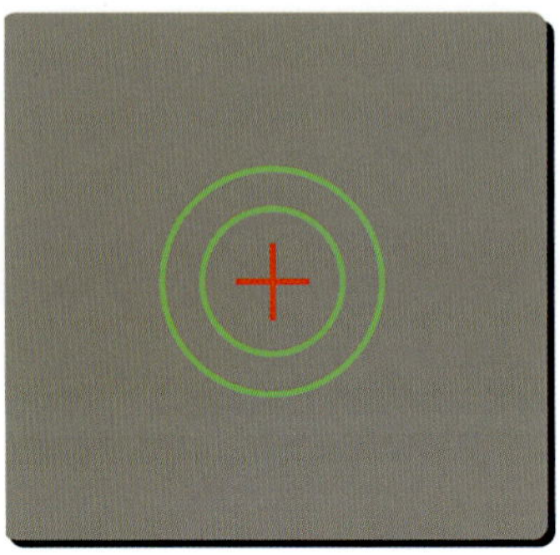

图 1-47　十字环形视标

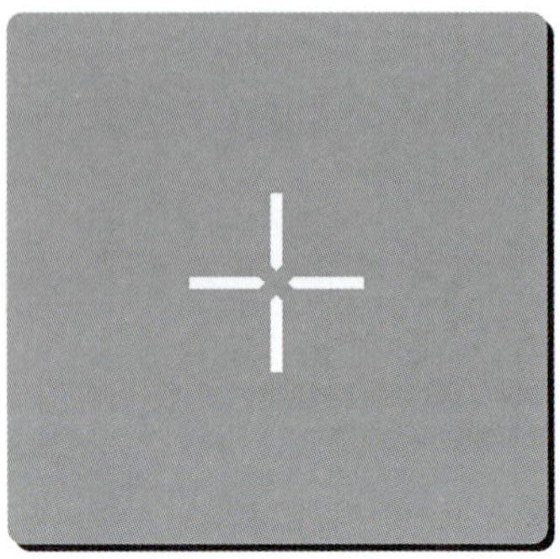

图 1-48　偏振十字视标

⑦ 注视差异视标：双眼测试，配合偏振滤镜，用于定性分析被测双眼注视差异，配合旋转棱镜，用于定量分析被测眼相联性斜视（图1–49）。

⑧ 钟形盘视标：配合偏振滤镜，双眼测试，用于定性定量分析被测眼隐性旋转斜视（图1–50）。

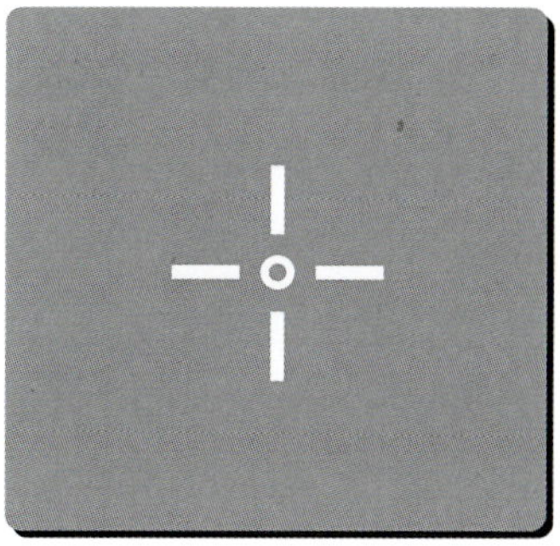

图 1–49 注视差异视标

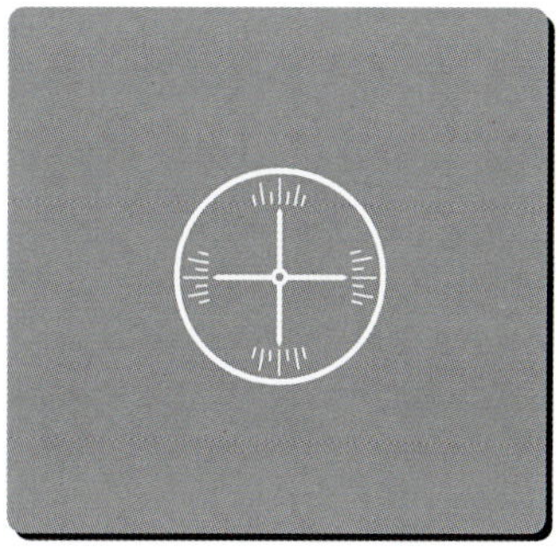

图 1–50 钟形盘视标

5. 近距离测试

（1）近视标盘和近测试尺

① 近视标盘：为具孔双层纸板夹，纸质近视标卡夹于纸板夹中间，可通过旋转近视标卡使不同的近视标自纸板夹的孔隙中露出，供近距离测试时使用（图1–51）。

② 近测试尺：刻度杆竖直固定于验光盘上方，近距离测试时翻下，附有公制及英制的长度单位刻度，近视标盘可在刻度杆上滑行移动，从而精确控制测试距离（图1–52）。

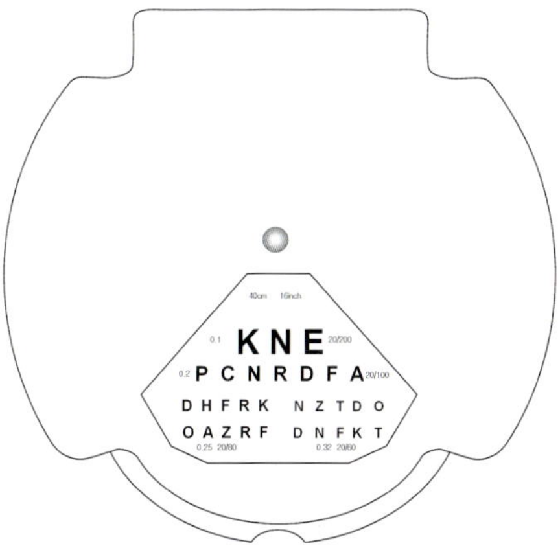

图 1–51 近视标盘

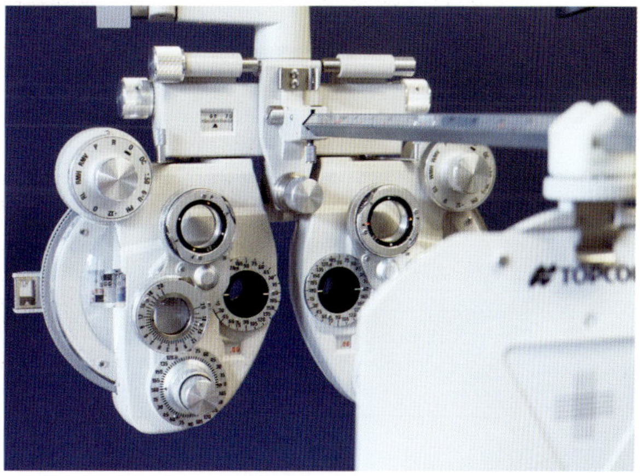

图 1–52 近测试尺

（2）近视标

① 近视力视标：配合远距离基础试片透镜，或老视附加球镜试片，双眼测试或单眼测试，用于定量测试被测眼近视力及近矫正视力（图1–53）。

② 近交叉视标：配合远距离基础试片透镜、±0.50交叉柱镜辅镜和球镜试片透镜，双眼测试，用于定量测试被测眼调节幅度及适宜的老视附加焦度处方（图1–54）。

③ 近十字视标：配合远距离基础试片透镜和球镜试片透镜，双眼测试，用于定量测试

被测眼调节幅度及相对调节（图1-55）。

④ 近散光盘视标：配合远距离基础试片透镜和柱镜试片透镜，单眼测试，用于定量分析被测眼近距离屈光性散光的轴位和焦度（图1-56）。

⑤ 近单行视标：配合远距离基础试片透镜、$6^{\triangle}$底向上的棱镜辅镜及旋转棱镜，双眼测试，用于定量测试被测眼近距离水平向隐性斜视及AC/A比率（图1-57）。

⑥ 近单列视标：配合远距离基础试片透镜、$10^{\triangle}$底向内的棱镜辅镜及旋转棱镜，双眼测试，用于定量测试被测眼近距离垂直向隐性斜视，或定量测试双眼近距离融像储备（图1-58）。

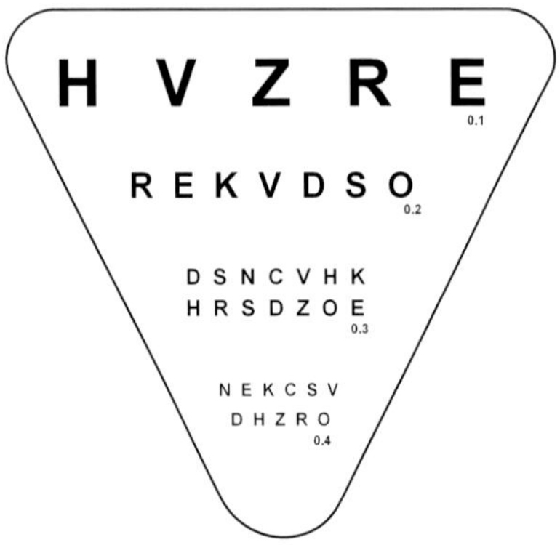

图 1-53　近视力视标

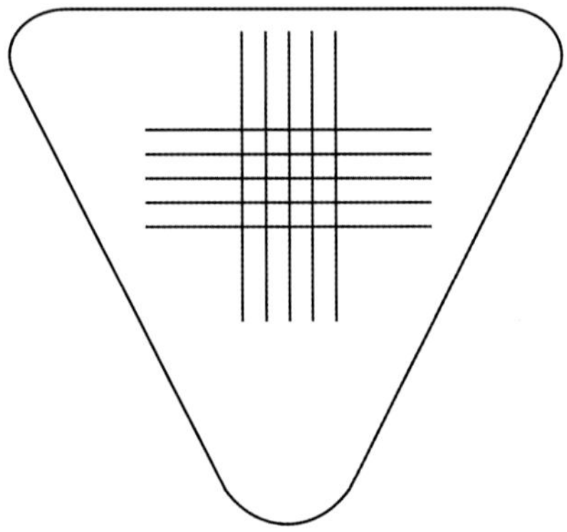

图 1-54　近交叉视标

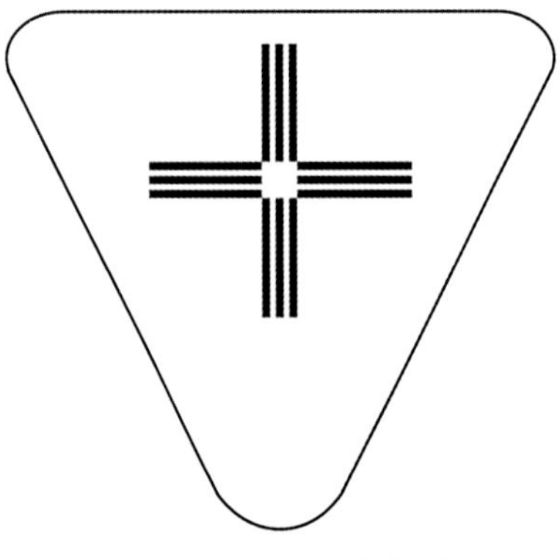

图 1-55　近十字视标

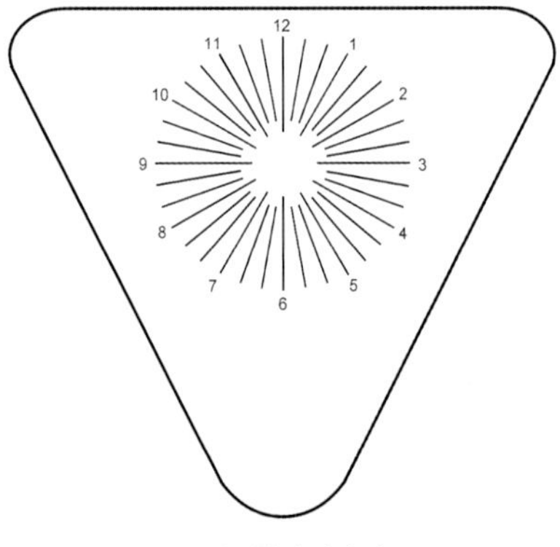

图 1-56　近散光盘视标

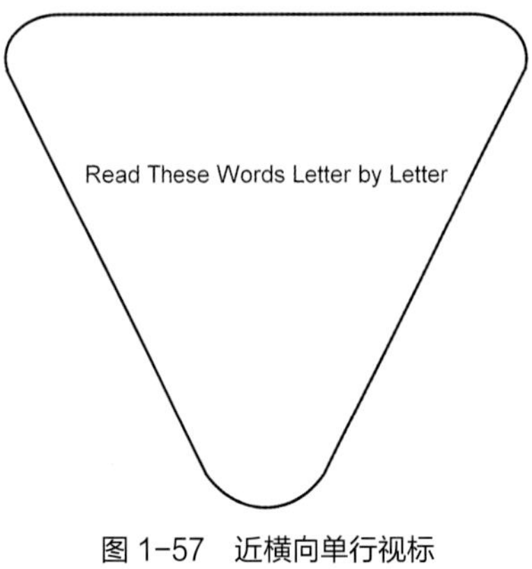

图 1-57　近横向单行视标

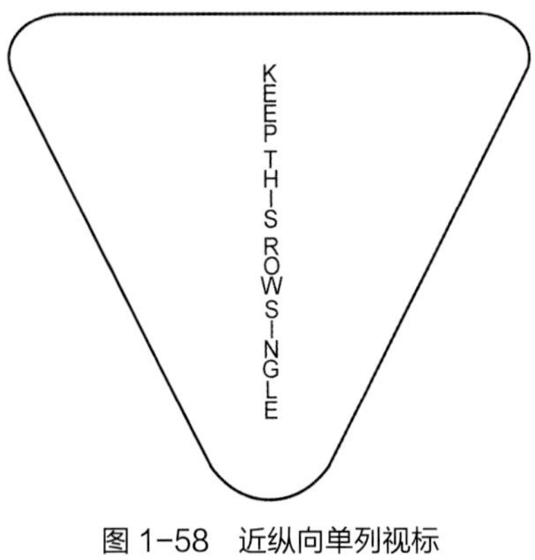

图 1-58　近纵向单列视标

（三）屈光不正定量测试的原理和方法

1. 预前调试

（1）开启电源 开启验光台电源总掣，分别检视投影视标、近读灯、座椅升降键和台面升降键是否接电。

（2）基础清零 将验光盘视孔基础状态回归0位，至少包括以下5项（图1-59）。

① 球镜焦度清零：检视球镜读窗，旋动双侧球镜焦度粗调手轮及细调轮盘，使之归零。

② 柱镜焦度清零：检视柱镜读窗，旋动双侧柱镜焦度手轮，使之归零。

③ 柱镜轴位清零：旋动双侧柱镜轴位手轮，使视孔轴位游标对准轴位刻度盘90°位置，为调试远用光心距做准备。

④ 内置辅镜清零：旋动双侧内置辅镜手轮，使“O”或“O”标记对准垂直向。

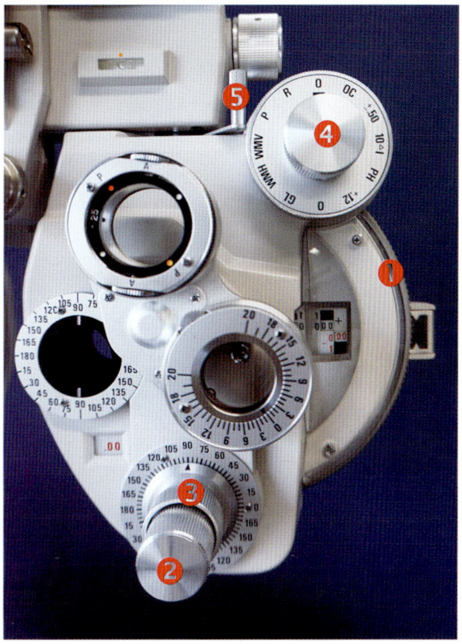

图 1-59 验光盘基础清零

⑤ 集合掣清零：检视双侧集合掣手柄，使集合掣保持在远用测试状态。

（3）调试被测眼高度 嘱被测者取舒适姿态坐于测试座椅上，升降座椅高度，通常大致使被测双眼的中点与对侧墙面上悬挂的视标板的坐标中点相对。若被测者过矮，在升高座椅时腿部会触及台面底侧，则需同时升高台面［图1-60（a）］，然后将验光盘支撑臂沿立柱下移［图1-60（b）］，使视孔高度与被测眼持平。

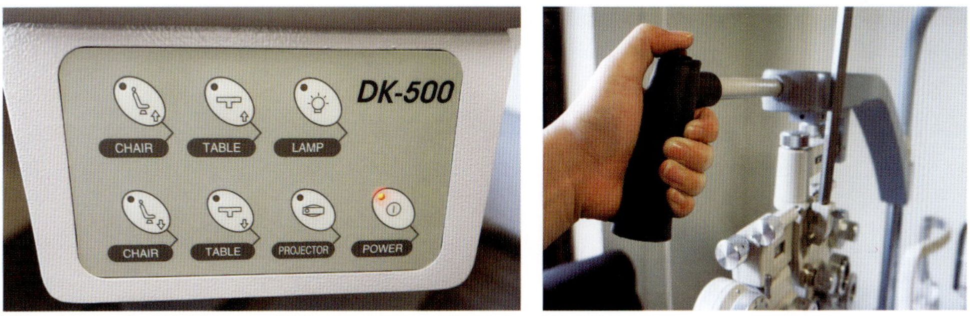

（a）升降座椅和台面　　（b）升降验光盘

图 1-60 调试被测眼高度

（4）调试视孔位置

① 调试双眼垂直向对齐：验配师在距视孔约30cm处居中观察被测双眼与视孔垂直向相对位置，旋动垂直平衡手轮，使视孔透镜的中心与被测眼瞳孔中心处于同一水平高度（图1-61），若综合验光仪内置辅镜附设十字镜片，则有助于调整垂直平衡。常态使平衡仪中的气泡居中，若遇垂直性眼位偏斜或旋转性眼位偏斜合并强迫头位时，可适当调整验光盘的倾斜程度，以被测眼瞳孔与试片的光学中心垂直向对齐为度。

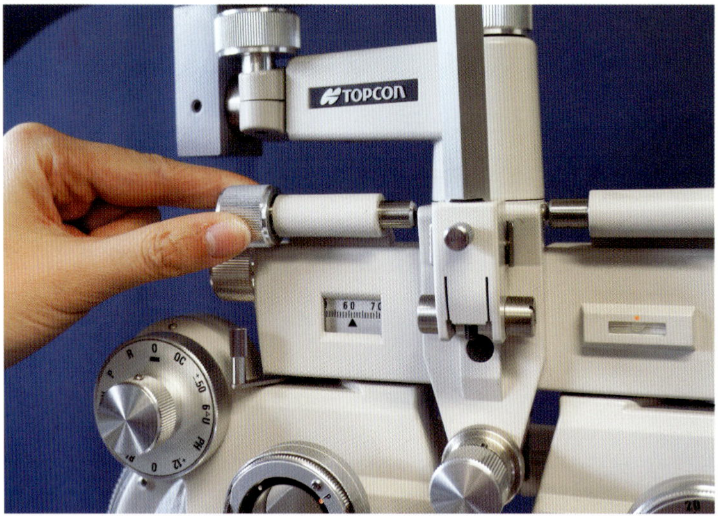

图 1-61　调试双眼垂直向对齐

② 调试光心距：旋动光心距手轮，将事先测得的远瞳距数值置入光心距读窗（图1-62）。验配师在距视孔约30cm处面对被测者，将笔式电筒放置于自己左眼正下方，投照被测者右眼，微量旋动光心距手轮，使被测眼角膜反光点与视孔缘的柱镜上下游标呈直线对齐。然后将笔式电筒放置于自己右眼正下方，投照被测者左眼，观察被测眼角膜反光点是否与视孔缘的柱镜上下游标呈直线对齐，若不能对齐，则须左右微调被测者头位。若综合验光仪内置瞳距测试辅镜则有利于光心距的调试。

③ 调试镜眼距：嘱被测者的额部与额托紧密稳定接触，验配师距镜眼距读窗约20cm处观察被测眼角膜顶点的位置［图1-63（a）］。左右调整观察角度，使读窗内的长线恰好落在读窗外框中央的突角连线上。若被测眼角膜前顶点与读窗的中央长线刻度相切，则提示镜眼距为12mm［图1-63（b）］。长线刻度的眼侧有数条短线刻度，每刻度的间隔为2mm。若角膜前顶点与第一短线相切，则镜眼距为14mm，依此类推。旋动额托手轮可控制被测眼

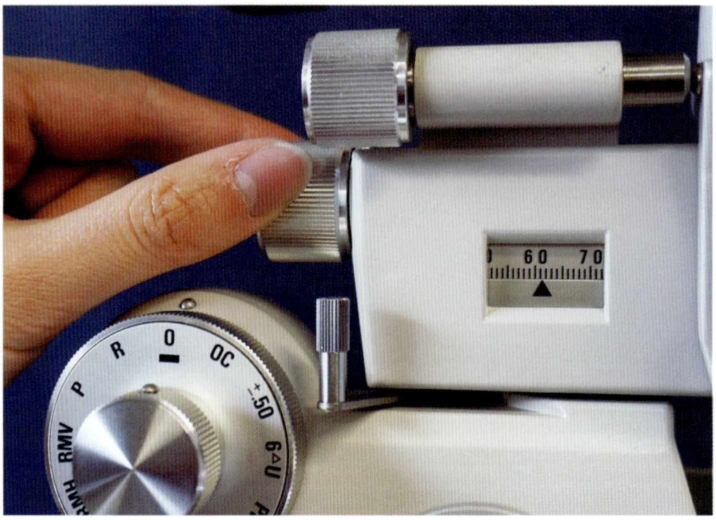

图 1-62　调试光心距

与视孔试片透镜的间距［图1-63（c）］，尽量控制角膜的前顶点与读窗的中央长线刻度相切，使试片透镜与框架眼镜的镜眼距接近。

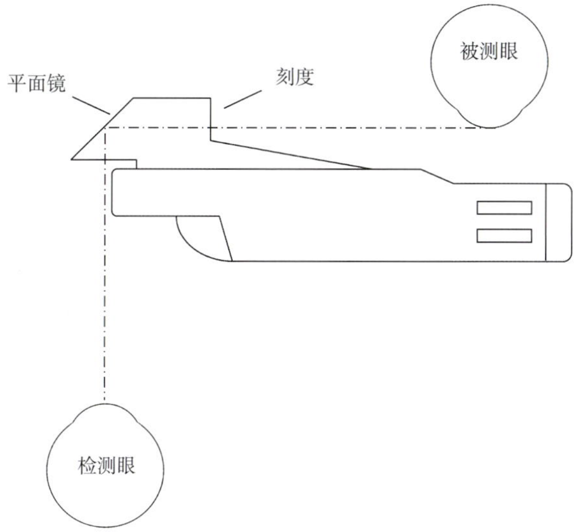

（a）镜眼距的测试原理

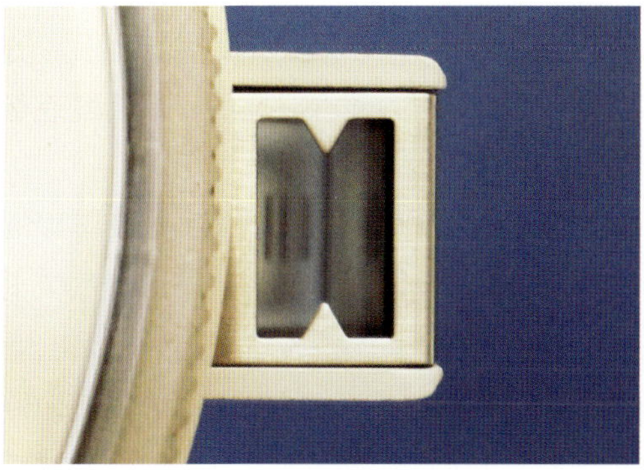

（b）镜眼距读窗

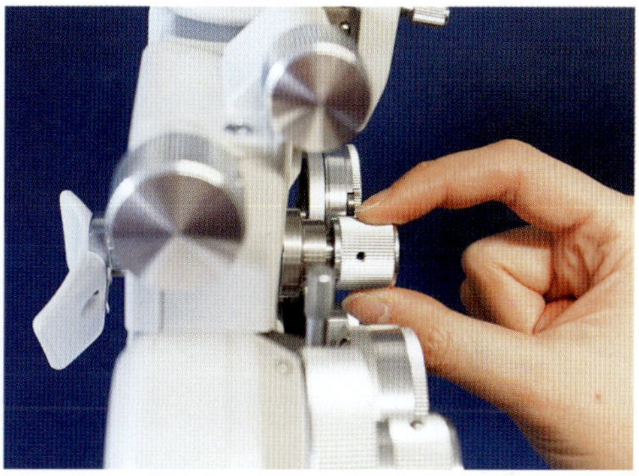

（c）调试额托修改镜眼距

图 1-63 调试镜眼距

④ 调试集合：在进行近用眼镜的测试时，被测双眼必须同时内收才能注视同一近目标，矫正试片必须适当等量向内倾转，以保证被测眼视线能垂直通过视孔试片透镜的光学中心。可通过调试集合掣使视孔试片向内倾转，在调试集合掣时可见光心距读数发生改变（图1-64）。

2. 远雾视（fogging）

利用光学透镜的聚散作用，将远目标的焦像转移到视网膜的近前方，从而缓解被测眼调节张力的方法称为远雾视。

测试原理

（1）屈光不正眼的调节张力

① 近视眼：

a. 在不戴矫正眼镜看远目标时，目标物成像在视网膜前方，因调节可使物像更为模

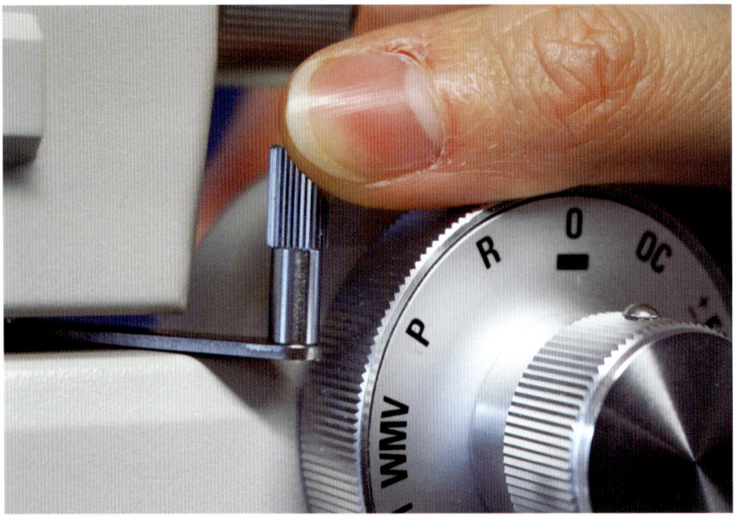

图 1-64　调试集合掣

糊，故近视眼在看远时不能调节。在看近目标时，若阅读物在其调节远点以外时，仍无须调节，阅读物在其远点以内时，付出的调节比正视眼小。由于近视眼在不戴矫正眼镜时看远看近都不需要调节或少用调节，久之则司理调节功能的睫状肌菲薄无力。

b. 若戴矫正充分的负透镜眼镜看近目标时，则须付出大致与正视眼看近时相应的调节。当戴矫正眼镜近读时间过长或阅读目标过近时，因近视眼的睫状肌羸弱，易诱发痉挛性调节张力，即使停止近读作业，调节张力在短时间内仍不能松弛。

c. 若不戴矫正眼镜看近目标时，近视眼无需调节或少用调节，但须付出与阅读距离相应的集合，为了减少调节与集合的分离，近视者常取缩短阅读距离来缓解内直肌的疲劳，久之则产生近读性调节张力。

② 远视眼：在看远目标时，由于目标物成像在视网膜后方，视网膜上的模糊影像作为视动刺激因素诱使睫状肌收缩，导致晶状体调节。远视眼在看近目标时，除须维持看远时所付出的调节外，尚因视近反射导致睫状肌进一步收缩，晶状体进一步调节。由于远视眼无论在看远还是看近时都须付出的调节均大于正视眼，久之则产生一定量的调节张力，即使采用光学透镜消除调节刺激，该调节张力在短时间内仍不能松弛。

（2）调节张力对于屈光定量的影响　屈光不正眼的调节张力因难以定量且活跃多变，故对眼的屈光定量分析构成重要的干扰因素。通常使近视眼的测定结果偏深，远视的测定结果偏浅。

（3）远雾视的原理　在不采用睫状肌麻痹剂进行屈光测试时，可试用雾视法来缓解睫状肌的调节张力。作法是依照“减负加正”的原则调整被测眼前的球镜试片透镜，使被测眼处于足够的近视状态，嘱其辨认5m远视标，此时注视眼理论上不能调节，因为调节可使其近视程度进一步加深，导致视标的清晰度下降。为了看清远视标，注视眼被迫逐步放松原有的调节张力，从而最大限度地减少调节张力对屈光测试的干扰，使得屈光不正定量测试从较为稳定的基础屈光状态开始（图1-65）。

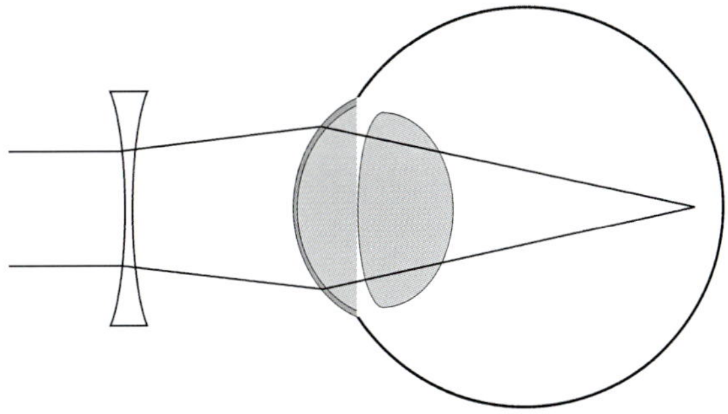

（a）采用负透镜调试雾视状态

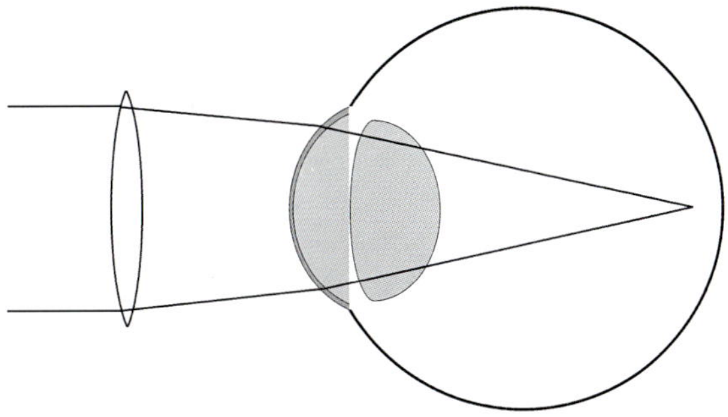

（b）采用正透镜调试雾视状态

图 1-65 远雾视的原理

测试方法

（1）测试右眼、左眼裸眼视力。

（2）双眼内置辅镜调整为平光“O”或“O”（图1-66）。

（3）置入客观验光数据

① 将客观屈光测试所得处方的试片透镜置入双侧视孔，置入顺序依次为球镜、柱镜轴位及柱镜焦度，确认双眼矫正视力接近1.0，或更好。

② 由于手动综合验光仪没有正性圆柱透镜，因此在置入处方数据时须进行必要的处方转换。

例1-1 设客观处方：+4.25+0.75×90，则置入数据：+5.00−0.75×180

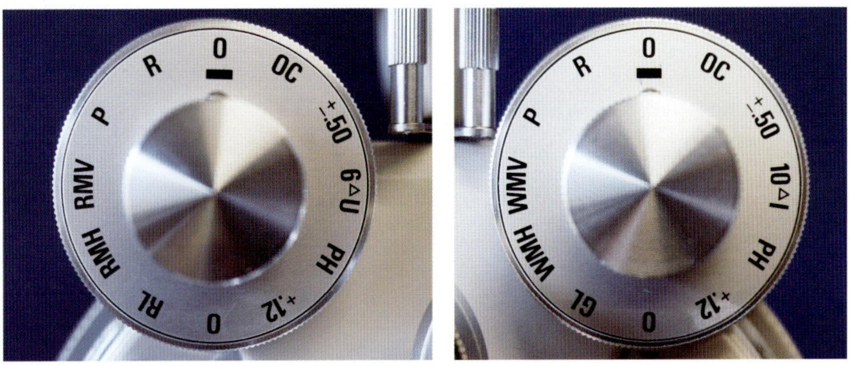

图 1-66 内置辅镜调整为平光

例1-2 设客观处方：−0.50+1.00×90，则置入数据：+0.50−1.00×180

（4）显示单排0.3视力视标。

（5）近视眼双眼同步逐量减去负球镜焦度−0.75～−1.50D，远视眼双眼同步逐量增加正球镜焦度0.75～1.50D。原则上双眼雾视等量，直至被测眼略感0.3视力视标模糊（图1−67）。

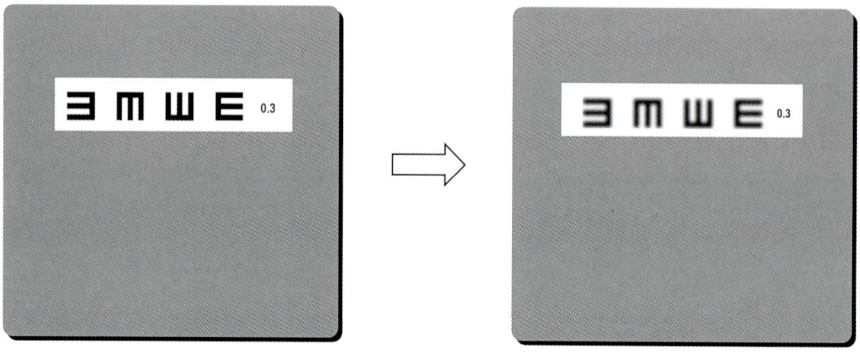

图 1−67 远雾视状态下视力视标转为模糊

（6）嘱被测双眼注视并努力分辨雾视视标，若在雾视过程中被测者诉雾视视标转为清晰，可对双眼酌情同时递增0.25～0.50D雾视透镜，始终维持雾视视标处于轻度模糊状态。雾视时间为3～5min。

注意事项

（1）雾视量 雾视法的原则是使被测眼处于足够的“近视状态”，故不能对所有被测眼采用任意焦度或同样焦度的雾视透镜。已知在雾视过度的情况下，由于注视目标过于模糊，被测眼缺乏将注视目标看清楚的努力，不能产生放松调节张力的作用。通常的雾视量为0.75～1.50D，雾视量与被测眼的基础屈光状态及个体差异有一定关系。

（2）雾视的同步等量性 在雾视之前被测双眼已进行了基本的屈光矫正，即雾视是在双眼屈光基础状态大致相同的基础上实施的。因双眼的调节功能由同一中枢控制，若有一眼的调节张力得不到充分的松弛，则双眼均不能达到雾视的目的，故双眼的雾视必须是同步等量的。

（3）预置柱镜 在雾视之前，被测双眼必须根据客观屈光处方适量预置矫正柱镜透镜，因为只有在散光大致矫正的情况下，双眼才可能有等量的球镜雾视效果。

3. 散光盘视标测试（astigmatic dials testing)

散光盘为由均匀间隔的放射状标线组成的视标，可从主观角度定量分析被测眼散光的焦度和轴位，又称扇形盘、经线盘、钟面盘或射线盘等。

测试原理

（1）散光眼概述

① 散光眼的定义：在调节静止的条件下，远目标光线通过眼的屈光间质，由于屈光系统各子午经向焦力不同，发生不同的聚散度，故不能形成焦像，称为散光眼。

② 规则性散光眼的屈光特点：远目标光线通过规则性散光眼的屈光间质，先聚后散形成第一条焦线，称为前焦线，尔后再聚再散形成第二条焦线，称为后焦线。两条焦线一前一后，互相垂直，两者的间距称为焦间距，焦间距的大小表征着散光的量值（图1–68）。

远目标光线通过规则性散光眼形成顶点相对的锥形光束称为史氏（Sturm）光锥（图1–69）。

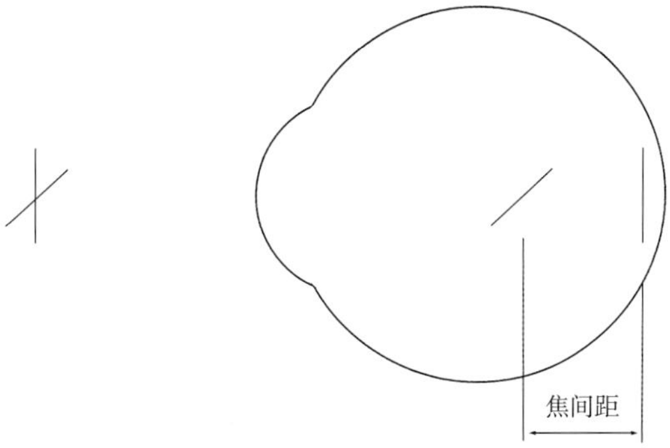

图 1–68 规则性散光眼的焦线和焦间距

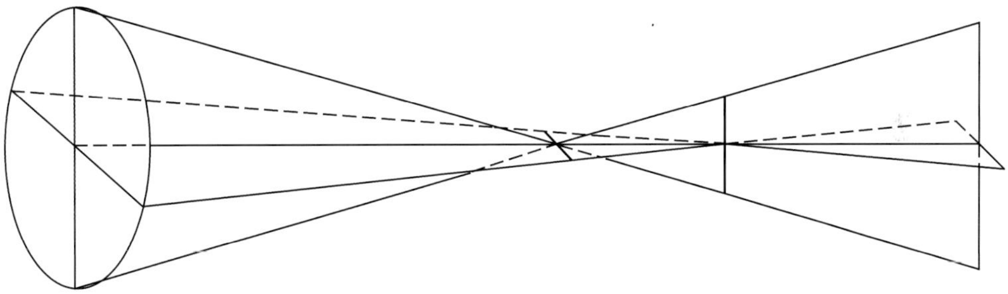

图 1–69 史氏（Sturm）光锥

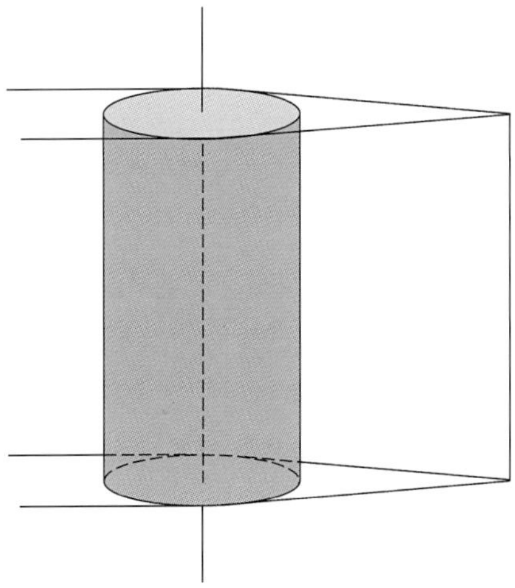

图 1–70 焦线的成因

③ 散光眼的矫正：已知能形成焦线的屈光因素相当于圆柱透镜，圆柱透镜的轴位向与所形成焦线同向，焦力向与所形成焦线相垂直（图1–70），可知圆柱透镜的焦线是由与其相垂直方向的屈光焦力聚合而成的。由于规则性散光眼可形成一前一后互相垂直的两条焦线，故通常将散光眼理解为轴位互相垂直而屈光焦力不同的两个生理圆柱透镜。光学圆柱透镜对光线的聚散作用可单独移动与其轴位相同的焦线，缩小两条散光焦线间的距离，从而矫正被测眼的散光。

（2）散光盘视标的测试原理

① 散光盘视标：由于散光眼的主子午线可能在圆周任意轴位，故散光盘视标由中点相交均匀间隔的24～36根放射状标线组成，相邻两标线的位向差为10°～15°，通常散光盘线端标定钟面读数（图1–71）。

② 定量散光试片透镜的轴位：散光盘可以看成若干个不同子午轴位的十字视标的组合。已知散光眼在注视十字形视标时，视标通过散光眼形成一前一后相互垂直的两条标线像，若水平标线像接近视网膜，垂直标线像远离视网膜，被测眼会感到水平的标线像黑细而清

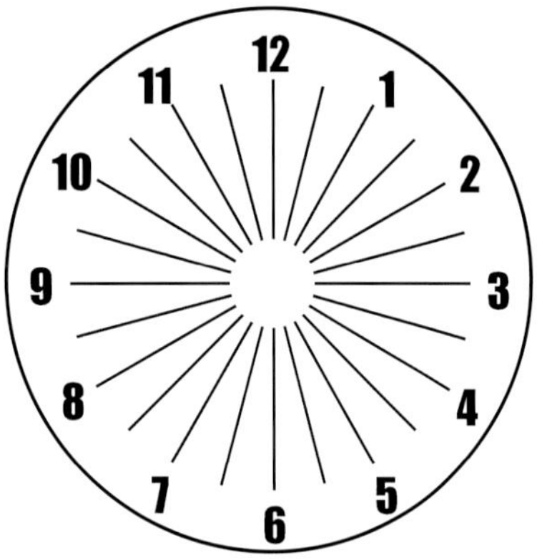

图 1-71 散光盘视标

晰，垂直的标线像粗淡而模糊；反之若垂直的标线像接近视网膜，水平的标线像远离视网膜，则被测眼会感到垂直的标线像黑细而清晰，水平的标线像粗淡而模糊（图1-72）。测试时嘱被测眼辨认清晰的标线像所在的子午方位，即可找出被测眼散光的轴位。

③ 定量散光试片透镜的焦度：当得知黑细而清晰的标线像所在的方位后，则与该清晰标线像相垂直的方向一定有另一根最模糊标线像，将柱镜试片透镜的轴位放置在与清晰标线像相垂直的方向，即模糊标线像所在的轴位，则可移动另一根模糊标线像，逐步增加柱镜试片的焦度，使两条标线像的间距逐步缩小，模糊的标线像逐步转为清晰，当两条标线像清晰度一致时，眼的散光就被矫正了（图1-73）。

（3）验配师与被测者对子午轴位的理解差异

① 斜向散光清晰标线的分析：假设在看散光盘时，被测者说垂直（钟面6-12）标线像

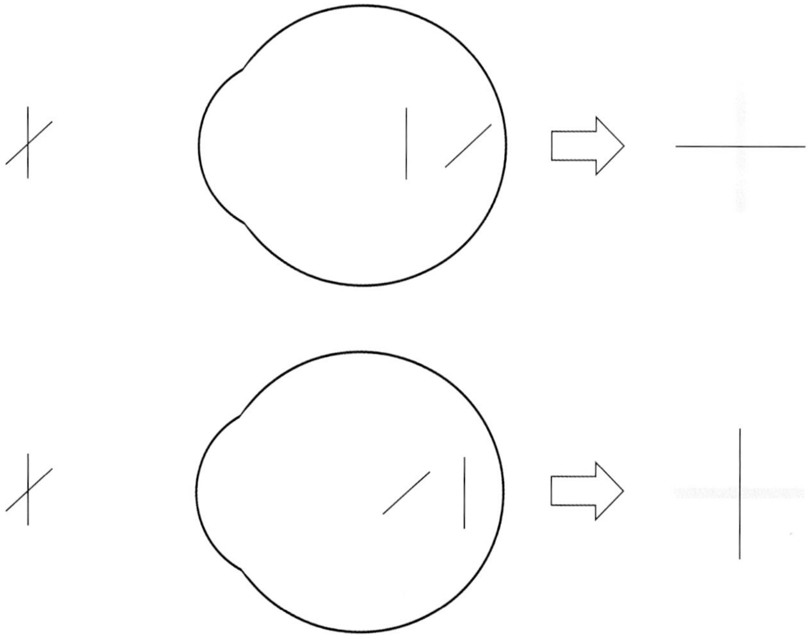

图 1-72 散光盘标线像的成因

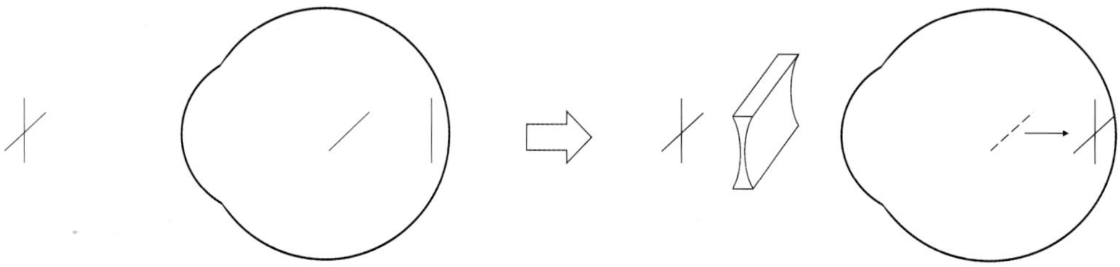

图 1-73 散光盘定量柱镜试片透镜的轴位和焦度

最清晰，则将负柱镜试片透镜的轴位置于水平方向（钟面3–9），上述做法很容易理解。但当清晰的标线像在斜位时，就需要分析了，这是因为被测者是取从内向外看的角度确定视标上清晰像的轴方位，而验配师却必须采用从外向内看的角度确定清晰的标线像在被测眼视网膜上的轴方位。假设被测者认定钟面5–11（120° 角子午线）的标线像清晰，而此标线像在被测者视网膜上实际上位于钟面1–7（60° 角子午线）（图1–74）。

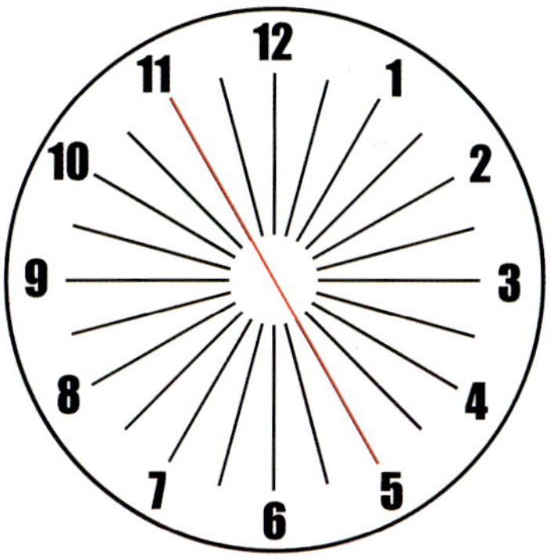

（a）被测者看到的清晰标线像的轴位

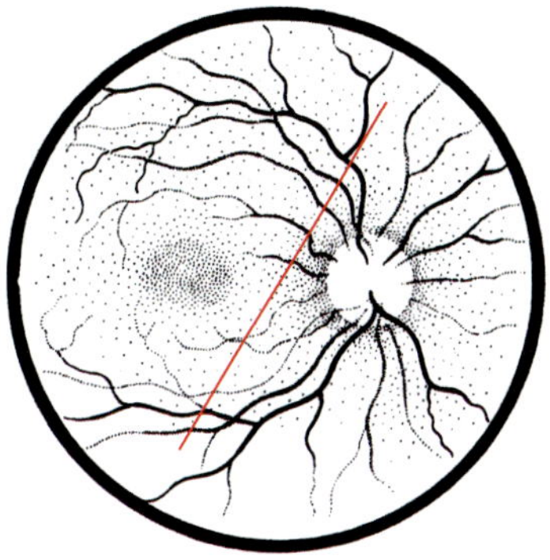

（b）该清晰标线像在被测眼视网膜上的轴位

图 1–74 验配师与被测者对子午轴位的理解差异

从综合验光仪的视孔向外看，用一支铅笔放在自己眼前5–11的位置，可见到铅笔所指的是视孔轴位的60° 角子午线，就不难理解这一点了。故在散光盘的测试中，验配师须分析并转换被测者所说的清晰标线像的轴位，才能正确放置柱镜试片透镜的轴位。

② 确定柱镜试片透镜轴位的方法：

a. 乘30规则：以散光盘清晰标线像上较小的钟面读数乘以30，所得的乘积即为试片透镜轴位，例如清晰的标线像在钟面5–11，柱镜试片透镜的轴位应为5 × 30=150°；清晰的标线像在钟面2–8，柱镜试片透镜的轴位应为2 × 30=60°，依此类推。

b. 对称规则：可利用另一简单规则进行测定，称为对称规则。即以45° 和135° 为对称轴（图1–75）。

在被测者所说的清晰标线像轴位对称的轴位上放置柱镜试片透镜的轴位。例如12清晰，轴位置9；11.5清晰，轴位置9.5；11清晰，轴位置10；10.5清晰，轴位置10.5；12.5清晰，轴位置2.5；1清晰，轴位置2；1.5清晰，轴位置1.5，依此类推（表1–2）。

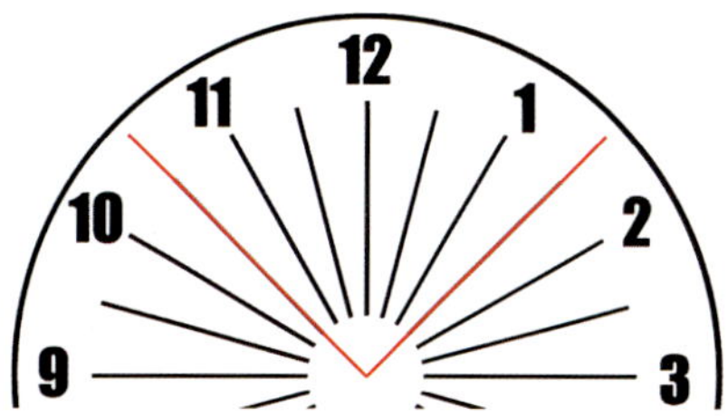

图 1–75 以对称规则分析矫正柱镜透镜的轴位

表 1–2 清晰标线像轴位与柱镜试片轴位互换表

清晰标线轴位	12	11.5	11	10.5	12	12.5	1	1.5
柱镜试片轴位	9	9.5	10	10.5	3	2.5	2	1.5

测试方法

（1）左眼视孔片调整为遮盖片“OC”。

（2）右眼柱镜透镜焦度调整为0，预置光度调整到球镜雾视0.50～0.75D的状态。

例1-3　设被测眼客观屈光检查处方为−4.50−1.25×180，远雾视组合透镜为−3.00−1.25×180。将柱镜透镜−1.25撤去，球镜透镜逐步递加到−4.00。

例1-4　设被测眼客观屈光检查处方为+4.50+1.25×90，置入处方为+5.75−1.25×180，远雾视组合透镜为+7.25−1.25×180。将柱镜透镜−1.25撤去，球镜透镜逐步递减到+6.50。

例1-5　设被测眼客观屈光检查处方为−0.50+0.75×90，置入处方为+0.25−0.75×180，远雾视组合透镜为+1.25−0.75×180。将柱镜透镜−0.75撤去，球镜透镜逐步递减到+0.75。

（3）显示散光盘视标。

（4）嘱被测者指出黑细而清晰的标线像钟面读数。

（5）确定矫正柱镜轴位。

① 确认清晰标线像为一根，可直接进行分析。

例1-6　确认清晰标线像为钟面4−10。

分析一：矫正柱镜透镜轴位为4×30=120°。

分析二：以钟面10.5为对称轴，钟面10的对称值为钟面11（120°）。

② 清晰标线为两根，可取两根标线的中值。

例1-7　钟面2.5和3清晰标线像同样清晰。

分析一：（2.5+3）/2=2.75，2.75×30=82.5°。

分析二：以钟面1.5为对称轴，钟面2.75的对称值为12.25（82.5°）。

（6）轴位确定后，以0.25D为梯度递增柱镜透镜焦度，直至散光盘各方位的标线像同样清晰为止（图1-76）。

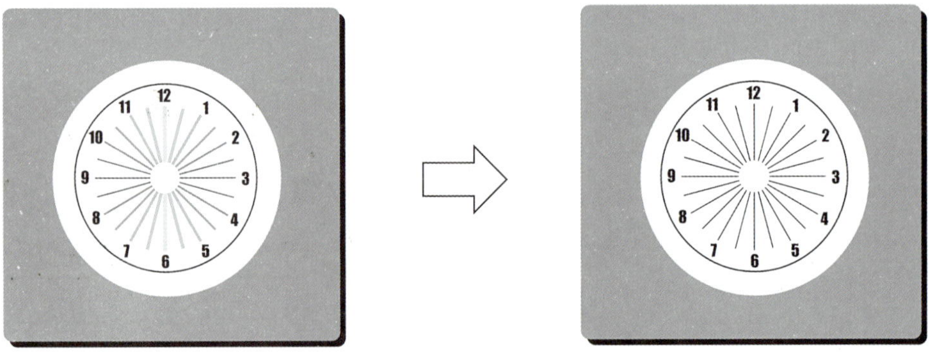

图 1-76　递增柱镜透镜焦度使各方位的标线像同样清晰

注意事项

（1）避免预置柱镜试片透镜　散光盘视标用于验证被测眼生理柱镜所在的方位和量值，故切忌预置柱镜试片透镜，因若预先置入的光学柱镜试片透镜则可能掩盖或干扰散光盘视标的测试结果。

（2）保持低度雾视状态　无论被测眼是远视眼还是近视眼，均应适当预置球镜试片透镜，将入眼光线形成的焦线像调整到视网膜近前方，使被测眼处于低度复性近视状态，一则使测试免受眼调节功能的干扰，二则便于在视网膜同侧比较两条焦线像的清晰程度。

① 若两条焦线像分别位于视网膜的前后，则两者的清晰度相近，发生无散光错觉。

例1-8　设被测眼客观测试处方为−4.50−1.00×180，预置球镜试片透镜为−4.00，被测眼的戴镜后屈光余量为−0.50−1.00×180，则被测眼看到垂直标线像清晰［图1-77（a）］。若球镜试片透镜误置−5.00，被测眼的矫正后屈光余量为+0.50−1.00×180，则水平标线像与垂直标线像清晰度一致，错误提示被测眼无散光［图1-77（b）］。

② 若在预置球镜试片透镜时发生了近视过矫或远视欠矫，则可因球镜试片透镜预置不当使清晰标线的轴位发生倒置，从而发生错误的判断。

例1-9　设被测眼客观测试处方为−4.50−1.00×180，预置球镜试片透镜为−6.00D，被测眼的戴镜后屈光余量为+0.50+1.00×90。则被测眼看到水平标线像转为清晰［图1-77（c）］。

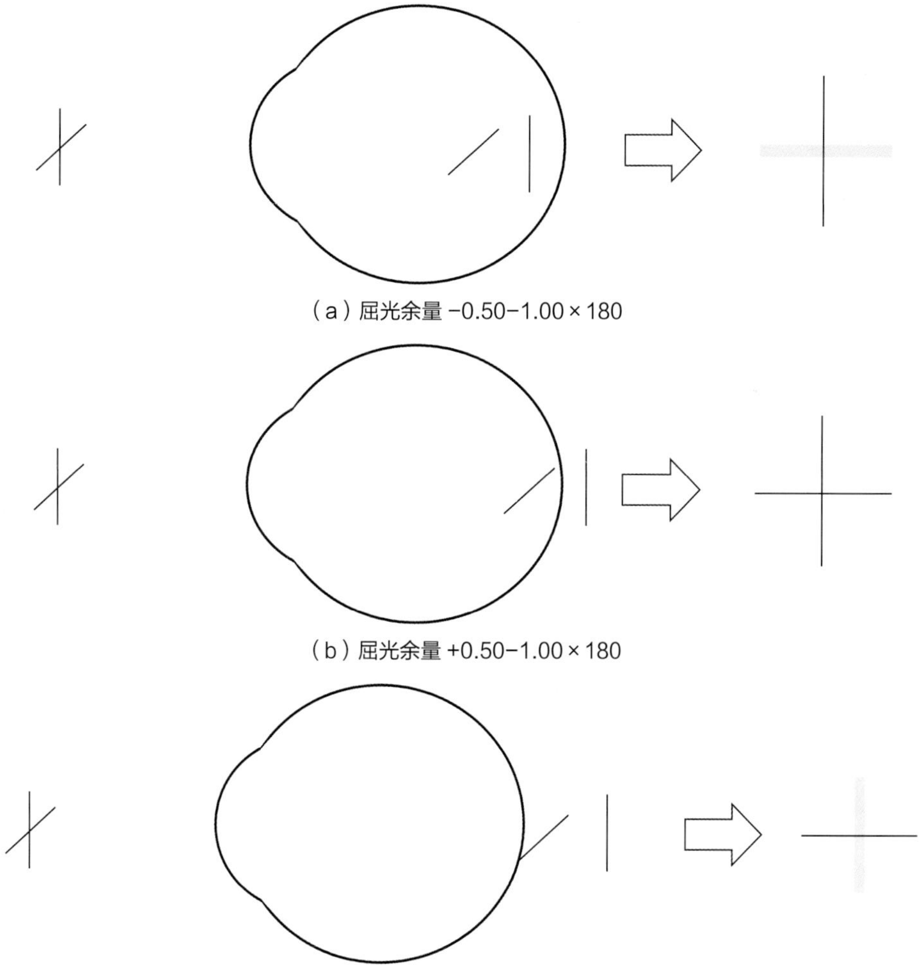

（a）屈光余量 −0.50−1.00×180

（b）屈光余量 +0.50−1.00×180

（c）屈光余量 +0.50+1.00×90

图 1-77　球镜误置导致的柱镜的误判

4. 裂隙片测试（slit slice testing）

利用裂隙滤过并分析单一子午轴向入眼光线的焦量。

测试原理

在电脑验光仪问世以前，裂隙片测试是定量柱镜试片处方的主要手段之一。目前综合验光仪已经不设置裂隙片测试，遇被测者屈光介质混浊，矫正视力低下，电脑验光仪不能测试被测眼的屈光处方，而被测者对于柱镜试片透镜的轴位和焦度变化不敏感的情况下，裂隙片的测试仍是行之有效的方法（图1-78）。

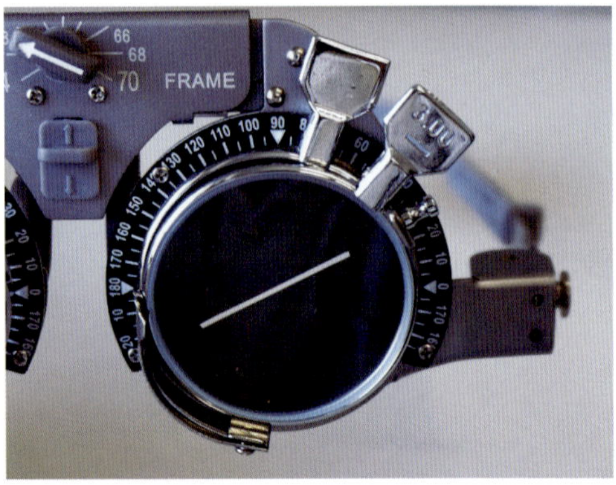

图 1-78 裂隙片测试

裂隙片为黑色不透明辅片，过圆心的裂隙宽约1.0mm，长约25.0mm。在一定焦度的球镜试片透镜下叠置裂隙片，则只有裂隙轴向的目标光线可以通过透镜，其他子午轴位的目标光线被屏蔽。

目标光线通过与裂隙片叠置球镜和被测眼，可形成一条与裂隙片轴位相垂直的焦线像。旋转裂隙片的轴位，若被测眼存在散光，则上述焦线像受散光眼生理柱镜的影响时而离视网膜远，时而离视网膜近。找出目标像最清晰时裂隙片所处的轴位，增减叠置球镜试片透镜的焦度，直至目标像相对最清晰；然后将裂隙片的轴位转到与该轴位相垂直的方向，再次增减叠置球镜试片透镜的焦度，直至目标像相对最清晰，两测试值的差值即为柱镜试片的焦度，两测试值的小值轴位为柱镜试片的轴位，两测试值的小值焦度为球镜试片焦度（图1-79）。

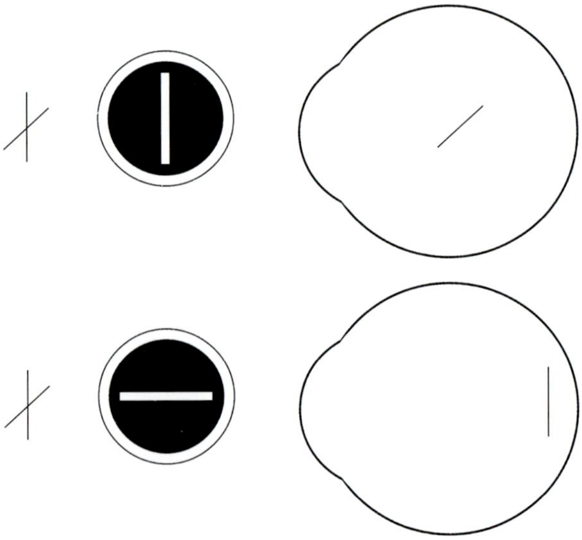

图 1-79 裂隙片的测试原理

测试方法

（1）根据被测者的条件调试试镜架，为被测者戴上试镜架。

（2）左侧后镜槽投放遮盖片，右侧前内镜槽投放裂隙片，使裂隙轴位处于0°。

（3）显示斑点状视标。

（4）在裂隙片前叠置-6.00D球镜试片，增减±3.00D球镜试片的焦度，找出目标像相对清晰的球镜焦度。

（5）缓慢旋动轴位手轮，使裂隙片轴位从0° 向180° 转动，至被测者诉视标像更为清晰，记录第1柱镜轴位。

（6）再次少量增减球镜试片的焦度，使视标像更为清晰，记录第1柱镜焦度。

（7）旋动轴位手轮，使裂隙片轴位与柱镜轴位1相垂直，增减球镜试片的焦度，使视标像清晰，记录第2柱镜焦度。

（8）计算屈光定量处方。

例1-10　设裂隙片测试第1柱镜轴位为75°，焦度为-6.25D，第2柱镜焦度为-5.00D，求屈光定量处方，屈光定量处方为-5.00-1.25×165。

5. 红绿视标测试（red-green target testing）

利用色像差的原理定量分析屈光定量过程中被测眼的像位相对视网膜的离焦度。

测试原理

（1）色像差理论　无色可见光是由不同波长的单色光混合而成的，在屈光介质中短波光线（如绿色光线）折射角度大，焦距短。而长波光线（如红色光线）折射角度小，焦距长，[图1-80（a）]。不同波长的单色光在通过同一屈光系统时焦距上的差异称为色像差（chromatic aberration）。三棱镜可以使无色可见光分解为多种不同的单色光谱光线，不同波长的单色光折射角度的差异印证了上述色像差理论[图1-80（b）]。

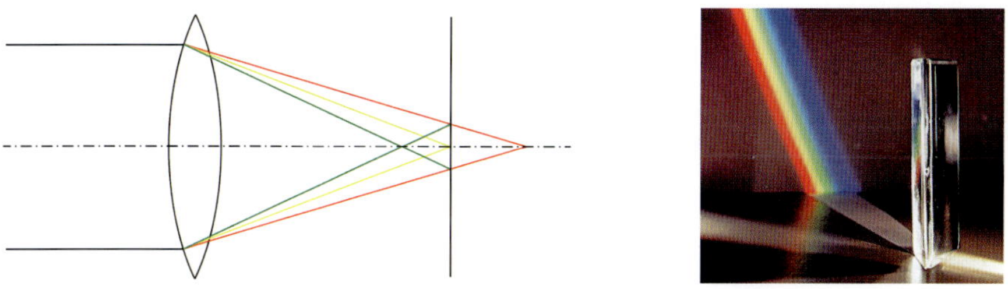

（a）不同波长的单色光焦距上的差异　　（b）三棱镜使可见光分解为单色光谱光线

图1-80　单色可见光焦距的差异

（2）不同屈光状态的眼所见到的红绿视标

① 正视状态：若被测眼处于正视状态，外界光线通过矫正眼镜和眼的屈光系统后，光谱中最亮的黄色光线聚焦于视网膜上。波长短于黄色光线的绿色光线聚焦于视网膜前方，先聚后散，在视网膜上形成绿色弥散圆。波长长于黄色光线的红色光线聚焦于视网膜后方，在聚焦之前已在视网膜上形成红色弥散圆。由于绿色弥散圆与红色弥散圆的直径相近，光能离散度相近，亮度也相近，故当被测眼见到的红色视标背景与绿色视标背景的亮度相近时，其屈光状态近于正视眼（图1-81）。

② 近视状态：若被测眼处于近视状态，外界光线通过矫正眼镜和眼的屈光系统后，黄色光线聚焦于视网膜之前，波长短于黄色光线的绿色光线更在黄色光线的焦点前方聚焦，相对远离视网膜，绿色光线先聚后散在视网膜上形成较大的弥散圆，由于光能离散度大，显得

较为暗淡。而波长长于黄色光线的红色光线则聚焦于视网膜附近，焦点相对距视网膜近，无论其焦点位于视网膜前后，红色光线在视网膜上形成的弥散圆直径远小于绿色光线弥散圆，由于光能集中，显得较为明亮。故当被测眼见到的红色视标背景显著亮于绿色视标背景时，或因红色背景叠置的视标像对比度较强，较绿色背景叠置的视标像清晰，其屈光状态处于近视状态，提示矫正眼镜近视欠矫或远视过矫（图1-82）。

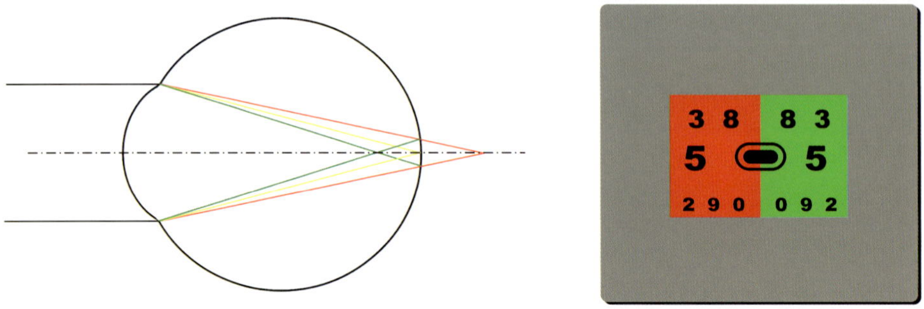

图 1-81 正视眼见到的红色视标像与绿色视标像的亮度相近

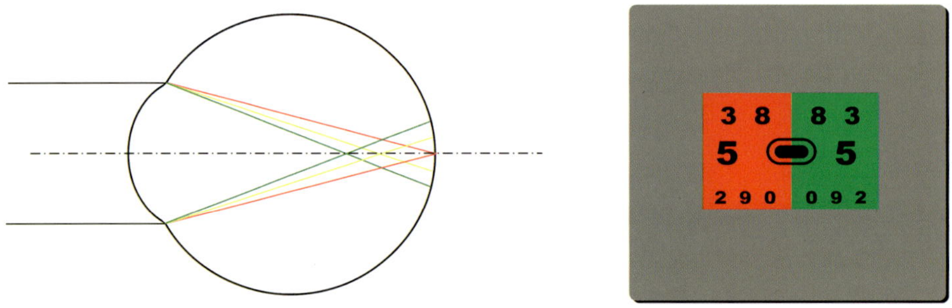

图 1-82 近视眼见到的红色视标像比绿色视标像明亮

③ 远视状态：若被测眼处于远视状态，外界光线通过矫正眼镜和眼的屈光系统后，黄色光线聚焦于视网膜之后，波长长于黄色光线的红色光线更在黄色光线的焦点后方聚焦，相对远离视网膜，红色光线在聚焦之前已在视网膜上形成较大的弥散圆，由于光能离散度大，显得较为暗淡。而波长短于黄色光线的绿色光线则聚焦于视网膜附近，焦点相对距视网膜近，无论其焦点位于视网膜前后，绿色光线在视网膜上形成的弥散圆直径远小红色光线的弥散圆，由于光能集中，显得较为明亮。故当被测眼所见到的绿色视标显著亮于红色视标时，或因绿色背景叠置的视标像因对比度较强，较红色背景叠置的视标像清晰，其屈光状态处于远视状态，提示矫正眼镜近视过矫或远视欠矫（图1-83）。

（3）调节对红绿视标测试的影响

① 调节对屈光定量的干扰：红绿视标测试的实际目的在于对红绿单色光的焦点与视网膜相对位置进行分析判断，因而要求红绿单色光通过被测眼屈光系统后的焦点位置稳定不变。若红绿视标的光线通过固定的矫正眼镜和处于屈光静态的被测眼时，红绿单色光的焦点位置则相对稳定，此时红绿视标测试所提示的被测眼的屈光异常可由眼镜透镜进行矫正。若被测眼发生调节，则红绿单色光的焦点就会同步向视网膜前方移位，此时红绿视标测试所提

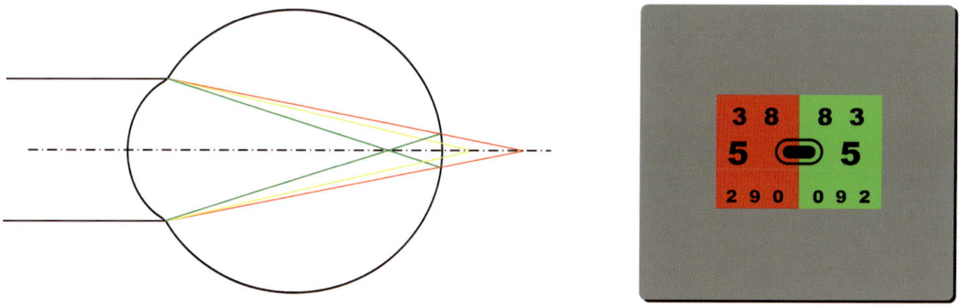

图 1-83　远视眼见到的绿色视标像比红色视标像明亮

示被测眼的屈光异常就包含了调节的干扰因素在内，矫正眼镜所定量的是眼的静态屈光和数量不定的调节焦量两重因素的总和，故红绿视标测试的结果便失去了对矫正眼镜的球镜焦度进行精细定量的参考价值。

② 维持被测眼的屈光静态：为了使被测眼处于屈光静态，通常利用光学透镜将被测眼调整到低度近视状态，并在红绿背景内迭入若干高对比视力视标，嘱被测者在对比判断红绿视标亮度的同时，努力注视视力视标，此时被测眼因远雾视的作用处于调节排斥的状态，即越使用调节所注视的视力视标越不清晰，则被测眼被迫处于屈光静态。在逐量减少雾视透镜的过程中，应尽量避免被测眼过渡到远视状态，即一旦被测眼感到绿视标亮于红视标时，则应立即采取减少负球镜试片焦度或增加正球镜试片焦度的方法使被测眼退回到正视状态或轻度近视状态。盖因调节张力一旦发生后则不易消除，必然影响球镜试片透镜的测试结果。

另外一种使被测眼处于屈光静态的方法是使被测眼处于调节耗尽的状态，即采用适量的负透镜耗尽被测眼全部调节，并保持稳定不变，常用于调节幅度的测试。

测试方法

（1）左眼保持遮盖为“OC”。

（2）右眼视孔开启为“O”，维持0.50～1.00D雾视状态（图1-84）。

（3）显示附带数字视标的红绿视标，或选择在0.6～0.8视力视标上叠加左红右绿的背景视标。

（4）处在低度雾视状态的被测眼应感到红视标像背景较明亮清晰，去雾视的过程是逐量

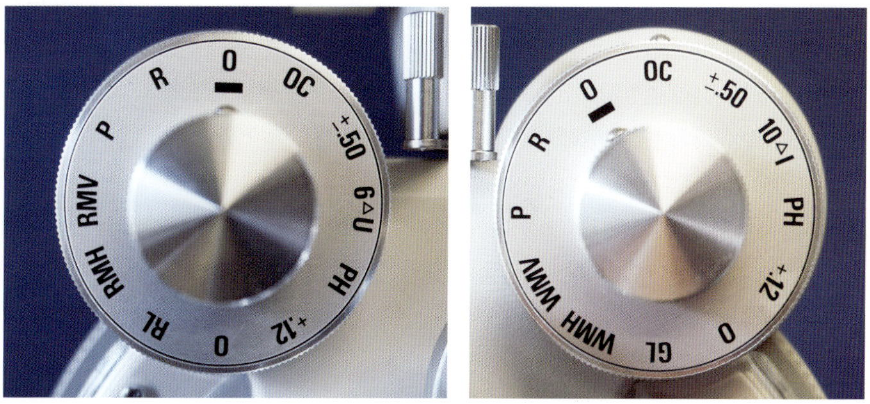

图 1-84　右侧单眼测试

递增负透镜或逐量递减正透镜的过程。

（5）近视眼测试

① 置入+0.12辅镜（图1-85）。

② 增加-0.25D球镜试片透镜，询问被测者：红视标像明亮清晰还是绿视标像明亮清晰?

③ 若仍是红视标像比绿视标像明亮清晰，将+0.12辅镜撤去，再次询问被测者：红视标像明亮清晰还是绿视标像明亮清晰?

④ 若仍是红视标像比绿视标像明亮清晰，酌情依次重复上述步骤。调整口诀为：近视加加减，即加+0.12D，加-0.25D，减+0.12D。

⑤ 直至红绿视标像明亮清晰度完全一致（图1-86）。

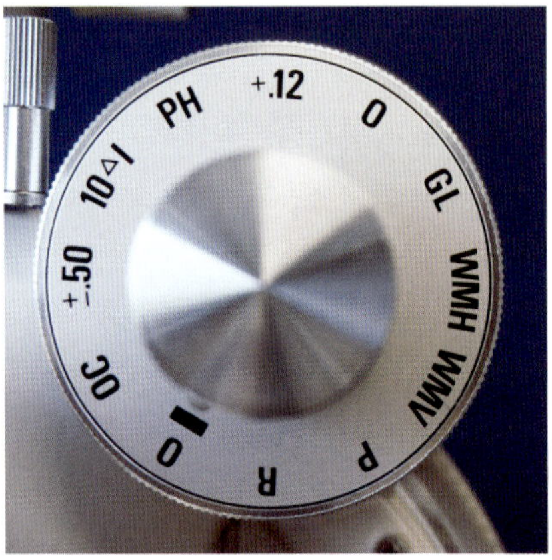

图 1-85　置入 +0.12 辅镜

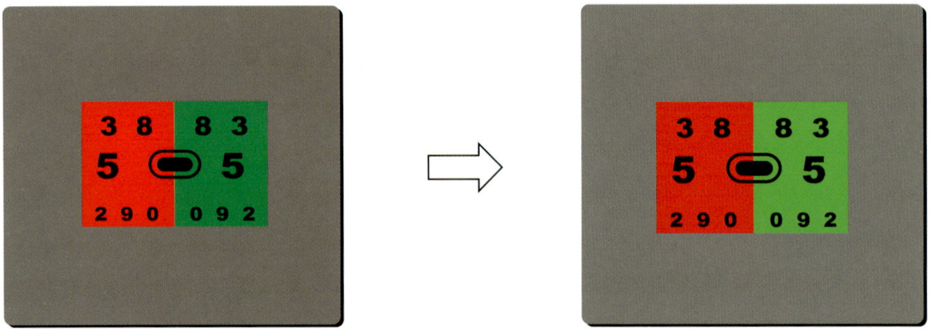

图 1-86　红绿视标的测试过程

例1-11　设远雾视处方数据为-4.50-0.75×180。

加+0.12D，成为-4.38-0.75×180；加-0.25D，成为-4.63-0.75×180；减+0.12D，成为-4.75-0.75×180；逐步完成增加-0.25D球镜试片透镜。

（6）远视眼测试

① 置入+0.12辅镜。

② 减去+0.25D球镜试片透镜，询问被测者：红视标像明亮清晰还是绿视标像明亮清晰?

③ 若仍是红视标像比绿视标像明亮清晰，将+0.12辅镜撤去，再次询问被测者：红视标像明亮清晰还是绿视标像明亮清晰?

④ 若仍是红视标像比绿视标像明亮清晰，酌情依次重复上述步骤。调整口诀为：远视加减减，即加+0.12D，减+0.25D，减+0.12D。

⑤ 直至红绿视标像明亮清晰度完全一致。

例1-12　设远雾视处方数据为+4.50-0.75×180。

加+0.12D，成为+4.62-0.75×180；减+0.25D，成为+4.37-0.75×180；减+0.12D，成为+4.25-0.75×180；逐步完成减少+0.25D球镜试片透镜。

注意事项

（1）已知红绿视标测试是一个逐量去雾视的过程，直至被测眼获得零调节最佳视力，而综合验光仪的球镜透镜的步距为0.25D，若在逐量调试过程中雾视量已经不足0.25D，则有可能最后一步将被测眼调试为远视状态，导致调节反射，故通常借助内置辅镜的+0.12D透镜进行半量调试。红绿视标测试的精准度决定了下一步交叉柱镜精细调试柱镜试片透镜的测试质量。

（2）显然红绿视标测试依赖被测试者的辨色力，波长大于474nm标准青色的可见光在红色盲和绿色盲看来仅有黑白灰度不同，并无色觉感受，因此辨色力不支持红绿色觉识别则不宜实施本测试。有验配师试图将红绿视标定位为左右两部分，嘱色盲被测者对比左右视标的清晰度，实则不同类型的色盲眼看红绿颜色像有着不同的色亮度，故测试结果并不可靠。

（3）红绿视标测试的初始雾视量至关重要，经验证实雾视球镜以≤1.00D为宜，雾视量过大则入眼的红绿单色光焦点均距视网膜较远，被测眼感到红色和绿色视标像均较暗淡，在暗环境中绿色的色亮度较强，部分被测者会错觉绿视标像较红视标像明亮。

6. 远交叉视标测试（distance reticle target testing）

利用交叉圆柱透镜形成焦线像的焦间距定量分析屈光定量过程中被测眼的焦像位相对视网膜的离焦度。

测试原理

远交叉视标：为一组水平标线与一组垂直标线正交的交叉状视标，测试时投放于远视标板，为区别于测试老视的近交叉视标，特称为远交叉视标。对于色盲被测者或不能顺利进行红绿视标测试者，远交叉视标测试是行之有效的测试方法。

±0.50交叉柱镜：测试时被测眼内置±0.50辅镜，该辅镜为水平轴向+0.50D圆柱透镜与垂直轴向−0.50D圆柱透镜的复合交叉圆柱透镜，视标入眼光线形成水平与垂直两组标线像，焦间距为1.00D（图1−87）。

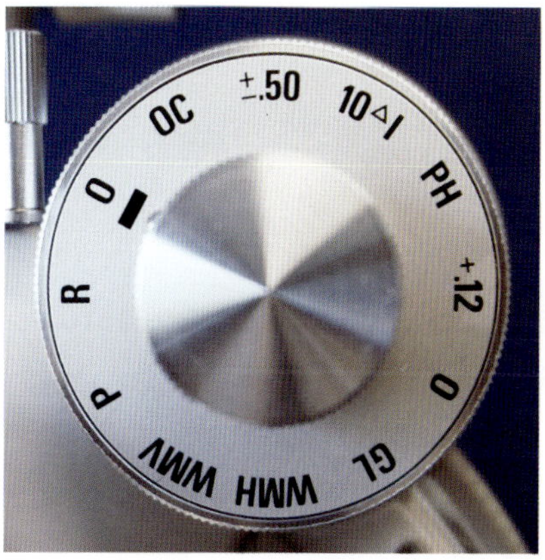

图 1−87 ±0.50 辅镜

为了使被测眼处于屈光静态，测试前须利用光学透镜将被测眼调整到低度近视状态，雾视量为0.50～1.00D。在雾视状态下两组标线像均向视网膜前方移位，垂直标线像近于视网膜，故较为清晰（图1−88）。

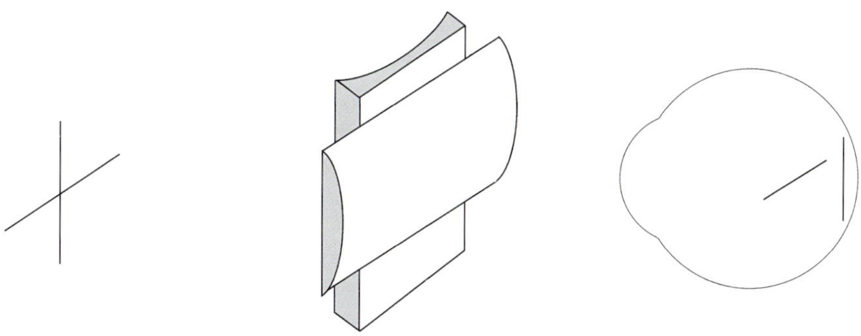

图 1−88 雾视状态下通过 ±0.50 辅镜的远交叉视标像

逐量减少雾视透镜焦度，垂直标线像逐步移到视网膜后方，水平标线像自前方逐步接近视网膜，被测眼可见到垂直标线像逐渐转为模糊，水平标线像逐渐转为清晰，直至水平标线像与垂直标线像的清晰度一致，记录球镜试片透镜的焦度，即被测眼的球镜屈光测试结果。

测试方法

（1）左眼保持遮盖为“OC”。

（2）右眼视孔开启为“O”，维持0.50～1.00D雾视状态。

（3）显示远交叉视标。

（4）右侧视孔置入±0.50辅镜，嘱被测者比较水平标线像与垂直标线像的清晰度。

（5）处在低度雾视状态的被测眼应感到垂直标线像更为清晰。

（6）去雾视的过程是逐量递增负透镜或逐量递减正透镜的过程。逐量递增-0.25D（或递减+0.25D）球镜试片透镜，直至垂直标线像与水平标线像清晰度一致（图1-89）。

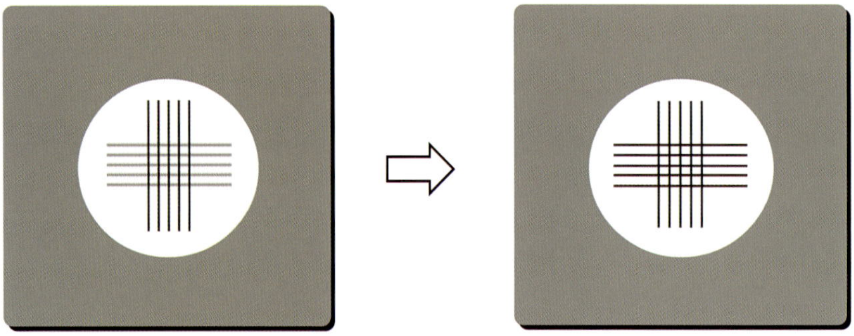

图 1-89　远交叉视标的测试过程

7. 小孔片测试（pinholes testing）

利用试片透镜和被测眼的球面像差测试被测眼的焦像位相对视网膜的离焦度。

测试原理

小孔辅镜：综合验光仪附设1mm居中小孔黑片内置辅镜，左右各一，置入小孔片则遮盖了注视眼的旁轴入射光线，仅保留准近轴光线影像入眼（图1-90）。

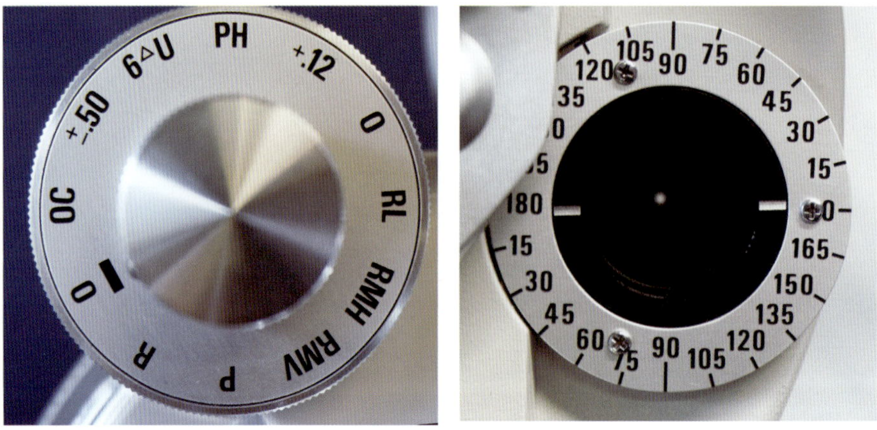

图 1-90　小孔辅镜

既往没有综合验光仪时，小孔片曾是主观衡量球镜试片透镜的矫正是否适度的主要手段之一。测试前利用光学透镜将被测眼调整到低度近视状态，雾视量为0.50～1.00D。测试时投放单行0.6视力视标，嘱被测眼注视视标，然后置入小孔辅镜，让被测者比较小孔辅镜置入前后视标像的清晰度。由于试片透镜和被测眼屈光系统均存在一定量的球面像差，旁轴光线先聚焦，近轴光线后聚焦，在雾视状态下目标光线在视网膜前方成像，近轴光线影像近于视网膜，投放小孔辅镜后，因屏蔽了旁轴光线的模糊影像，故小孔视标像较为清晰（图1-91）。

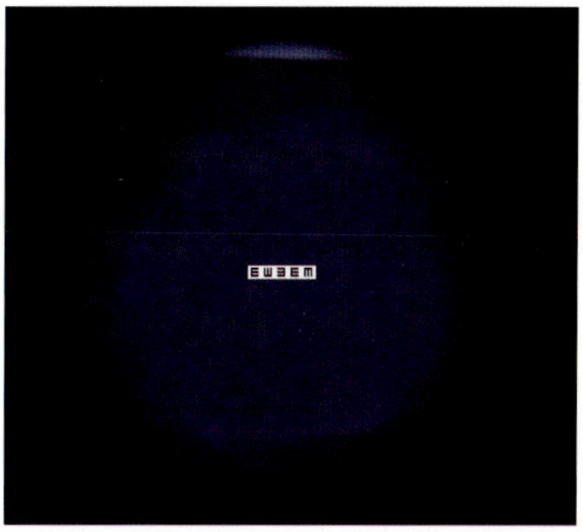

图 1-91 雾视状态下通过小孔辅镜见到的近轴光线视标像

逐量减少雾视透镜焦度，近轴光线影像焦面逐步移到视网膜后方，旁轴光线影像焦面自前方逐步接近视网膜，被测眼可见到置入小孔辅镜后目标影像逐渐转为模糊，撤去小孔辅镜后目标影像逐渐转为清晰，直至置入小孔辅镜与撤去小孔辅镜的清晰度一致，记录球镜试片透镜的焦度，即被测眼球镜试片焦度的测试结果（图1-92）。

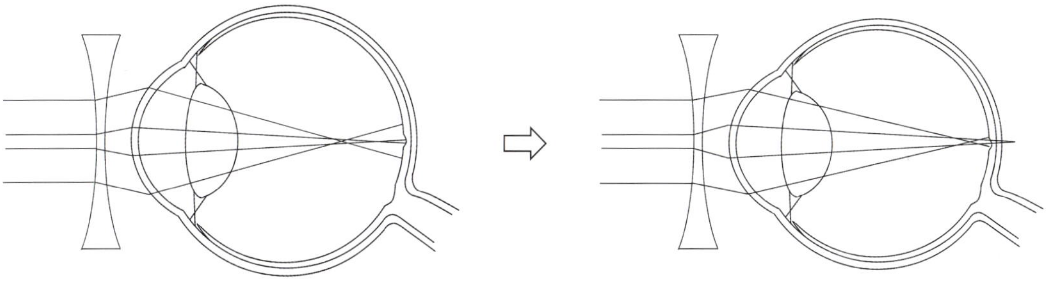

（a）低度雾视状态　（b）矫正适当

图 1-92 小孔辅镜的测试过程

测试方法

（1）左眼保持遮盖为“OC”。

（2）右眼视孔开启为“O”，维持0.50～1.00D雾视状态。

（3）显示0.5或0.6远视力视标，嘱被测眼注视并记住视标像清晰度。

（4）置入小孔辅镜，嘱被测者比较置入小孔辅镜前后视标像清晰度，若被测者不能比较，可多次置入小孔辅镜进行比较。

（5）处在低度雾视状态的被测眼应感到置入小孔辅镜以后视标像更为清晰。

（6）去雾视的过程是逐量递增负透镜或逐量递减正透镜的过程。逐量递增-0.25D（或递减+0.25D）球镜试片透镜，直至被测者诉置入小孔辅镜与撤去小孔辅镜的清晰度一致。

8. 交叉圆柱透镜调试柱镜试片轴位（cross cylinder corrected for the axis of cylinder）

利用交叉圆柱透镜与柱镜试片透镜的联合柱镜轴位精细判断被测眼生理柱镜的子午轴位。

测试原理

（1）交叉圆柱透镜概述　测试柱镜试片透镜的交叉圆柱透镜，又称 Jackson 交叉圆柱透镜，是在两个互为正交的子午轴位上具有量值相同、性质相反的复合式圆柱透镜，在屈光定量的过程中用于对客观屈光测试或散光盘视标测试发现的规则性散光的轴位和焦度进行精细调试，也用于发现被测眼未知的规则性散光。

① 交叉圆柱透镜的结构：交叉圆柱透镜为双合式透镜，一主子午轴位显示单纯性负圆柱透镜焦力，另一主子午轴位则显示单纯性正圆柱透镜焦力。测试柱镜试片透镜的交叉圆柱透镜焦力通常为－0.25D联合+0.25D。

a. 焦度轴位　交叉圆柱透镜镶嵌在内环上，内环的边缘有轴位标记，红点表示负圆柱透镜轴位，白点表示正圆柱透镜轴位，在外环与点标记相对应的位置上由英文字母P来表示。

b. 翻转手轮　位于两轴位之间中点的子午轴位上有一个翻转手轮，在外环与翻转手轮对应的位置上由英文字母A来表示。以翻转手轮所在的子午向为轴心将内环串联在镜片外环上，当旋动翻转手轮时，镜片内环可环绕手轮所在的轴位翻转，使交叉圆柱透镜的两个面交替向前。

c. 翻转透镜面向与柱镜轴位互换　在交叉圆柱透镜的面向翻转以后，负圆柱透镜的轴位与正圆柱透镜的轴位发生互换，通常将交叉圆柱透镜的负轴接近水平向的面向称为A面，将交叉圆柱透镜的负轴接近垂直向的面向称为B面（图1–93）。

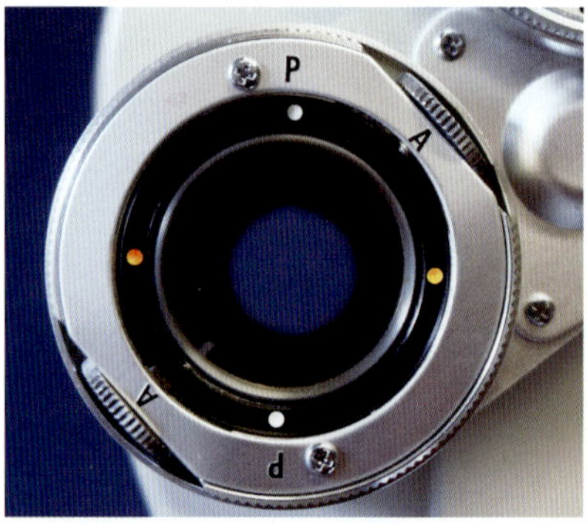

（a）交叉柱镜 A 面向前

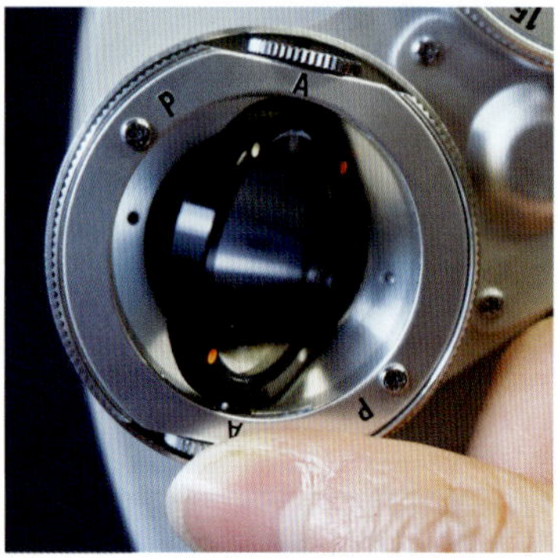

（b）翻转交叉柱镜

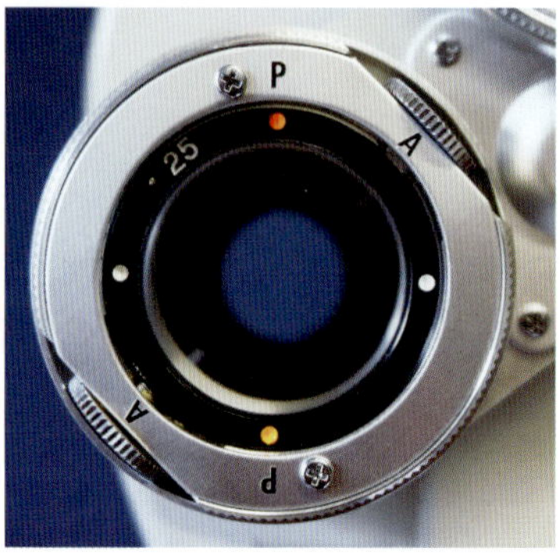

（c）交叉柱镜 B 面向前

图 1–93　翻转透镜面向可以使柱镜轴位互换

② 交叉圆柱透镜的焦力分析：交叉圆柱透镜的负柱镜轴位向可显示透镜的最大正焦力，从负柱镜轴位到翻转手轮轴位透镜的正焦力递减，翻转手轮轴位的正焦力为0；同样交叉圆柱透镜在正柱镜轴位向可显示透镜的最大负焦力，从柱镜正轴位到翻转手轮轴位透镜的负焦力递减，翻转手轮处的负焦力为0；故在交叉圆柱透镜的翻转手轮轴位无焦力（图1–94）。

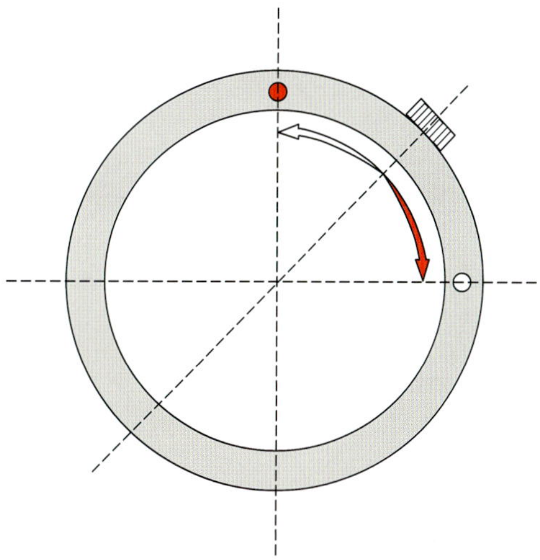

图 1–94 交叉圆柱透镜的焦力分析

③ 交叉圆柱透镜的轴位与柱镜试片透镜的轴位的关系：旋转交叉圆柱透镜的外环，若将它的翻转手轮轴位或正、负柱镜轴位与柱镜试片透镜的轴位重合时，会发出轻微的“咔哒”声，以确认两轴位精确重合。当调整柱镜试片透镜的轴位时，交叉圆柱透镜的翻转手轮轴位及正负柱镜轴位也会随之发生等量联动，保持交叉圆柱透镜与柱镜试片透镜原来轴位的对应关系。

④ 基本检测程序：在做交叉圆柱透镜测试时，通常配合使用斑点状视标，或称蜂窝状视标。交叉圆柱透镜的基本测试方法是拨动翻转手轮，交替翻转交叉圆柱透镜的面向，使其两面交替朝向前，使其负柱镜轴位与正柱镜轴位反复互换，使被测眼透过交叉圆柱透镜两个不同面向注视斑点状视标。被测眼所看到的两幅视标像甚至可能较测试前稍稍模糊，须让被测者理解测试的核心目的是比较被测眼所看到的两幅视标像中哪一幅更清楚。

⑤ 基础屈光状态：在做交叉圆柱透镜测试之前，必须认真进行红绿视标测试或远交叉视标测试、小孔片测试，试片组合透镜应使被测眼处于零调节最佳视力状态，不应做任何雾视处理。

⑥ 先轴位后焦度：在采用交叉圆柱透镜调试柱镜试片透镜时，必须先调试其轴位，再调试其焦度，盖因在柱镜试片透镜的轴位没有与眼生理柱镜主子午线相重合时，无法精确调试其焦度。

（2）采用交叉圆柱透镜调试柱镜试片透镜轴位

① 柱镜试片透镜的轴位正确：假定试片组合透镜使被测眼处于零调节最佳视力状态，即柱镜试片透镜的轴位和焦度恰好弥补了被测眼散光带来的屈光缺陷，而通过红绿视标测试置入了适量的球镜透镜焦度，远目标光线入眼后，在没有调节的情况下恰在视网膜焦面结像。

设柱镜试片透镜的轴位在45°，将交叉圆柱透镜的手轮轴位与柱镜试片的轴位重合。

a. A面向前　使交叉圆柱透镜的A面向前，则负柱镜使入眼光线在视网膜后方0.25D处形成一条与其轴位同向的水平焦线像，而正柱镜则在视网膜前方0.25D处形成一条与其轴位同向的垂直焦线像［图1–95（a）］。

b. B面向前　拨动翻转手轮，使交叉圆柱透镜B面向前，正负柱镜轴位互换后，负柱镜使入眼光线在视网膜后方0.25D处形成一条垂直的焦线像，而正柱镜则在视网膜前方0.25D

处形成一条水平焦线像［图1-95（b）］。

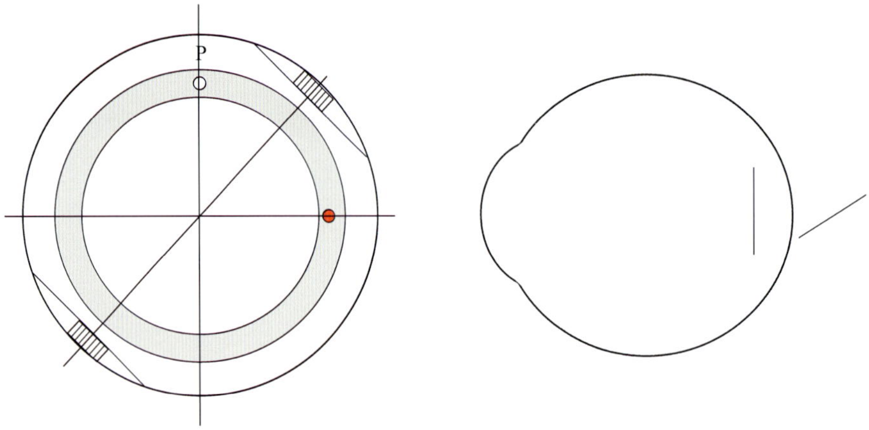

（a）A 面向前

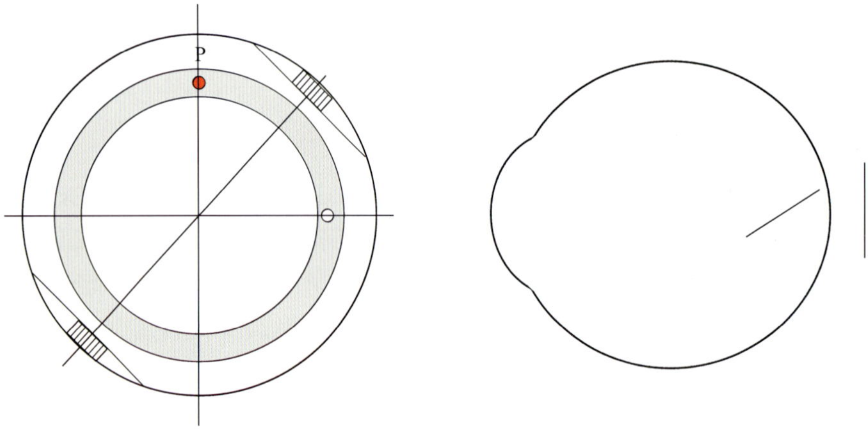

（b）B 面向前

图 1-95　柱镜试片透镜的轴位正确时交叉圆柱透镜诱发的焦线像变化

c. 交叉圆柱透镜的两个不同的面向前时，虽然正负柱镜的轴位互换，所形成焦线像的方向互换，但所形成焦线像距视网膜的焦量相等，两焦线像所形成的最小弥散圆恰好会聚在视网膜附近，被测眼感到在翻转交叉圆柱透镜时，两个面有同样的清晰度。

结论1：故当将交叉圆柱透镜的翻转手轮轴位与柱镜试片透镜的轴位相重合时，若被测眼感到交叉圆柱透镜的两个面清晰度相同，则证实原试片柱镜透镜的轴位是正确的。

② 交叉圆柱透镜与柱镜试片透镜联合的分析：两轴位斜交的圆柱透镜的屈光联合值计算方法如下。

$$D_c=\sqrt{D_1^2+D_2^2+2D_1D_2\cos2\theta} \tag{1-2}$$

$$D_s=\frac{D_1+D_2-D_c}{2} \tag{1-3}$$

$$\sin2\varphi=\frac{D_2}{D_c}\sin2\theta \tag{1-4}$$

式中　D_1——第一柱镜焦度；

D_2——第二柱镜焦度；

D_c——联合柱镜焦度；

D_s——柱镜联合后所产生的球镜焦度；

θ——两柱镜轴位之间所夹锐角；

φ——联合柱镜轴位与第一柱镜轴位之间的夹角。

例1-13 设柱镜试片透镜的轴位为45°，焦度为-1.00D，分别求交叉柱镜A面向前和B面向前时联合柱镜的轴位和焦度。计算过程从略，计算结果如下。

A面向前

$$-1.00\times45°/+0.25\times90°/-0.25\times0°=+0.17-1.12\times39°$$

B面向前

$$-1.00\times45°/+0.25\times0°/-0.25\times90°=+0.17-1.12\times51°$$

计算证实柱镜试片为-1.00×45°，交叉圆柱透镜的A面向前，柱镜联合轴位为39°，交叉圆柱透镜的B面向前，柱镜联合轴位为51°。

③ 试片柱镜透镜轴位有误：在综合验光仪的试片组合透镜中，若负性柱镜透镜的轴位有误，且误偏量不大或柱镜试片透镜的焦度较低，则很难通过主观投片的方式发现。通过采用交叉圆柱透镜则能较为准确的定量柱镜试片透镜轴位的误偏。

a. 投放交叉柱镜之前　若试片柱镜透镜的轴位有误，被测眼散光所形成的生理柱镜与柱镜试片透镜联合后，会在生理柱镜轴位与柱镜试片透镜轴位之间某个子午轴位产生一个联合柱镜轴位，并在这一新的轴位上显示一定量的残余散光。但在前一步红绿视标测试时，该残余散光史氏光锥的最小弥散圆已调试到了视网膜附近，形成了联合性屈光稳态。

b. 投放交叉柱镜之后　投放交叉柱镜以后，原有的联合屈光稳态被打破，新的联合屈光稳态由眼的生理柱镜、柱镜试片透镜、交叉柱镜正焦量和交叉柱镜负焦量等4个屈光因素叠加形成。在上述4个屈光因素中，柱镜试片透镜和交叉柱镜的轴位和焦量是已知的。设柱镜试片透镜的轴位为45°，交叉圆柱透镜A面向前，负柱镜轴位在0°，正柱镜轴位在90°。由于综合验光仪仅设置负性柱镜试片透镜，从例1-13可知负性柱镜试片透镜与交叉圆柱透镜的正负焦量联合后，可在0°～45°产生一个显示负性焦量的柱镜联合轴位。交叉圆柱透镜B面向前，则正柱镜轴位在0°，负柱镜轴位在90°。柱镜试片透镜与交叉圆柱透镜的正负轴位联合后，可在45°～90°产生一个显示负焦量的柱镜联合轴位（图1-96）。

c. 柱镜试片透镜的轴位逆时针误偏　设柱镜试片透镜的轴位为45°，假若柱镜试片透镜的轴位发生了逆时针误偏，则眼的生理柱镜轴位在柱镜试片透镜的顺时针向，即在0°～45°，当交叉圆柱透镜的A面向前时，柱镜的联合轴位恰与眼的生理柱镜轴位相接近，故交叉圆柱透镜的A面向前较为清晰。当交叉圆柱透镜的B面向前时，柱镜的联合轴位与眼的生理柱镜轴位分跨柱镜试片透镜轴位的两侧，子午方位相差甚远，故交叉圆柱透镜的B面向前较为模糊（图1-97）。

d. 柱镜试片透镜的轴位顺时针误偏　设柱镜试片透镜的轴位为45°，假若柱镜试片透镜发生了顺时针误偏，则眼的生理柱镜轴位在柱镜试片的逆时针向，即45°～90°，当交叉圆柱透镜的A面向前时，柱镜的联合轴位与眼的生理柱镜轴位分跨柱镜试片透镜轴位的两侧，子午方位相差甚远，故交叉圆柱透镜的A面向前较为模糊。当交叉圆柱透镜的B面向前时，柱镜的联合轴恰与眼的生理柱镜轴位接近，故交叉圆柱透镜的B面向前较为清晰（图1-98）。

e．柱镜试片透镜轴位误偏的调试方法　设柱镜试片透镜的轴位为45°，当柱镜试片透镜逆时针误偏时，眼的生理柱镜轴位应在0°～45°，交叉圆柱透镜的A面清晰，眼的生理柱镜轴位与交叉圆柱透镜的负轴位（红点）相接近，柱镜试片透镜的轴位应该向顺时针向调整，即向交叉圆柱透镜的负轴位（红点）方向调试。当柱镜试片透镜顺时针误偏时，眼的生理柱镜轴位应在45°～90°，交叉圆柱透镜的B面清晰，眼的生理柱镜轴位仍然与交叉圆柱透镜的负轴位（红点）相接近，柱镜试片透镜的轴位应该向逆时针向调整，即仍然向交叉圆柱透镜的负轴位（红点）方向调试。

结论2：由于综合验光仪仅设置负性圆柱透镜，在交叉圆柱透镜的翻转手轮轴与柱镜试片透镜的轴位重合的情况下，若柱镜试片透镜轴位误偏，交叉圆柱透镜清晰面的负轴位（红

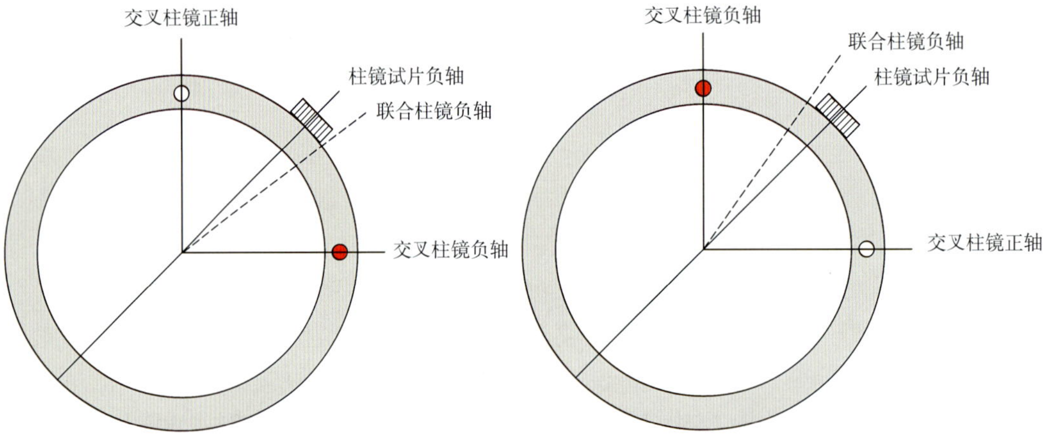

（a）A面向前　　（b）B面向前

图1-96　柱镜试片透镜与交叉圆柱透镜形成的联合柱镜轴位

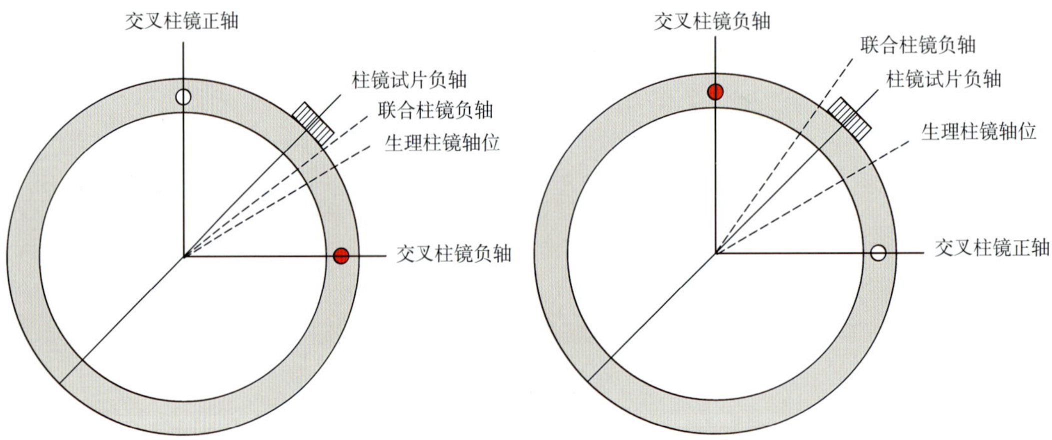

（a）A面向前　　（b）B面向前

图1-97　柱镜试片透镜轴位逆时针误偏，交叉圆柱透镜A面向前较为清晰

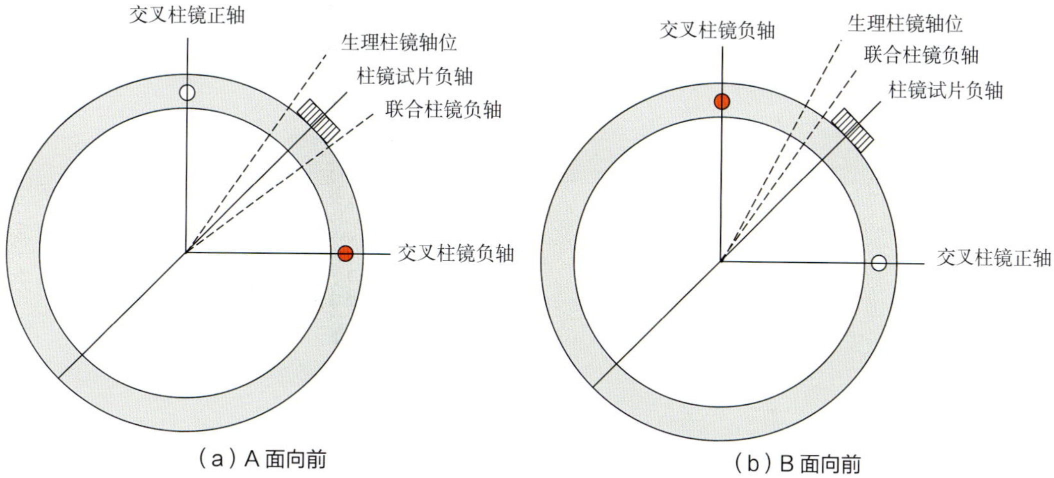

图 1-98　柱镜试片透镜轴位顺时针误偏，交叉圆柱透镜 B 面向前较为清晰

点）提示了试片柱镜透镜轴位调试的方向。

④ 柱镜试片透镜轴位的调试量值：柱镜试片透镜焦度≤-1.00D，被测眼对于<5° 的轴位误差不易分辨，故柱镜试片的每次调试量值可为10°，调试后再次翻转交叉圆柱透镜，若发现交叉圆柱透镜原清晰面变为模糊面，证实调试过度，可酌情向回调试5°。柱镜试片透镜焦度>-1.00D时，被测眼能够感受到<5° 的轴位误差，柱镜试片透镜的每次调试量宜为5°。调试后再次翻转交叉柱镜，若发现交叉柱镜原清晰面变为模糊面，证实调试过度，可酌情向回调整2.5°。

例1-14　设屈光试片组合透镜为-3.75-0.75×30，交叉柱镜测试B面清晰，调试方法如下：

将柱镜试片透镜的轴位调整到40°，再次翻转交叉柱镜，结果A面清晰，将柱镜试片透镜的轴位退回到35°，再次翻转交叉柱镜，两面清晰度一致，测试完毕。

例1-15　设屈光试片组合透镜为-5.75-1.50×30，交叉柱镜测试A面清晰，调试方法如下：

将柱镜试片透镜调整到25°，再次翻转交叉柱镜，结果B面清晰，将柱镜试片透镜退回到27.5°，再次翻转交叉柱镜，两面清晰度一致，测试完毕。

结论3：经交叉圆柱透镜验证，证实柱镜试片透镜轴位误偏，柱镜试片透镜焦度≤-1.00D，每次调试量值可为10°；柱镜试片透镜焦度>-1.00D，每次调试量值可为5°。

测试方法

（1）左眼视孔保持为遮盖片“OC”。

（2）右眼视孔开启为“O”。

（3）开启斑点状视标。

（4）将右侧交叉圆柱透镜转到视孔前。

（5）转动交叉圆柱透镜的外环，使其翻转手轮轴位A与柱镜试片透镜的轴位重合，当两者重合时发出轻微的咔哒声（图1-99）。

（6）嘱被测者注意A面视标像的清晰度。翻转交叉圆柱透镜，使其B面向前，嘱被测者比较A、B两面的清晰度（图1-100）。

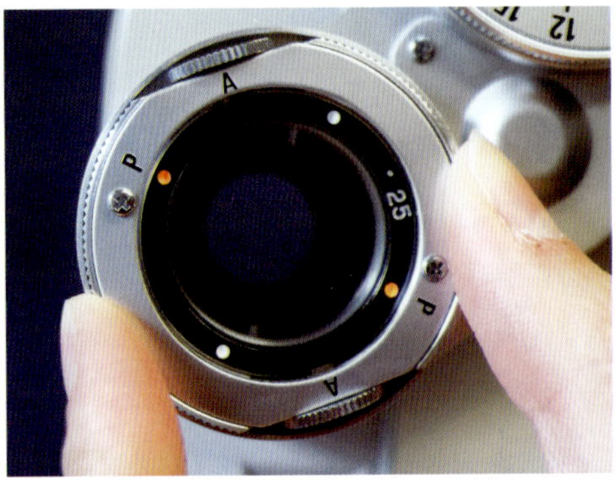

图 1-99　手轮轴向 A 与柱镜试片的轴向重合

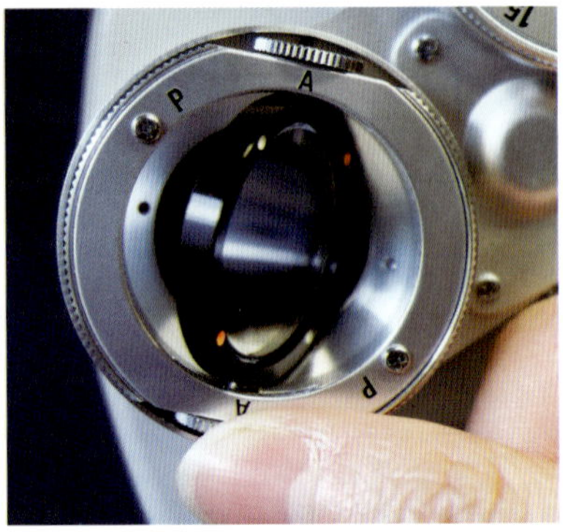

图 1-100　翻转交叉圆柱透镜

（7）若A、B两面的清晰度相同，证实柱镜试片透镜的轴位无误。若A、B两面的清晰度不相同，则需要调整柱镜试片的轴位（图1-101）。

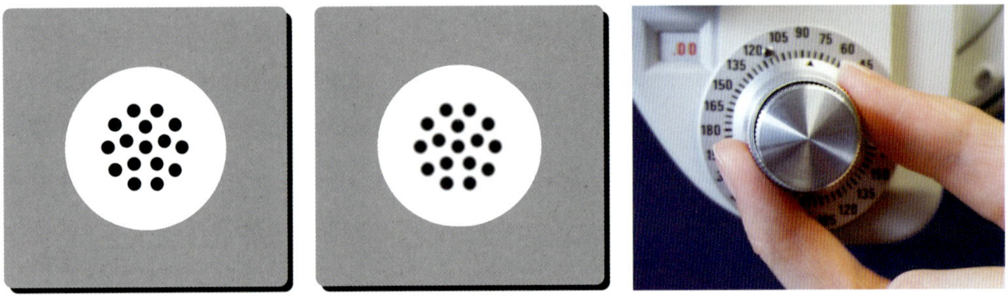

（a）清晰面视标像　　（b）模糊面视标像　　（c）调试柱镜的轴位

图 1-101　交叉柱镜 A、B 两面所见视标的清晰度不相同

（8）调试柱镜试片透镜轴位方向

① 明确清晰面，在清晰面的基础上进行调整。

② 旋动柱镜试片透镜的轴向手轮，向交叉柱镜的红点（负柱镜轴位）方向做调整，口诀为：随红调整。

（9）柱镜试片透镜轴位的调试量值

① 若柱镜试片≤1.00D，首次调整10°。再次翻转交叉圆柱透镜，若原来的清晰面变为模糊面，证实调试量过大，应向回调试5°，口诀为：进十退五。

② 柱镜试片＞1.00D，首次调整5°。再次翻转交叉圆柱透镜，若原来的清晰面变为模糊面，证实调试量过大，应向回调整2.5°，口诀为：进五退二。

（10）重复上述操作，直至翻转交叉柱镜的两个面有同样的清晰度。

注意事项

（1）在交叉圆柱透镜调试柱镜试片透镜轴位的过程中，常见翻转交叉圆柱透镜以后，被测眼诉某面向清晰，但通过多次随红调整以后，被测眼仍然诉同一面向清晰。原因多为前一步红绿视标测试留下低度雾视焦度所致，宜重新认真进行红绿视标测试，或通过远交叉视标测试对被测眼基础屈光状态进行验证。

（2）若被测眼为远视复性散光，测试前已将处方换算成正球镜焦度与负柱镜焦度联合的形式，通常的综合验光仪上仅设置负性圆柱透镜，交叉圆柱透镜测试始终是在调整负柱镜的轴位，故采用交叉圆柱透镜调试远视眼柱镜试片透镜轴位的原理和方法同于对近视眼的测试。

9. 交叉圆柱透镜调试柱镜试片透镜的焦度（cross cylinder corrected for the power of cylinder）

利用交叉圆柱透镜与试片组合透镜焦力联合的方式精细定量被测眼生理柱镜的焦度。

测试原理

（1）柱镜试片透镜的焦度适量　假定视孔的试片组合透镜将被测眼矫正为正视眼，即柱镜试片透镜轴位与被测眼生理柱镜的轴位一致，且焦度恰好弥补了被测眼的散光带来的屈光缺陷，而通过红绿视标测试附加了适量的球镜试片焦度，远目标光线入眼后，在没有调节的情况下恰在被测眼视网膜形成焦面影像。

设柱镜试片透镜的轴位在180°，外置交叉圆柱透镜，试分析测试过程如下。

① A面向前：将交叉圆柱透镜的负柱镜轴位与柱镜试片透镜的轴位重合，则交叉柱镜的负柱镜焦力使入眼光线在视网膜后方0.25D处形成一条与交叉圆柱透镜负轴位同向的水平焦线像，而交叉圆柱透镜的正柱镜焦力则在视网膜前方0.25D处形成一条与交叉圆柱透镜正轴位同向的垂直焦线像［图1-102（a）］。

② B面向前：拨动翻转手轮使交叉圆柱透镜面向变更，交叉圆柱透镜的正负轴位互换，其正柱镜轴位与柱镜试片透镜的轴位重合，交叉圆柱透镜的正柱镜焦力则在视网膜前方0.25D处形成一条与交叉圆柱透镜正轴位同向的水平焦线像，而交叉圆柱透镜的负柱镜焦力则在视网膜后方0.25D处形成一条与交叉圆柱透镜负轴位同向的垂直焦线像［图1-102（b）］。

③ 交叉柱镜的两个不同的面向前时，虽然正负柱镜的轴位互换，所形成的焦线方向互换，而所形成的焦线像距视网膜的焦量相等。被测眼感到在翻转交叉圆柱透镜时，两个面有同样的清晰度。

结论1：故当将交叉柱镜的正柱镜轴位或负柱镜轴位与柱镜试片透镜的轴位相重合时，若被测眼感到交叉柱镜的两个面有同样的清晰度，则证实柱镜试片焦度是适量的。

（2）柱镜试片透镜焦度误矫>−0.25D

① 柱镜试片透镜欠矫>−0.25D：设柱镜试片透镜焦度欠矫−0.25D以上，在红绿视标测试时，为满足红绿视标的平衡，经过球镜试片透镜的适量调整，在柱镜试片透镜欠矫的同时发生了球镜试片透镜焦度过矫。故在视网膜前方形成一条与柱镜试片透镜轴位相同的柱镜焦线像，在视网膜后方形成一条与柱镜试片透镜轴位相垂直的球镜焦线像。

设柱镜试片透镜的轴位在180°，外置交叉圆柱透镜，试分析测试过程如下。

a. A面向前　将交叉圆柱透镜的负柱镜轴位与水平向的柱镜试片透镜的轴位重合，交叉圆柱透镜负柱镜焦力作用于视网膜前方欠矫的柱镜焦线像，使之向后移近视网膜；交叉圆柱透镜正柱镜焦力作用于视网膜后方过矫的球镜焦线像，使之向前移近视网膜，故被测眼感

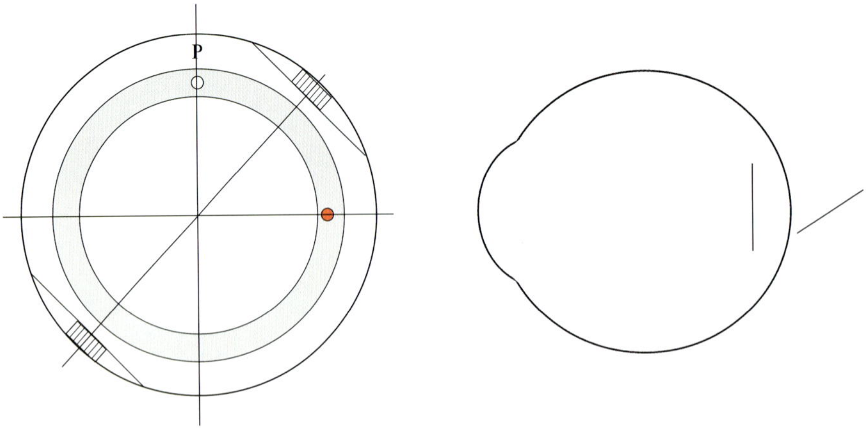

（a）A 面向前

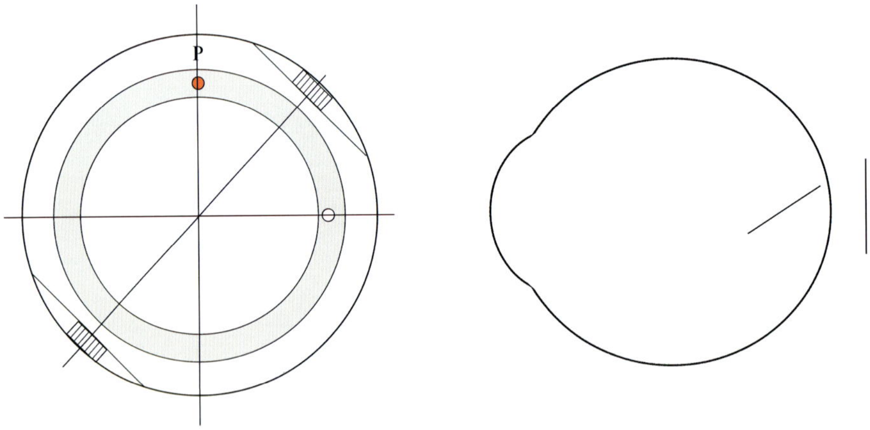

（b）B 面向前

图 1-102 柱镜试片透镜的焦度适量时交叉圆柱透镜诱发的焦线像变化

到视标像比放置交叉圆柱透镜之前清晰［图1-103（a）］。

b. B面向前 拨动翻转手轮使交叉圆柱透镜面向变更，交叉圆柱透镜的正负轴位互换，将交叉圆柱透镜正柱镜与水平向的柱镜试片透镜的轴位重合，交叉圆柱透镜正柱镜焦力作用于视网膜前欠矫的柱镜焦线像，使之向前方移动远离视网膜；交叉圆柱透镜的负柱镜焦力作用于视网膜后方过矫的球镜焦线像，使之向后方移动远离视网膜，故被测眼感到视标较为模糊［图1-103（b）］。

结论2：当交叉圆柱透镜的负柱镜轴位与柱镜试片透镜的轴位重合时，被测眼感到视标比放置交叉圆柱透镜前清晰；交叉圆柱透镜正柱镜轴位与柱镜试片透镜的轴位重合时，被测眼感到视标比放置交叉圆柱透镜前模糊，提示柱镜试片透镜欠矫>-0.25D。

c. 调试方法 得知柱镜试片透镜欠矫时，忌直接在原柱镜试片透镜轴位上增加负柱镜透镜焦度，须先将原球镜试片透镜减去-0.25D，使屈光系统的两个主子午轴位被同步减去-0.25D，增加柱镜试片透镜的焦度时，须先增加-0.25D，补足减去球镜试片透镜焦度时柱镜轴位被同步减去的焦量，再增加-0.25D，用于矫正柱镜试片透镜欠矫的焦量，故须共增加-0.50D柱镜焦度。

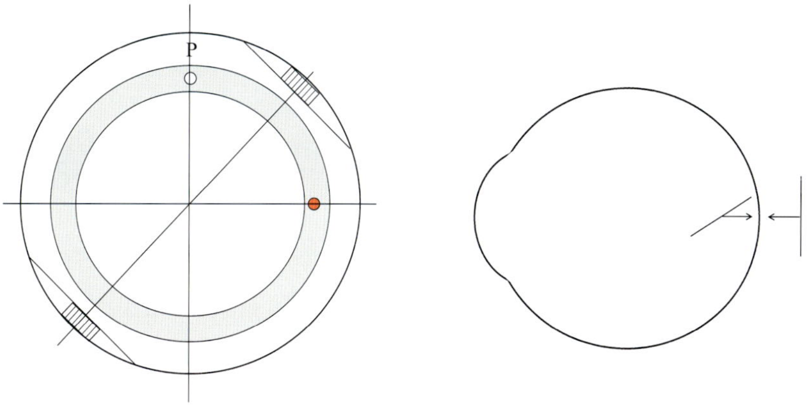

（a）A 面向前

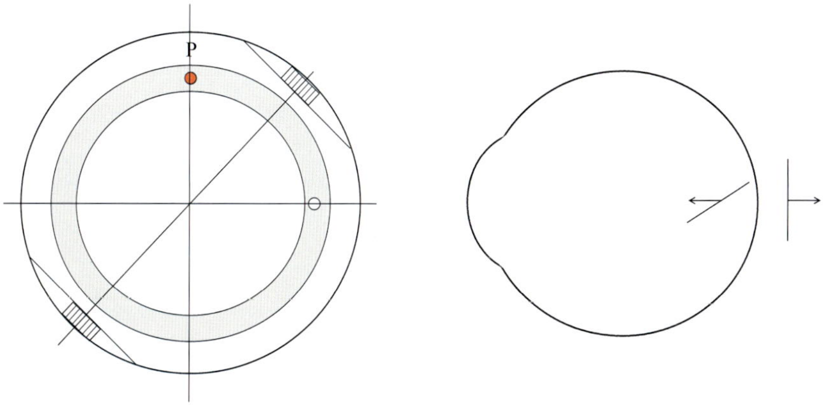

（b）B 面向前

图 1-103 柱镜试片透镜的焦度欠矫 >-0.25D 时交叉圆柱透镜诱发的焦线像变化

例1-16 设被测眼的屈光处方实际为-4.00-2.00×180，但柱镜试片透镜的焦度发生欠矫，仅放置了-1.00D，欠矫焦度为-1.00D，为了求得红绿视标的平衡，球镜试片透镜的焦度只能定为-4.50D，处方为-4.50-1.00×180，欠矫的柱镜试片透镜的焦线像在视网膜前方约0.50D，过矫的球镜试片透镜焦线像在视网膜后方约0.50D［图1-104（a）］，在视网膜附近形成了最小弥散圈，红绿视标的亮度相近，故试片组合透镜的处方为-4.50-1.00×180。

测试步骤1：翻转交叉圆柱透镜的两个面，负柱镜轴位与柱镜试片透镜轴位重合被测眼感到视标像较清晰，正柱镜轴位与柱镜试片透镜轴位重合被测眼感到视标像较模糊，先将球镜试片透镜焦度减少-0.25D，即将球镜试片透镜减为-4.25D，在减少球镜试片透镜焦度的同时柱镜焦线像同步减少0.25D［图1-104（b）］，若想将原柱镜试片透镜的焦度增加-0.25D，必须先增加-0.25D补足减少球镜焦度时被同步减少的焦量，再另增加-0.25D，共增加-0.50D［图1-104（c）］，即将柱镜试片透镜加为-1.50D，则新的试片组合透镜处方改为-4.25-1.50×180。

测试步骤2：再次翻转交叉圆柱透镜的两个面，仍是交叉圆柱透镜的负柱镜轴位与试片柱镜透镜轴位重合时被测眼感到视标像清晰，再将球镜试片透镜焦度减少-0.25D，减为-4.00D［图1-104（d）］，将柱镜试片透镜的焦度再增加-0.50D，加为-2.00D［图1-104（e）］，则试片组合透镜的处方改为-4.00-2.00×180。

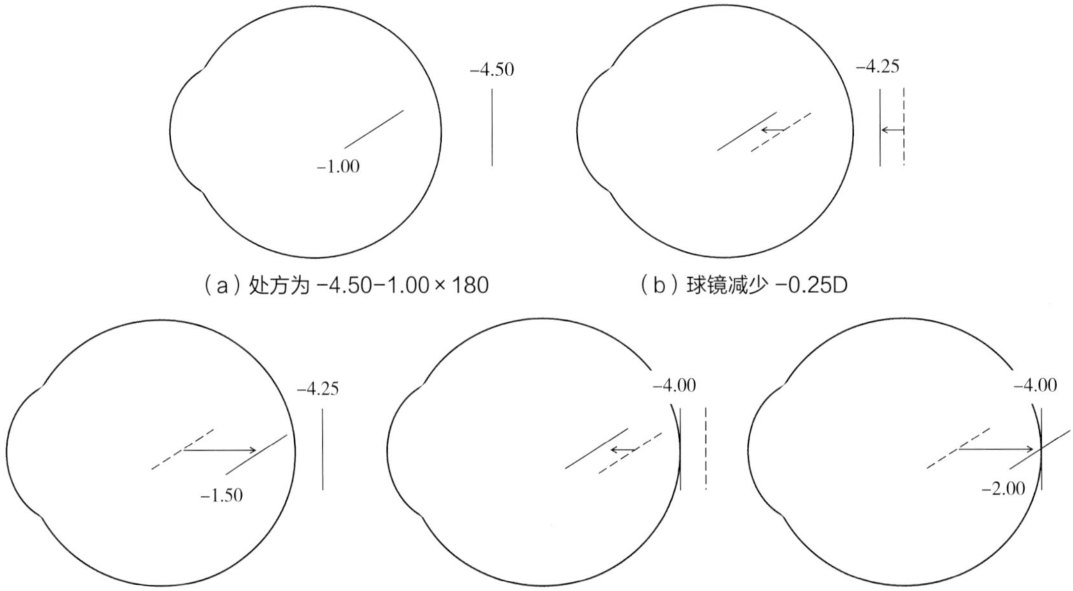

（a）处方为 -4.50-1.00×180　（b）球镜减少 -0.25D
（c）柱镜增加 -0.50D　（d）球镜再减少 -0.25D　（e）柱镜再增加 -0.50D

图 1-104　柱镜试片透镜的焦度欠矫 >-0.25D 的调试过程

测试步骤3：再次翻转交叉圆柱透镜的两个面，被测者诉两个面的视标像清晰度相同，证实柱镜试片透镜焦度调整适量，则被测眼最后处方即为-4.00-2.00×180。

② 近视柱镜试片过矫>-0.25D：设柱镜试片透镜焦度过矫-0.25D以上，在红绿视标测试时，为满足红绿视标的平衡，经过球镜试片透镜的适量调整，在柱镜试片透镜过矫的同时发生了球镜试片透镜焦度欠矫。故在视网膜后方形成一条与柱镜试片透镜轴位相同的柱镜焦线像，在视网膜前方形成一条与柱镜试片透镜轴位相垂直的球镜焦线像。

设柱镜试片透镜的轴位在180°，外置交叉圆柱透镜，试分析测试过程如下。

a. A面向前　将交叉圆柱透镜的负柱镜轴位与水平向的柱镜试片透镜的轴位重合，交叉圆柱透镜负柱镜焦力作用于视网膜后方过矫的柱镜焦线像，使之向后远离视网膜；交叉柱镜正柱镜焦力作用于视网膜前方欠矫的球镜焦线像，使之向前远离视网膜，故被测眼感到视标像比放置交叉圆柱透镜之前模糊［图1-105（a）］。

b. B面向前　拨动翻转手轮使交叉圆柱透镜面向变更，交叉圆柱透镜的正负轴位互换，将交叉圆柱透镜正柱镜与水平向的柱镜试片透镜的轴位重合，交叉圆柱透镜正柱镜焦力作用于视网膜后方过矫的柱镜焦线像，使之向前方移近视网膜；交叉圆柱透镜的负柱镜焦力作用于视网膜前方欠矫的球镜焦线像，使之向后方移近视网膜，故被测眼感到视标较为清晰［图1-105（b）］。

结论3：当交叉圆柱透镜的正柱镜轴位与柱镜试片透镜的轴位重合时，被测眼感到视标像比放置交叉圆柱透镜前清晰；交叉圆柱透镜负柱镜轴位与柱镜试片透镜的轴位重合时，被测眼感到视标像比放置交叉圆柱透镜前模糊，提示柱镜试片透镜过矫>-0.25D。

c. 调试方法　得知柱镜试片透镜过矫时，须先将原柱镜试片透镜减去-0.50D，再将球镜试片透增加-0.25D，在增加球镜试片透镜焦度时，屈光系统的两个主子午轴位被同步增

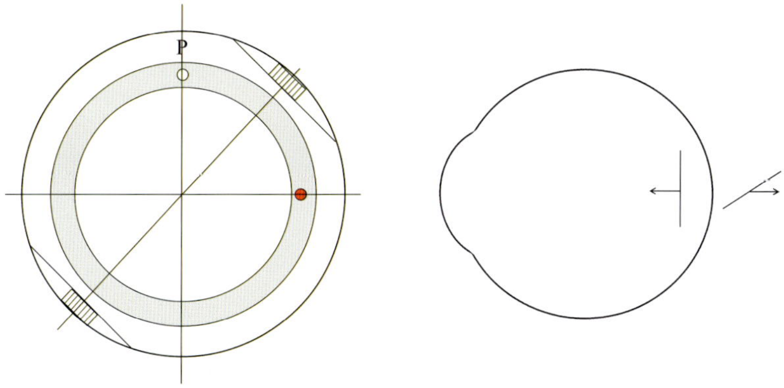

（a）A 面向前

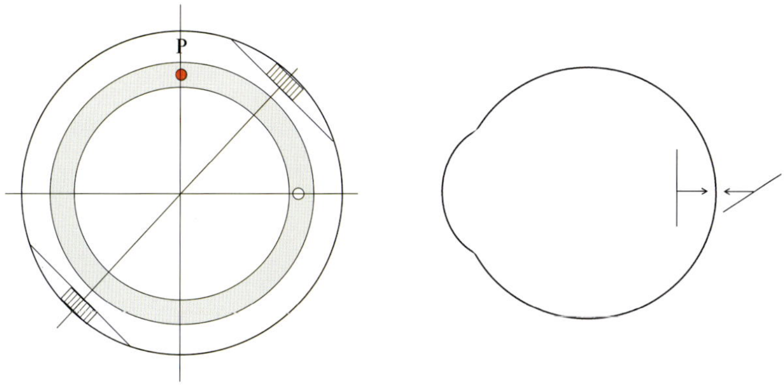

（b）B 面向前

图 1-105　柱镜试片透镜的焦度过矫 >-0.25D 时交叉圆柱透镜诱发的焦线像变化

加-0.25D焦量，柱镜试片透镜焦线向被同时补回了-0.25D，故柱镜试片透镜的焦线向仅减去了-0.25D。

例1-17　设被测的屈光处方实际为-4.00-2.00×180，但柱镜试片透镜的焦度发生过矫，放置了-3.00D，过矫焦度为-1.00D，为了求得红绿视标的平衡，球镜试片透镜的焦度只能定为-3.50D，处方为-3.50-3.00D×180，过矫的柱镜试片透镜的焦线像在视网膜后方约0.50D，欠矫的球镜试片透镜焦线像在视网膜前方约0.50D［图1-106（a）］，在视网膜附近形成了最小弥散圈，红绿视标的亮度相近，故试片组合透镜的处方为-3.50-3.00×180。

测试步骤1：翻转交叉圆柱透镜的两个面，正柱镜轴位与柱镜试片透镜轴位重合被测眼感到视标像较清晰，负柱镜轴位与柱镜试片透镜轴位重合被测眼感到视标像较模糊，先将原柱镜试片透镜焦度减少-0.50D，即将柱镜试片透镜减为-2.50D［图1-106（b）］，再将原球镜试片透镜的焦度增加-0.25D，即将球镜试片焦度增加为-3.75D，在增加球镜试片透镜焦度的同时柱镜试片透镜的焦线向又被同步补回了-0.25D［图1-106（c）］，故柱镜试片透镜的焦线向实际上仅减少-0.25D，则试片组合透镜的处方改为-3.75-2.50×180。

测试步骤2：再次翻转交叉圆柱透镜的两个面，仍是交叉圆柱透镜的正柱镜轴位与试片柱镜透镜轴位重合时被测眼感到视标像清晰，再将柱镜试片透镜焦度减少-0.50D，减为-2.00D［图1-106（d）］，将球镜试片透镜的焦度再增加-0.25D，加为-4.00D［图1-106（e）］，

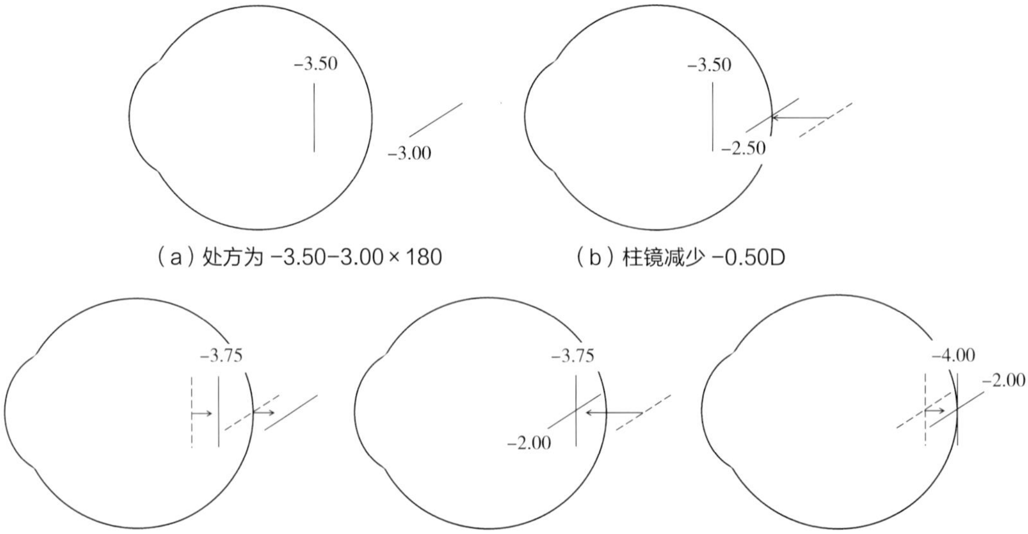

（a）处方为 -3.50-3.00×180　　（b）柱镜减少 -0.50D

（c）球镜增加 -0.25D　　（d）柱镜再减少 -0.50D　　（e）球镜再增加 -0.25D

图 1-106　柱镜试片透镜的焦度过矫 >-0.25D 的调试过程

则试片组合透镜的处方改为-4.00-2.00×180。

测试步骤3：再次翻转交叉圆柱透镜的两个面，被测者诉两个面的视标像清晰度相同，证实柱镜试片透镜焦度调试适量，则被测眼最后处方即为-4.00-2.00×180。

（3）近视柱镜试片透镜焦度误矫约为0.25D

① 柱镜试片透镜欠矫-0.25D：设柱镜试片透镜焦度欠矫约-0.25D，在红绿视标测试时，为满足红绿视标的平衡，经过球镜试片透镜的适量调整，在柱镜试片透镜欠矫0.125D的同时发生了球镜试片透镜焦度过矫0.125D。故在视网膜前方形成一条与柱镜试片透镜轴位相同的柱镜焦线像，在视网膜后方形成一条与柱镜试片透镜轴位相垂直的球镜焦线像。

设柱镜试片透镜的轴位在180°，外置交叉圆柱透镜，试分析测试过程如下。

a. A面向前　将交叉圆柱透镜的负柱镜轴位与水平向的柱镜试片透镜的轴位重合，交叉圆柱透镜负柱镜焦力作用于视网膜前方欠矫0.125D的柱镜焦线像，使之移到视网膜后方0.125D；交叉圆柱透镜正柱镜焦力作用于视网膜后方过矫0.125D的球镜焦线像，使之移到视网膜前方0.125D，故被测眼感到视标像清晰度无变化［图1-107（a）］。

b. B面向前　拨动翻转手轮使交叉圆柱透镜面向变更，交叉圆柱透镜的正负轴位互换，将交叉圆柱透镜正柱镜与水平向的柱镜试片透镜的轴位重合，交叉圆柱透镜正柱镜焦力作用于视网膜前欠矫0.125D的柱镜焦线像，使之向前方移动远离视网膜；交叉圆柱透镜的负柱镜焦力作用于视网膜后方过矫0.125D的球镜焦线像，使之向后方移动远离视网膜，故被测眼感到视标像较为模糊［图1-107（b）］。

结论4：当交叉圆柱透镜的负柱镜轴位与柱镜试片透镜的轴位重合时，被测眼感到视标像与放置交叉圆柱透镜前清晰度无变化；交叉圆柱透镜正柱镜轴位与柱镜试片透镜的轴位重合时，被测眼感到视标像比放置交叉圆柱透镜前模糊，提示柱镜试片透镜欠矫-0.25D。

c. 调试方法　通过交叉圆柱透镜测试得知柱镜试片透镜欠矫0.25D时［图1-108（a）］，忌直接在原柱镜试片镜透镜轴位上增加负柱镜透镜焦度，须先将原球镜试片透镜减去-0.125D [图1-108（b）]，使屈光系统的两个主子午轴位被同步减去-0.125D，再将原柱镜试片镜透镜增加-0.25D [图1-108（c）]。

② 柱镜试片透镜过矫-0.25D：设柱镜试片透镜焦度过矫约-0.25D，在红绿视标测试时，为满足红绿视标的平衡，经过球镜试片透镜的适量调整，在柱镜试片透镜过矫0.125D

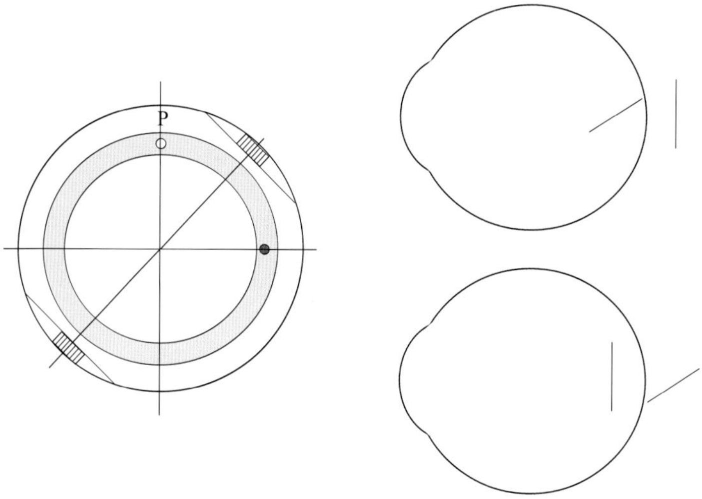

（a）A 面向前

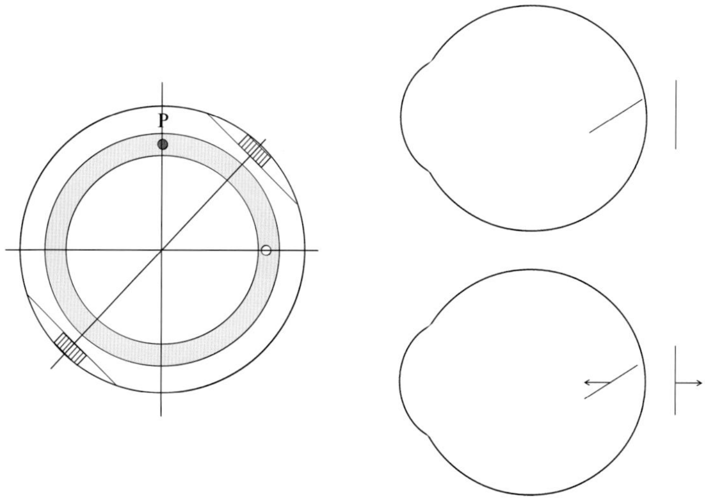

（b）B 面向前

图 1-107　柱镜试片透镜的焦度欠矫 -0.25D，交叉圆柱透镜 B 面较为模糊

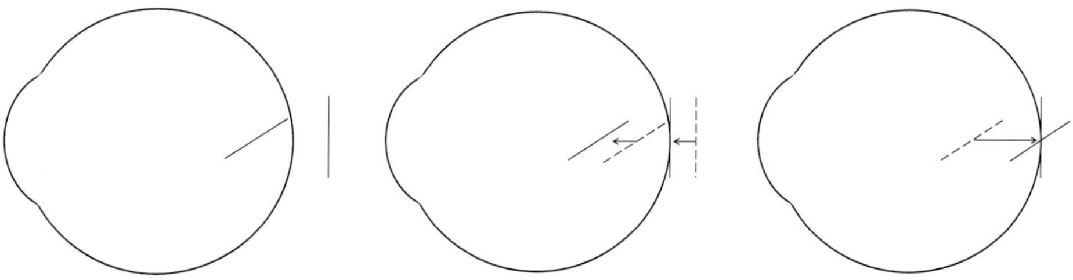

（a）柱镜欠矫 0.25D　（b）球镜减去 -0.125D　（c）柱镜增加 -0.25D

图 1-108　柱镜试片透镜的焦度欠矫 -0.25D 的调试过程

的同时发生了球镜试片透镜焦度欠矫0.125D。故在视网膜后方形成一条与柱镜试片透镜轴位相同的柱镜焦线像，在视网膜前方0.125D形成一条与柱镜试片透镜轴位相垂直的球镜焦线像。

设柱镜试片透镜的轴位在180°，外置交叉圆柱透镜，试分析测试过程如下。

a. A面向前　将交叉圆柱透镜的负柱镜轴位与水平向的柱镜试片透镜的轴位重合，交叉圆柱透镜负柱镜焦力作用于视网膜后方过矫0.125D的柱镜焦线像，使之向后方移动远离视网膜；交叉圆柱透镜正柱镜焦力作用于视网膜前欠矫0.125D的球镜焦线像，使之向前方移动远离视网膜，故被测眼感到视标像较为模糊［图1-109（a）］。

b. B面向前　拨动翻转手轮使交叉圆柱透镜面向变更，交叉圆柱透镜的正负轴位互换，将交叉圆柱透镜正柱镜与水平向的柱镜试片透镜的轴位重合，交叉圆柱透镜正柱镜焦力作用于视网膜后方过矫0.125D的柱镜焦线像，使之移到视网膜前方0.125D；交叉圆柱透镜的负柱镜焦力作用于视网膜前方欠矫0.125D的球镜焦线像，使之移到视网膜后方0.125D，故被测眼感到视标清晰度无变化［图1-109（b）］。

结论5：当交叉圆柱透镜的负柱镜轴位与柱镜试片透镜的轴位重合时，被测眼感到视标像比放置交叉圆柱透镜前模糊；交叉圆柱透镜正柱镜轴位与柱镜试片透镜的轴位重合时，被测眼感到视标像与放置交叉圆柱透镜前清晰度无变化，提示柱镜试片透镜过矫-0.25D。

c. 调试方法　通过交叉圆柱透镜测试得知柱镜试片透镜过矫0.25D时［图1-110（a）］，须先将原柱镜试片透镜减去-0. 25D［图1-110（b）］，再将原球镜试片增加-0.125D，使屈光系统的两个主子午轴位同步加-0.125D［图1-110（c）］。

测试方法

（1）左眼视孔保持为遮盖片“OC”。

（2）右眼视孔开启为“O”，事先已经交叉圆柱透镜精细调试柱镜试片透镜的轴位。

（3）开启斑点状视标。

（4）将右侧交叉圆柱透镜转到视孔前。

（5）旋动交叉圆柱透镜的外环，使其焦度轴向P与柱镜试片透镜的轴位重合，当两者重合时发出轻微的咔哒声。

（6）第一步确定有无误矫　嘱被测者注意A面视标像的清晰度，翻转交叉圆柱透镜，使其B面向前，嘱被测者比较A、B两面视标像的清晰度，若A、B两面视标像的清晰度相同，证实原柱镜试片透镜的焦量适当，测试结束。若A、B两面视标像的清晰度不相同，则证实原柱镜试片透镜的焦量有误。

（7）第二步确定是过矫还是欠矫

① 若清晰面为交叉圆柱透镜负柱镜轴位（红点）与柱镜试片透镜的轴位重合，证实原柱镜试片透镜焦度欠矫。

② 若清晰面为交叉圆柱透镜正柱镜轴位（白点）与柱镜试片透镜的轴位重合，证实原柱镜试片透镜焦度过矫。

（8）第三步确定误差的量值　若交叉圆柱透镜A、B两面视标像的清晰度不同，明确清晰面，将清晰面的交叉圆柱透镜移开，嘱被测者比较移开前后视标像的清晰度，比较的结果

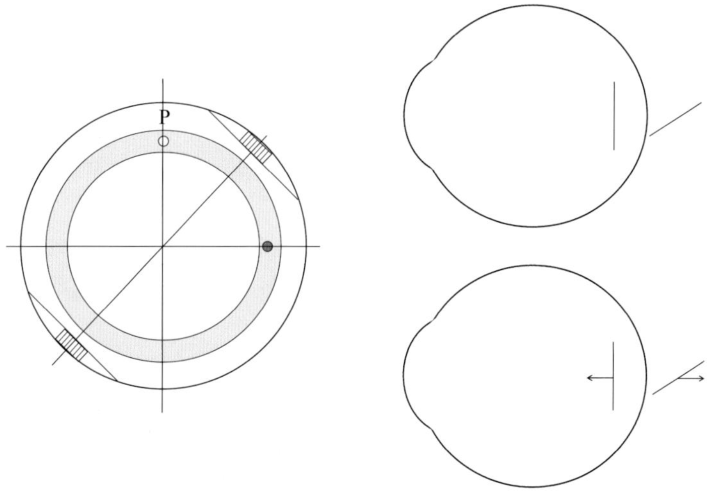

（a）A 面向前

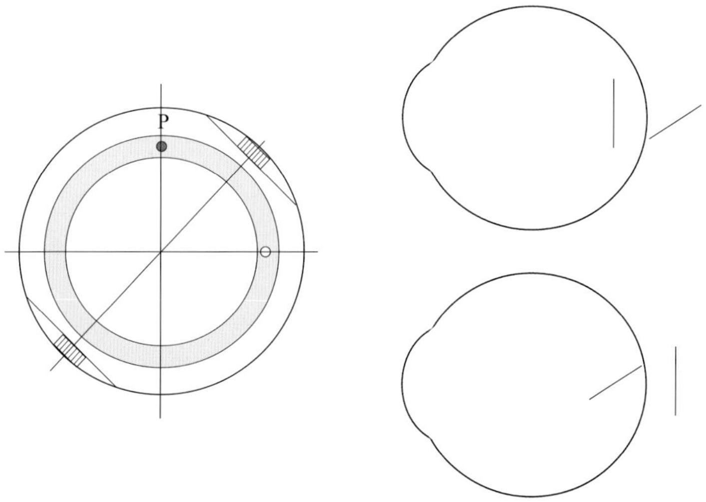

（b）B 面向前

图 1-109 柱镜试片透镜的焦度过矫 -0.25D，交叉圆柱透镜 A 面较为模糊

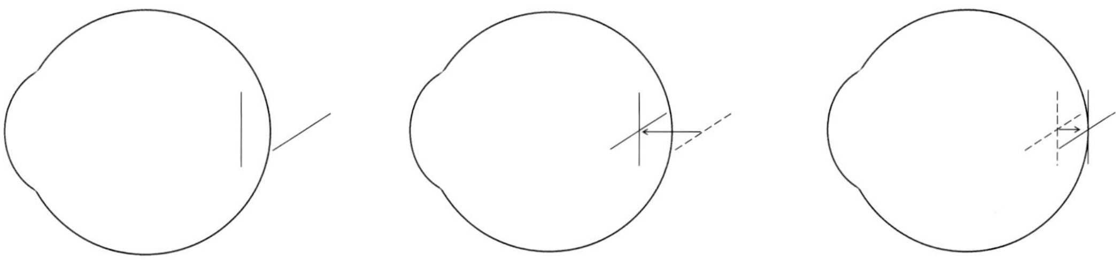

（a）柱镜过矫 0.25D　（b）柱镜减去 -0.25D　（c）球镜增加 -0.125D

图 1-110 柱镜试片透镜的焦度过矫 -0.25D 的调试过程

有以下三种可能。

① 若覆盖交叉圆柱透镜以后视标像模糊，移开后清晰，证实原柱镜试片透镜误矫<-0.25D，无需调试。

② 若覆盖交叉圆柱透镜视标像以后清晰，移开后模糊，证实原柱镜试片透镜误矫>-0.25D。

③ 若覆盖交叉圆柱透镜所见视标像与移开后一样清晰，证实原柱镜试片透镜误矫=-0.25D。

（9）第四步调试柱镜试片焦度

① 柱镜试片透镜欠矫>-0.25D：先将球镜试片透镜的焦度减去-0.25D，再将柱镜试片透镜的焦度增加-0.50D（图1-111），口诀为：欠矫减球。

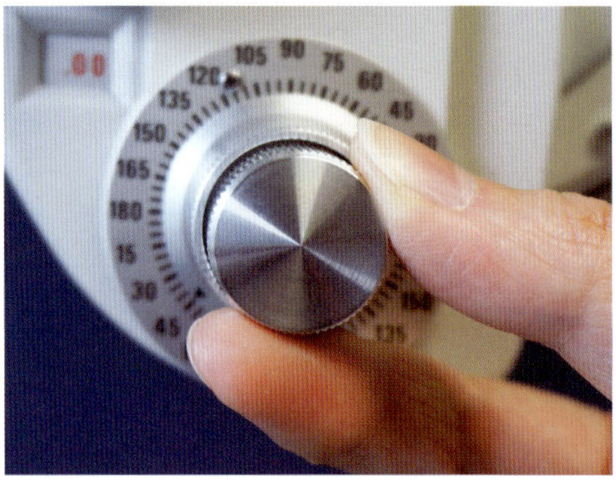

图 1-111　增减柱镜试片透镜的焦度

例1-18　设原试片组合透镜为-5.50-0.75×180，交叉圆柱透镜测试提示柱镜试片透镜欠矫＞-0.25D。

调试方法：球镜试片透镜减去-0.25D，柱镜试片透镜增加-0.50D，试片组合透镜改为-5.25-1.25×180。

② 柱镜试片透镜过矫>-0.25D：先将柱镜试片透镜的焦度减去-0.50D，再将球镜试片透镜的焦度增加-0.25D。口诀为：过矫减柱。

例1-19　设原试片组合透镜为-2.25-1.25×180，交叉圆柱透镜测试提示柱镜试片透镜过矫＞-0.25D。

调试方法：柱镜试片透镜减去-0.50D，球镜试片透镜增加-0.25D，试片组合透镜改为-2.50-0.75×180。

③ 柱镜试片透镜欠矫-0.25D：先将球镜试片透镜的焦度减去-0.12D，具体做法是置入+0.12辅镜；若原试片组合已加+0.12辅镜，则先减-0.25D球镜试片透镜或加+0.25D球镜试片透镜，撤去+0.12辅镜；然后柱镜试片透镜增加-0.25D。

例1-20　设原试片组合透镜为-6.38-0.75×180，交叉圆柱透镜测试提示柱镜试片透镜欠矫-0.25D。

调试方法：球镜试片透镜减去-0.25D，撤去+0.12辅镜，柱镜试片透镜增加-0.25D，试片透镜组合改为-6.25-1.00×180。

④ 柱镜试片透镜过矫-0.25D：先将柱镜试片透镜的焦度减去-0.25D，然后将球镜试片透镜的焦度增加-0.12D，具体做法是置入+0.12辅镜，再加-0.25D球镜试片透镜；若原试片球镜已加+0.12D，则撤去+0.12D即可。

例1-21　设原试片组合透镜为-4.75-1.25×180，交叉圆柱透镜测试提示柱镜试片透镜过矫-0.25D。

调试方法：柱镜试片透镜减去-0.25D，置入+0.12辅镜，再加-0.25D球镜试片透镜，试片透镜组合改为-4.87-1.00×180。

（10）开启视力视标，测试右眼最佳矫正视力。

注意事项

（1）在交叉圆柱透镜调试柱镜试片透镜焦度的过程中，被测者常诉交叉圆柱透镜A、B两面视标像的清晰度不同，但经验证实多数被测眼的柱镜试片透镜误矫＜-0.25D，无需调试，故对比交叉圆柱透镜覆盖和移开的视标像清晰度十分必要。

（2）若被测眼为远视复性散光，测试前已将处方换算成正球镜焦度与负柱镜焦度联合的形式，通常的综合验光仪上仅设置负性圆柱透镜，交叉圆柱透镜测试始终是在调整负柱镜的焦度，故采用交叉圆柱透镜调试远视眼柱镜试片透镜焦度的原理和方法同于对近视眼的测试。

10. 棱镜平衡测试（prism balance testing）

视觉感受通常是双眼同时发生并能产生协调性神经反射的行为，故在分别完成单眼的屈光测试后，有必要分析单眼独立测试所获得的试片透镜是否支持双眼同时发生的视觉活动。

测试原理

（1）双眼平衡测试的基础条件　双眼视力平衡测试假定被测双眼的视网膜具备正常的视觉锐度，双眼的视路和视中枢对于视觉信息具备正常的传导和感知分析功能。验光试片透镜焦度量值的低度误差是干扰双眼视觉均衡的主要因素和唯一因素。对双眼验光试片透镜的焦度进行精细调整，是为了避免由于屈光测试的失误导致人为的双眼视力平衡的失调。

（2）双眼平衡测试的分析

① 双眼矫正试片透镜平衡适当：看远看近时，目标物光线入眼可同时在双眼视网膜结像，双眼目标像清晰度相同。看远时双眼无须调节或聚散［图1-112（a）］，看近时双眼发生同步等量的调节和集合［图1-112（b）］。屈光矫正前的优势眼在屈光矫正后仍然为优势眼，被测眼无视疲劳症状，能够舒适持久戴镜。

② 单眼近视欠矫或远视过矫：近视欠矫或远视过矫的眼称为误矫眼，另一眼矫正适当，称为正矫眼。在戴镜看远时误矫眼因近视欠矫或远视过矫而视物模糊，故侧重使用正矫眼［图1-113（a）］；在戴镜看近时因误矫眼近视欠矫或远视过矫，可以少用调节，故侧重

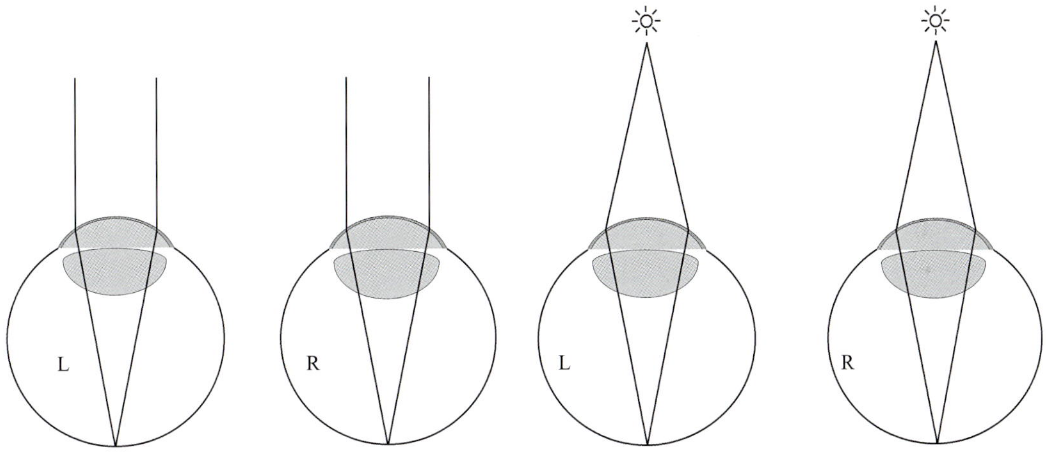

（a）双眼注视远目标　　（b）双眼注视近目标

图 1-112　双眼矫正试片透镜平衡适当

使用误矫眼［图1–113（b）］。上述根据屈光特点的不同，在看远和看近时分别使用不同眼别的现象称为交替视力。

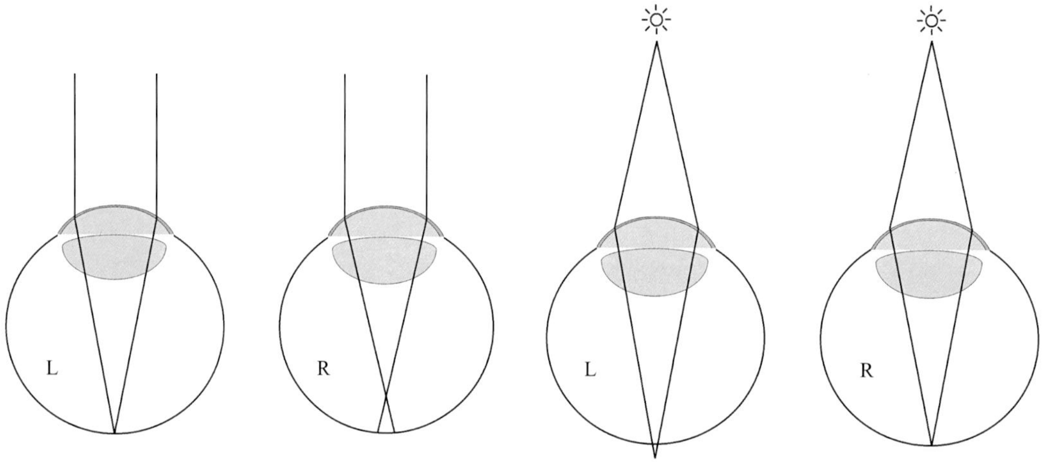

（a）双眼注视远目标　　（b）双眼注视近目标

图 1–113　单眼近视欠矫或远视过矫

a. 误矫眼为优势眼：在戴镜看远时因优势眼误矫视物模糊，专用正矫的辅助眼，被测者原视觉习惯发生颠倒性干扰，可能诱发视远疲劳；戴镜看近时因优势眼误矫少用调节，侧重使用误矫的优势眼，则视疲劳症状不明显。

b. 误矫眼为辅助眼：在戴镜看远时因辅助眼误矫视物模糊，专用正矫的优势眼，视疲劳症状不明显。在戴镜看近时辅助眼因误矫少用调节，侧重使用误矫的辅助眼，被测者原视觉习惯发生颠倒性干扰，则有可能诱发视近疲劳。

③ 单眼近视过矫或远视欠矫：近视过矫或远视欠矫的眼称为误矫眼；另一眼矫正适当，称为正矫眼［图1–114（a）］。在戴镜看远时误矫眼因近视过矫或远视欠矫，远目标在视网膜上所成的模糊影像形成调节刺激因素，使误矫眼发生适度调节，从而改善了视力，然而因双眼的调节功能是同步等量的，误矫眼的调节诱发了正矫眼的同步调节，使正矫眼发生近视欠矫或远视过矫，因而视物模糊［图1–114（b）］，故在戴镜看远时侧重使用误矫眼；在戴镜看近时因正矫眼可以少用调节［图1–114（c）］，故侧重使用正矫眼，同样发生双眼交替视力。

a. 误矫眼为优势眼　在戴镜看远时因优势眼误矫而调节，视物清晰，同时诱发双眼同步调节，辅助眼调节后发生近视欠矫或远视过矫，视物模糊，故侧重使用误矫的优势眼，视疲劳症状不明显。在戴镜看近时因辅助眼正矫而少用调节，侧重使用正矫的辅助眼，被测者原视觉状态发生颠倒性干扰，则有可能诱发视近疲劳。

b. 误矫眼为辅助眼　在戴镜看远时因辅助眼误矫而调节，视物清晰，同时诱发双眼同步调节，优势眼调节后发生近视欠矫或远视过矫，视物模糊，故侧重使用误矫的辅助眼，被测者原视觉状态发生颠倒性干扰，则有可能诱发视远疲劳。在戴镜看近时因优势眼正矫而少用调节，侧重使用正矫的优势眼，故视疲劳症状不明显。

④ 其他情况：除上述分析的双眼屈光状态以外，还可能存在双眼近视欠矫或远视过

矫，但程度不同；双眼远视欠矫或近视过矫，但程度不同；或一眼近视过矫或远视欠矫，另一眼近视欠矫或远视过矫。均可参照上述基本双眼屈光状态进行分析。

双眼视力平衡的分析较为复杂，为便于分析和记忆列于表1-3。

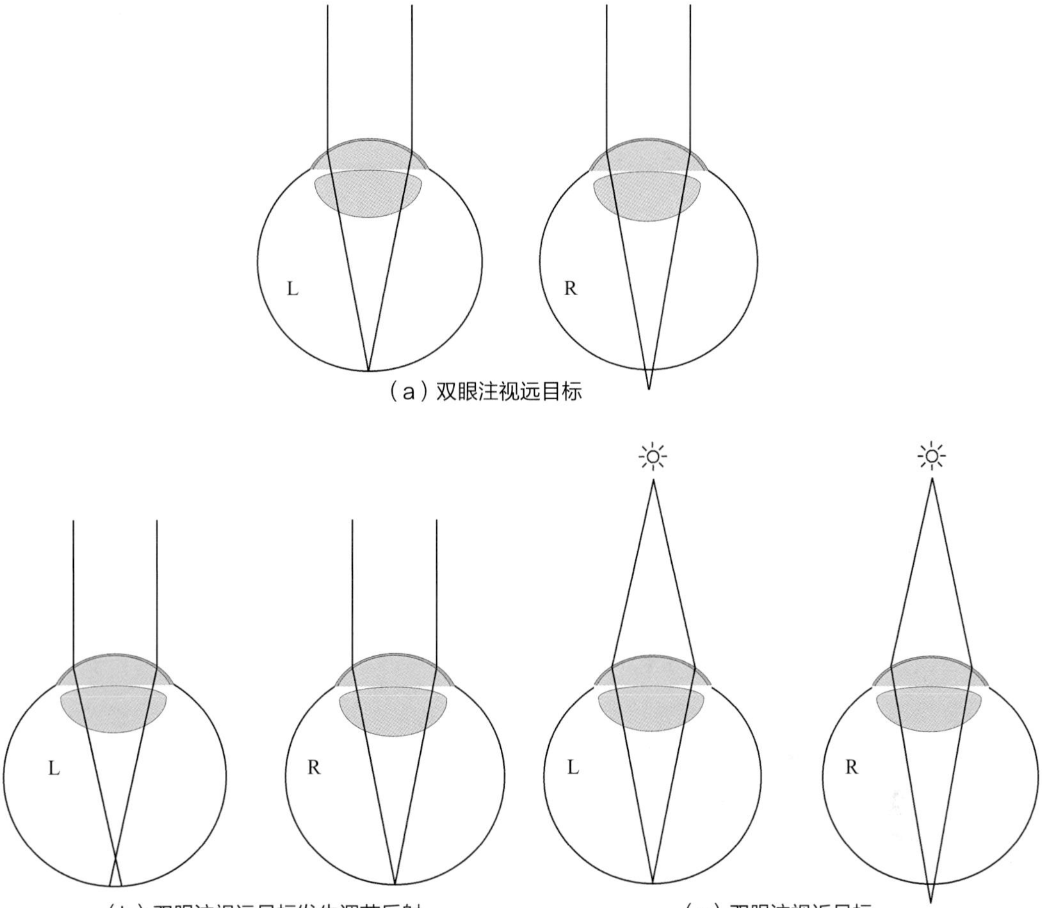

图 1-114 单眼近视过矫或远视欠矫

表 1-3 双眼视力平衡异常的分析

	单眼近视欠矫或远视过矫		单眼近视过矫或远视欠矫	
	误矫眼为优势眼	误矫眼为辅助眼	误矫眼为优势眼	误矫眼为辅助眼
看远	视疲劳	无症状	无症状	视疲劳
看近	无症状	视疲劳	视疲劳	无症状

（3）双眼平衡测试的基本条件 屈光定量测试中常采用交替遮盖的方法来比较双眼视力的平衡，实则仍是比较双眼独立注视时的视力，不能对双眼同步工作状态下的视力清晰度进行对比。临床采用双眼分视的方法，同步比较双眼视力的清晰程度，以比较双眼试片透镜的平衡状态。

① 棱镜分视的原理：视标光线透过棱镜入眼后向棱镜的底向折射，注视眼透过棱镜观察目标，则目标像向棱镜的顶向移位。右眼前置底向下的棱镜，使目标像向上方移位，左眼前置底向上的棱镜，使目标像向下方移位（图1-115）。

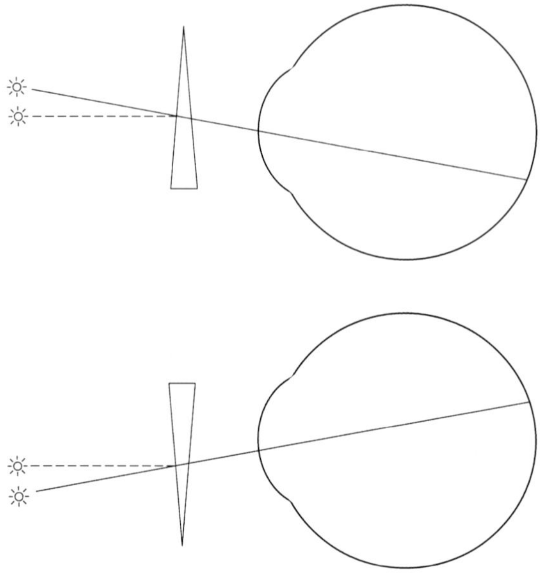

图 1-115 棱镜分视测试的原理

右眼前置底向下的棱镜，左眼前置底向上的棱镜，双眼同时注视同一斑点状视标时，可以看到上下两个视标，上方为右眼所见，下方为左眼所见（图1-116），双眼分视后，可在同一视野中比较双眼试片透镜矫正后的视像质。

② 维持零调节：在双眼分视的情况下比较双眼所见到的视标像的清晰度，若双眼视标像清晰度不同，清晰眼可能为正矫眼，也可能为近视过矫远视欠矫，因误矫眼启动调节后可能成为正矫眼，使视标像清晰，另一眼因同步调节，视标像相对模糊。为避免发生调节反射导致的错觉，通常采用以下方法进行测试。

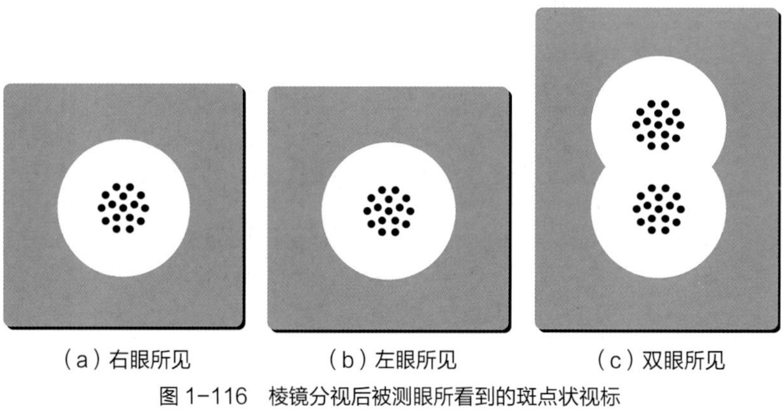

（a）右眼所见　（b）左眼所见　（c）双眼所见

图 1-116 棱镜分视后被测眼所看到的斑点状视标

a. 将清晰眼逐量减少-0.25D（远视增加+0.25D）。

b. 若双眼视标像清晰度一致，因无法判断是否在视力平衡的状态下，仍然存在双眼近视过矫或远视欠矫，故将双眼同步减少-0.50～-0.75D（远视增加+0.50～+0.75D），使双眼处于远雾视状态，然后进行双眼红绿视标测试，逐量同步消除雾视，使双眼在视力平衡的状态下逐步达到零调节最佳矫正视力状态。

测试方法

（1）事先按照右眼的测试方法进行左眼屈光定量测试。

（2）确认双眼在交叉圆柱透镜测试后已置入合适的远用试片透镜。

（3）投放斑点状视标。

（4）将双侧旋转棱镜转到双眼视孔位，并将双侧棱镜刻度盘0位旋到水平向。

（5）旋动棱镜定量手轮，使右侧棱镜度游标对准刻度盘0位下方2△，左侧棱镜度游标对准刻度盘0位上方2△（图1-117）。

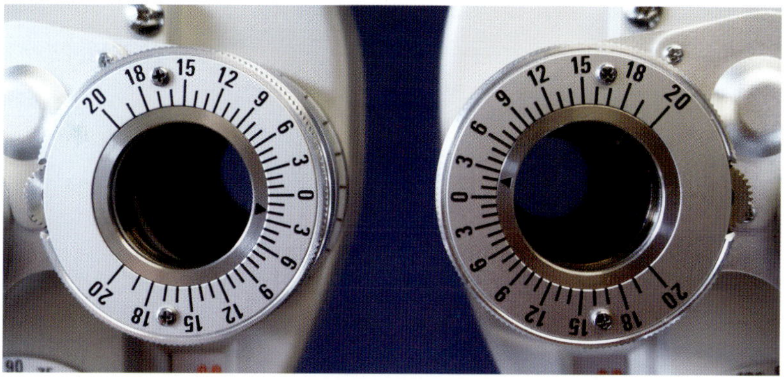

图 1-117 右眼旋转棱镜底向下合并左眼旋转棱镜底向上

（6）嘱被测者双眼同时注视视标，此时被测者应能看到上下两个分视视标像，右眼所见为上方视标像，左眼所见为下方视标像。

（7）嘱被测者比较上下视标像的清晰度。

（8）诉上下视标像清晰度一致［图1-118（a）］，将双侧球镜试片透镜逐量减少-0.75D或增加+0.75D。

（9）诉上下视标像清晰度不同，或初始上下视标像清晰度一致，在双侧球镜试片透镜递变的过程中发生上方视标像与下方视标像清晰度不同，可按下一步进行调试。

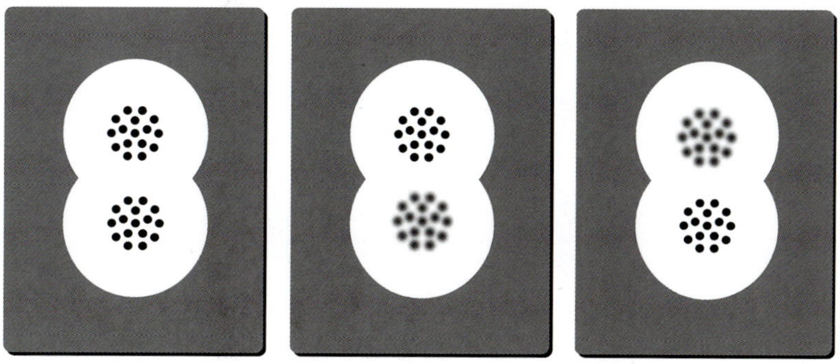

（a）双侧逐量减少 -0.75D 或增加 +0.75D （b）右侧减少 -0.25D 或增加 +0.25D （c）左侧减少 -0.25D 或增加 +0.25D

图 1-118 棱镜双眼平衡测试的调试方法

（10）诉上方视标像较下方视标像清晰，将右侧球镜试片透镜减少-0.25D或增加+0.25D［图1-118（b）］。若诉下方视标像较上方视标像清晰，将左侧球镜试片透镜减少-0.25D或增加+0.25D［图1-118（c）］。

（11）重复以上步骤，直至被测者确认双眼所见上下视标的清晰度一致。

注意事项

（1）若前一步屈光测试中视孔内置了+0.12辅镜，由于无法同时内置偏振滤镜，故只能选择采用棱镜视力平衡测试方法。

（2）经验证实，部分被测者在初始双眼分视时，诉上方视标像与下方视标像清晰度一致，而在双眼逐量雾视的过程中可引出双眼视力的差异，故双眼雾视的程序很有必要。

11. 偏振平衡测试（polarization balance testing）

利用偏振分视的视标像比较双眼矫正试片透镜的平衡。

（1）偏振分视的原理　视力表视标的反射光线透过一定厚度的二向色性双折射晶体时，可形成沿特定径向振动的线偏振光。采用上述二向色性双折射晶体制作的镜片称为偏振滤镜。将两片折射向互相垂直的偏振滤镜（通常为135°和45°）分别放置于双眼前，偏振滤镜的作用使视标反射光部分射入右眼，部分射入左眼，形成双眼分视，故可在同一视野中比较双眼矫正试片透镜的视像质。

（2）偏振平衡视标　由三行0.6字母视标组成，偏振分视后，右眼可见上排和中排视标，左眼可见中排和下排视标，双眼同时看时可见上中下三排视标（图1-119）。

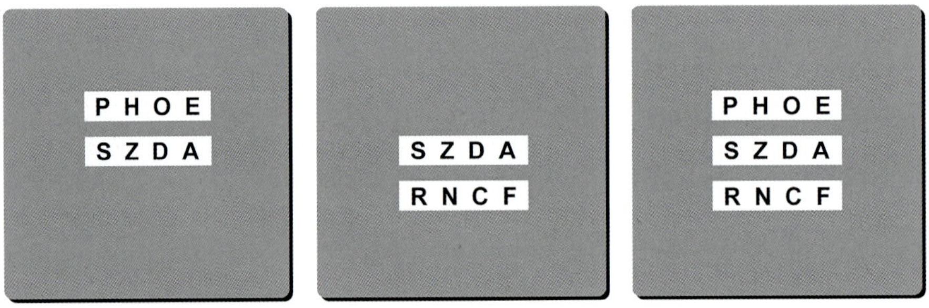

（a）右眼所见　（b）左眼所见　（c）双眼所见

图1-119　偏振平衡视标

双眼同时感知不同的偏振分视视标像，可资充分比较双眼试片透镜的矫正视力。双眼同时看到的中排视标无对比价值，仅使隐性斜视眼在双眼分视后维持充分融合，故有的双眼平衡视标仅在上排与下排视标间设置一条双眼能够同时看到的线状视标。

测试方法

（1）事先按照右眼的测试方法进行左眼屈光定量测试。

（2）确认双眼在交叉圆柱透镜测试后已置入合适的远用试片透镜。

（3）投放偏振平衡视标。

（4）旋转内置辅镜手轮，使双眼置入偏振滤镜（图1-120）。

（5）嘱被测者双眼同时注视视标，比较上排视标像与下排视标像的清晰度。

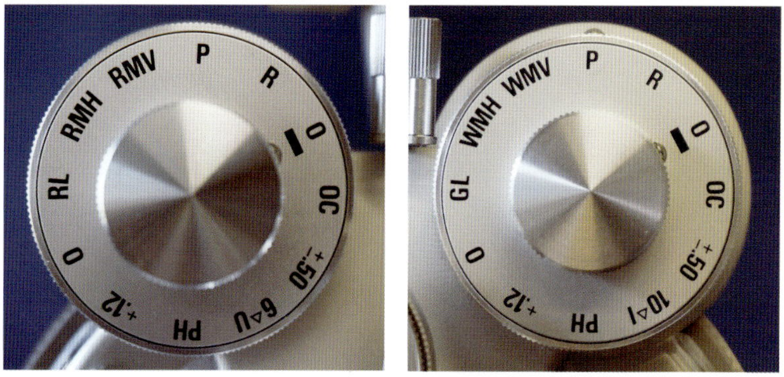

图 1-120 双眼置入偏振滤镜

（6）诉上排视标与下排视标清晰度一致［图1-121（a）］，将双侧球镜试片透镜逐量减少-0.75D或增加+0.75D。

（7）诉上下视标像清晰度不同，或初始上下视标像清晰度一致，在双侧球镜试片透镜递变的过程中发生上方视标像与下方视标像清晰度不同，可按下一步进行调试。

（8）诉上方视标像较下方视标像清晰，将右侧球镜试片透镜减少-0.25D或增加+0.25D［图1-121（b）］。若诉下方视标像较上方视标像清晰，将左侧球镜试片透镜减少-0.25D或增加+0.25D［图1-121（c）］。

（9）重复以上步骤，直至被测者确认双眼所见上下视标的清晰度一致。

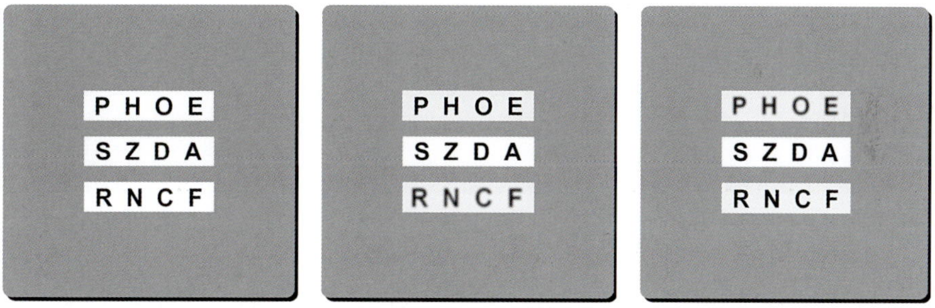

（a）双侧逐量减少 -0.75D 或增加 +0.75D （b）右侧减少 -0.25D 或增加 +0.25D （c）左侧减少 -0.25D 或增加 +0.25D

图 1-121 偏振平衡视标测试的调试方法

注意事项

（1）当偏振双眼平衡测试双眼视标的清晰度调整一致后，不要忘记移去双侧偏振滤镜，然后进行下一步测试。

（2）有些综合验光仪的双侧内置偏振滤镜仅标英文缩写字母“P”，在进行偏振双眼平衡测试时，须事先验证被测双眼所看到分视视标像是否为右上左下，若与常规的分视视标规律不同，须根据实际情况调整测试方法。

12. 偏振红绿平衡测试（polarized red-green balance testing）

利用偏振分视和色相差原理比较双眼试片透镜的平衡。

测试方法

（1）偏振红绿视标　为4组有红绿底色的黑色0.6数字视标，偏振分视后右眼可见绿底9字视标像和红底6字视标像；左眼可见绿底3字视标像和红底8字（或5字）视标像；双眼看时可同时看见4组视标（图1-122）。偏振红绿视标配有红绿底色，取在双眼同时注视的条件下，可根据视标的底色亮度和数字视标对比清晰度判断双眼的屈光状态，其原理见于红绿视标测试相关章节。

（2）偏振红绿平衡的测试原理　测试结果有4种可能，现分析如下。

① 四视标像清晰度一致［图1-123（a）］，可能为双眼平衡正矫［图1-123（b）］，或双眼近视平衡过矫经调节后形成了双眼平衡正矫的假象［图1-123（c）］。可无需进行双眼平衡调试，直接进行双眼远雾视和双眼红绿视标测试。

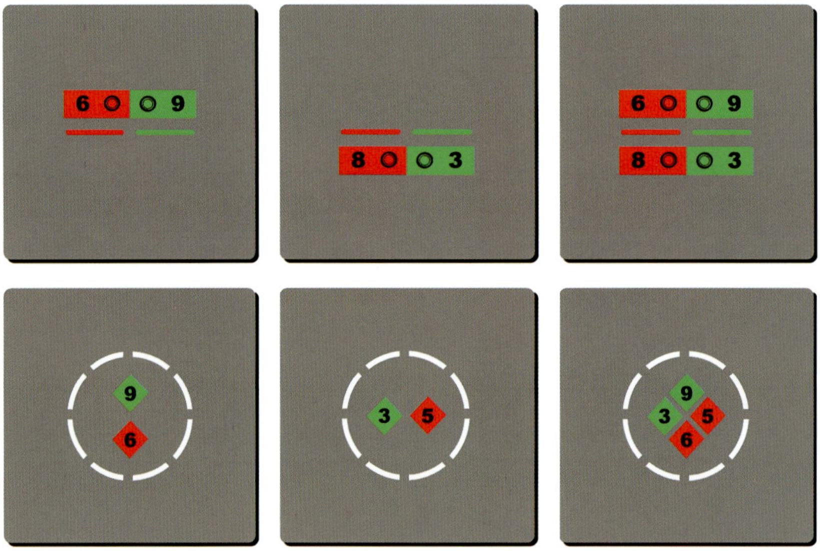

（a）右眼所见　（b）左眼所见　（c）双眼所见

图 1-122　偏振红绿视标

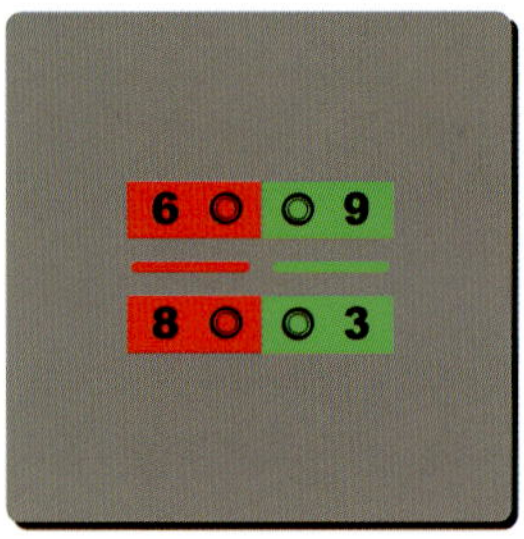

（a）四视标像清晰度一致

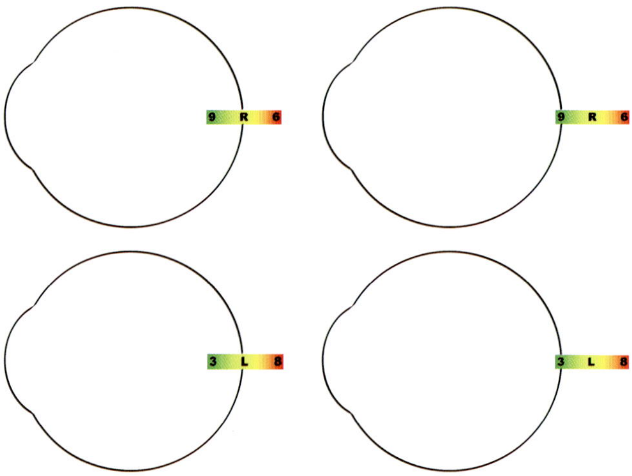

（b）双眼平衡正矫　（c）双眼近视平衡过矫发生调节

图 1-123　双眼平衡正矫或双眼近视平衡过矫

② 绿9和红8视标像清晰，可能为右眼近视过矫、远视欠矫或左眼近视欠矫、远视过矫（图1-124）。试将右眼减少-0.25D或增加+0.25D，直至四视标清晰度一致，进行双眼远雾视和双眼红绿视标测试。

③ 绿3和红6视标像清晰，可能为左眼近视过矫、远视欠矫或右眼近视欠矫、远视过矫（图1-125）。试将左眼减少-0.25D或增加+0.25D，直至四视标清晰度一致，进行双眼远雾视和双眼红绿视标测试。

④ 红6和红8视标像清晰，可能为双眼近视欠矫、远视过矫（图1-126）。将双眼增加-0.25D或减少+0.25D，直至四视标清晰度一致，进行双眼远雾视和双眼红绿视标测试。

为了便于分析和记忆，现将偏振红绿视标测试的各种测试结果和调试方法列于表1-4。

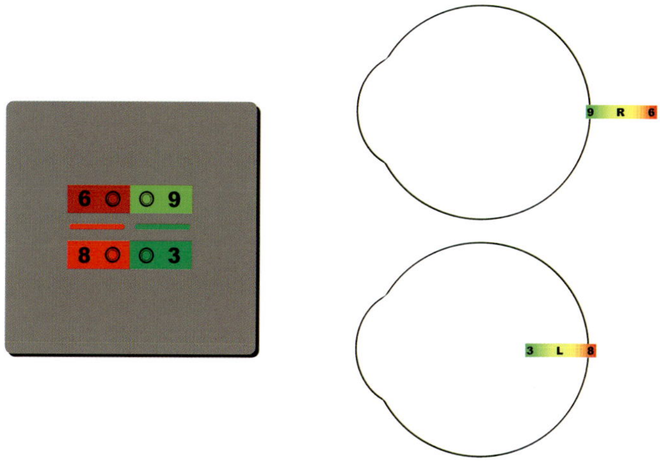

图1-124　右眼近视过矫、远视欠矫或左眼近视欠矫、远视过矫，绿9和红8视标像清晰

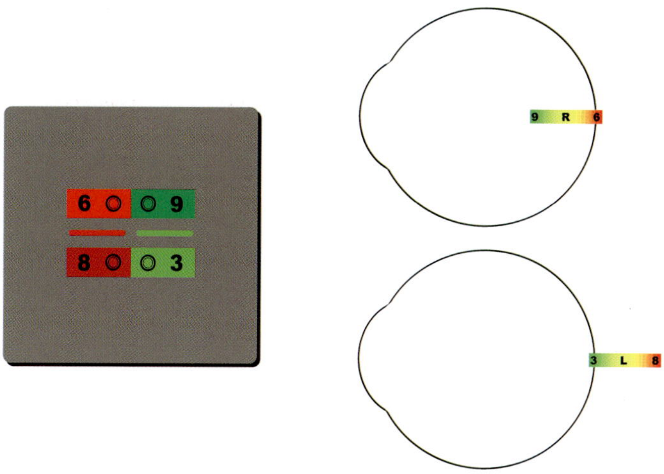

图1-125　左眼近视过矫、远视欠矫或右眼近视欠矫、远视过矫，绿3和红6视标像清晰

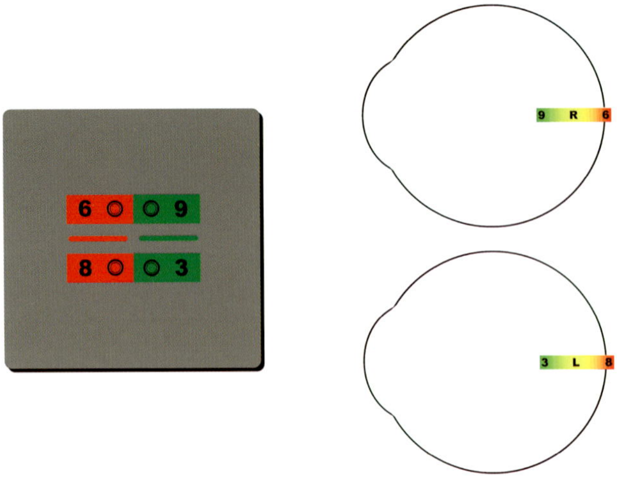

图 1-126　双眼近视欠矫、远视过矫，红 6 和红 8 视标像清晰

表 1-4　偏振红绿视标测试的各种检测结果和调整方法

表现	原因	调试方法
四视标像一样清晰	1. 双眼正矫 2. 双眼近视过矫、远视欠矫	无需调试
绿 9 和红 8 视标像清晰	1. 右眼近视过矫、远视欠矫 2. 左眼近视欠矫、远视过矫	右眼减少 -0.25D 或增加 +0.25D
绿 3 和红 6 视标像清晰	1. 左眼近视过矫、远视欠矫 2. 右眼近视欠矫、远视过矫	左眼减少 -0.25D 或增加 +0.25D
红 6 和红 8 视标像清晰	双眼近视欠矫、远视过矫	双眼增加 -0.25D 或减少 +0.25D

测试方法

（1）事先按照右眼的测试方法进行左眼屈光定量测试。

（2）确认双眼在交叉圆柱透镜测试后已置入合适的远用试片透镜。

（3）投放偏振红绿视标。

（4）旋转内置辅镜手轮，使双侧视孔置入偏振滤镜。

（5）嘱被测者双眼同时注视视标，比较四视标像的清晰度。

① 若诉四视标像清晰度一致，则无需调整。

② 若诉绿底9字视标视像和红底8字视标像清晰。将右侧球镜试片透镜减少-0.25D或增加+0.25D。

③ 若诉绿底3字视标像和红底6字视标像清晰，将左侧球镜试片透镜减少-0.25D或增加+0.25D）。

④ 若诉红6和红8视标像清晰，双眼增加-0.25D或减少+0.25D。

（6）重复上一步骤，直至被测者确认双眼所见四视标的清晰度一致。

注意事项

（1）有文献主张双眼平衡测试须事先双眼置入0.75D雾视透镜，但不适用于偏振红绿平衡测试，盖因在双眼雾视的状态下无法实施双眼红绿视标的对比。

（2）双眼平衡测试调试试片透镜焦度的原则为减负加正，但在红6和红8视标像清晰时例外。

13. 精调双眼球镜试片

测试原理

在双眼交叉圆柱透镜测试和双眼平衡测试以后，双眼的试片透镜焦度发生不同程度的修改，双眼视力的清晰度虽已平衡，可能处于双眼近视过矫或远视欠矫的屈光状态，从而诱发调节反射，故须再次调试双眼球镜试片透镜的焦度。

测试方法

（1）双眼平衡测试以后，务必移去双侧旋转棱镜或者偏振滤镜。

（2）将双眼同步置入雾视透镜0.50～0.75D，即球镜试片透镜同步减少−0.50～−0.75D（远视增加+0.50～+0.75D）。

（3）投放红绿视标，嘱被测者双眼注视红绿视标，将双眼逐量同步增加−0.12D（远视减少+0.12D）球镜试片焦度，直至双眼红绿视标清晰度平衡。若被测者辨色力异常，也可选择双眼远交叉视标测试或双眼小孔镜测试。

（4）投放视力视标，分别测试右眼、左眼和双眼的最佳矫正视力。

（四）试戴和调试处方

综合验光仪测试获得的屈光定量处方并不能直接定配眼镜，须经一定时间的实际试戴验证，若被测者不能适应，还应对屈光定量处方进行必要的调试。

1. 试片箱

试片箱的有多种不同规格，常用规格如图1−127所示。

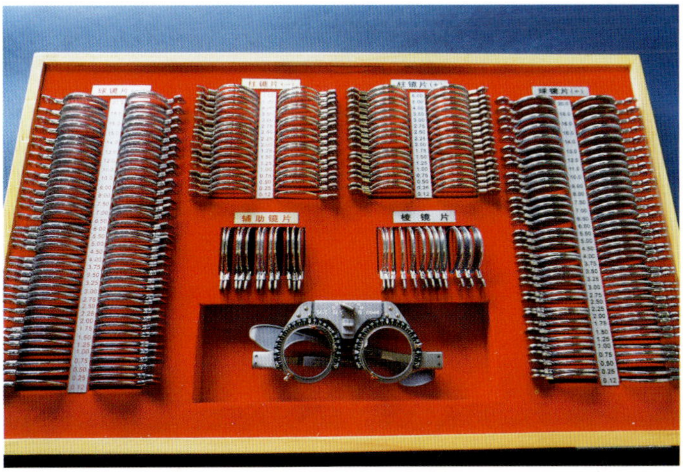

图1−127 试片箱

（1）正负球面透镜试片

① 焦度范围：±0.12～±20.00D，每种相同焦度镜片2片，计68对，136片。

② 步距递量：<±1.00D，递量梯度为±0.12D；±1.00～±4.00D，递量梯度为±0.25D；±4.00～±6.00D，递量梯度为±0.50D；±6.00～±12.00D，递量梯度为±1.00D；±12.00～

±20.00D，递量梯度为±2.00D。

（2）正负圆柱透镜试片

① 焦度范围：±0.12~±6.00D，每种相同焦度镜片2片，计48对，96片。

② 步距递量：<±1.00D，递量梯度为±0.12D；±1.00~±4.00D，递量梯度为±0.25D；±4.00~±6.00D，递量梯度为±0.50D。

（3）三棱镜试片

① 棱镜度范围：0.5$^{\triangle}$~10.0$^{\triangle}$，计12片。

② 步距递量：<1.0$^{\triangle}$，递量梯度为0.5$^{\triangle}$；1.0$^{\triangle}$~6.0$^{\triangle}$，递量梯度为1.0$^{\triangle}$；>6.0$^{\triangle}$，递量梯度为2.0$^{\triangle}$。

（4）辅助镜片

① 交叉圆柱透镜：通常为±0.25D双合透镜。镜柄装在正负两轴中点，与两轴分别成45°夹角。

② 红色滤光片、绿色滤光片：为染色透明平光镜片，红色滤光片波长（700±20）nm，绿色滤光片波长（510±20）nm。

③ 裂隙片：黑色不透明辅片，设置过圆心裂隙，宽度为1.0mm，长度25.0mm。

④ 小孔片：黑色不透明辅片，圆心部设置个直径为1.0mm小孔。

⑤ 遮盖片：黑色不透明辅片。

⑥ 马氏杆透镜：为单面平行排列的条状等量棱镜透镜，分为红色和无色两种。

⑦ 十字片：无色透明平光镜片，几何中心标有十字。

2. 试镜架

试镜架的主要结构部件包括镜框、框缘设置轴位刻度、镜腿、鼻梁、前镜槽、后镜槽；调试部件包括瞳距控键、瞳高控键、前倾角控键、弯点长控键等（图1-128），也有简易试镜架瞳距、瞳高、前倾角不可变动，制作成不同的瞳距供视光师选择。

3. 调试方法

（1）消除+0.12D辅镜：由于通常没有0.12D步距的库存镜片备货，若在屈光定量处方

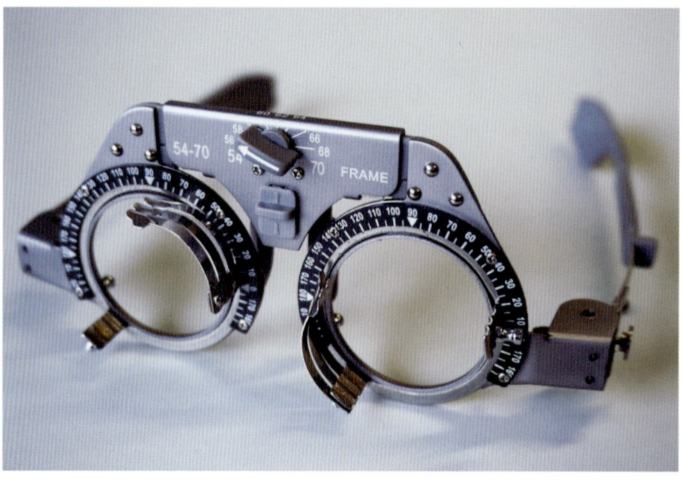

图 1-128 试镜架

含有+0.12D辅镜，可根据以下三种可能适当调试双眼处方球镜试片透镜的焦度。

① 优势眼视孔投放+0.12D辅镜，双眼减去−0.25D或增加+0.25D球镜试片透镜，优视眼消除+0.12辅镜。

② 优势眼、辅助眼视孔均投放+0.12辅镜，双眼减去−0.25D或增加+0.25D球镜试片透镜，双眼消除+0.12辅镜。

③ 辅助眼视孔投放+0.12辅镜，辅助眼减去−0.25D或增加+0.25D球镜试片透镜，辅助眼消除+0.12辅镜。

（2）调试试镜架

① 为被测者戴上试镜架，双侧镜槽投放十字片。

② 根据测试结果置入远用瞳距参数，确认十字片标记位于视线点。

③ 调试弯点长控键，使镜眼距接近标准值12mm。

④ 调试瞳高控键，使被测眼瞳孔几何中心与十字片标记等高。

⑤ 调试前倾角控键，使双侧镜框平面前倾斜角为8°～15°。

（3）投放处方试片透镜

① 摘下试镜架，取下十字片，将主球镜试片透镜置入后镜槽，将球镜试片透镜余量置入前镜槽内层，例如处方球镜试片透镜为−4.25D，将−4.00D置入后镜槽，−0.25D置入前镜槽内层。

② 将处方柱镜试片透镜置入前镜槽中层，注意投放轴位精确。再次为被测者戴上试镜架。

（4）适应性评估

① 评估中远距离视力：嘱被测者戴着试片透镜眺望远景、折返散步、往返登楼，计10～15min，询及有无视力不够清晰、目标物倾斜或变形、头晕或恶心等表现。

② 评估近视力：被测者取舒适坐位，开启阅读灯，嘱被测者注视小五号字阅读物5～10min，询及有无眼涨、疲劳或头痛等表现。

（5）视力不够清晰的调试方法

① 测试被测者戴镜后右眼、左眼和双眼远视力。

② 显示0.6视力视标或0.8视力视标。

③ 在左侧前镜槽外层投放遮盖片，嘱被测者用右眼注视视标，在右侧前镜槽外层增减0.25D，进行片上验光。根据被测眼视标像的清晰度适当调试球镜试片透镜焦度。

④ 用同样方法调试左眼球镜试片透镜焦度。

（6）远距离戴镜不适的调试方法

① 若柱镜试片透镜的轴位位于斜向（即30°～60°或120°～150°），可试将试片透镜的轴位向中心轴位（180°或者90°）调整5°～10°柱镜轴位，再次评估适应性。

② 试将柱镜试片透镜减去0.25D，再次评估适应性；若不能改善，再将柱镜试片减去0.25D，增加0.25D等效球镜试片透镜，再次评估适应性。

③ 再次判定优势眼，试将辅助眼减去0.25D球镜试片透镜。

④ 若仍然有不明原因的远距离戴镜不适，则应再次测试被测者原戴眼镜的矫正处方，若原戴眼镜存在显著的球镜、柱镜或柱镜轴位的误矫，适度的过渡性模仿处方是唯一的缓解方法。

（7）近距离戴镜不适的调试方法

① 由于近读时被测双眼的瞳距和散光轴位均发生改变，故采用远用眼镜注视近目标理应有轻度不适应，多数被测者并不觉察，少数测试者在3～5min即可适应。若不适感始终不能缓解，可试适量降低远用负球镜试片焦度，同时监测远视力。

② 若仍然有不明原因的近距离戴镜不适，或伴有远距离戴镜不适，则有必要测试被测者的双眼视功能。

（8）根据试戴和调试的结果开具屈光不正的处方。

第二节 老视附加定量

老视特指随着人类机体衰老发生的生理性近距离视觉障碍，其特点是借助适量光学透镜的补偿可获得显著视觉改善，下面介绍老视的成因和表现，以及老视的定量测试方法。

一、老视概述

老视为眼的调节能力衰退使然，而老视的早期症状则主要是由调节幅度总量中调节储备不足酿成，兹分析如下。

1. 平行光束与散开光束

相邻的若干光线的组合称为光束，相邻光线永不相交的光束称为平行光束（parallel light beam），相邻光线走向分散的光束称为散开光束（divergence beam）。任何发光体所发出的光都应该是散开光束，视光学将5m以内的目标光束定义为散开光束。而远距离光源发出的光线，例如太阳光线的散开属性几乎可以忽略，因此将太阳光近似的看成平行光线，5m以外的目标物光线的分散性质渐弱，因此同样可以忽略其分散属性，视光学称之为平行光束（图1-129）。

2. 调节和调节幅度

人眼在注视远目标的时候睫状肌的舒缩处于静态，而在注视近目标的时候，由于近目标光线对眼发出一定量的散开度，若注视眼睫状肌维持原有的张力，则目标光线就会在视网膜后方成像，故注视眼必须启动调节，增加屈光系统的焦力来抵消近目标的散开度，从而看清近目标。调节是指睫状肌收缩，睫状韧带松弛，晶状体的囊膜（主要是前囊膜）的张力下降，晶状体的基质隆起，从而将晶状体表面撑弯等一系列生理过程（图1-130）。眼的晶状体屈光焦力根据不同注视距离的视觉需求发生定量改变的现象，称为调节（accommodation）。若将注视无限远时眼的调节力定义为0位，则调动最大的调节力注视近目标时晶状体所增加的焦度称为调节幅度（amplitude of accommodation）。

3. 调节与年龄的关系

随着年龄的增长，调节幅度始终在逐步下降。Duane 对4000只8～72岁年龄的人眼进行

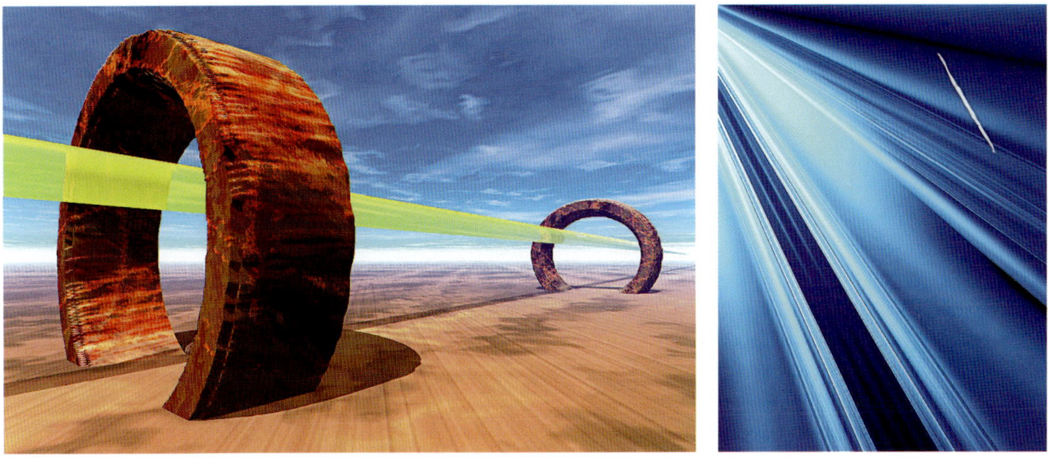

（a）平行光束　（b）散开光束

图 1-129　散开光束与平行光束的对照

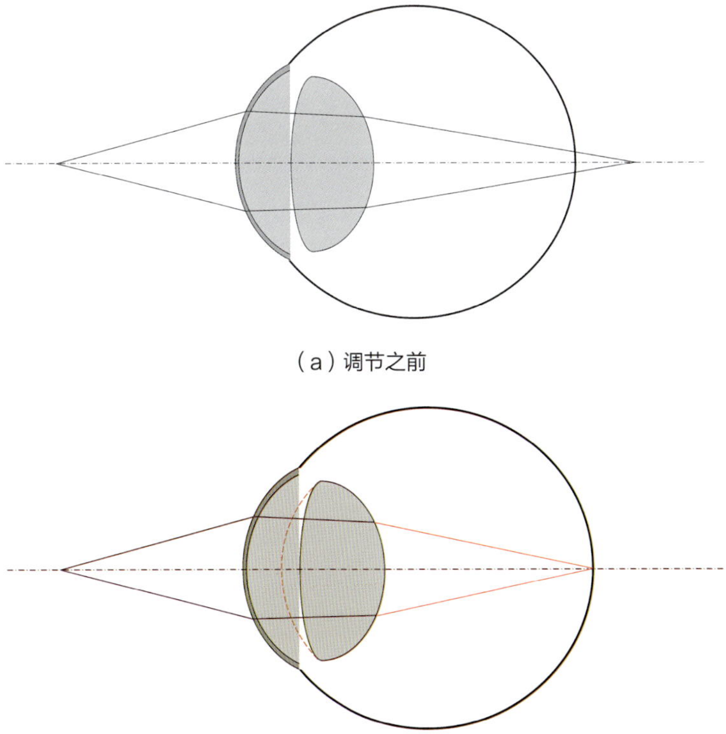

（a）调节之前

（b）调节之后

图 1-130　调节诱发晶状体形状变化

了调节幅度的调查（表1-5），描绘了调节幅度与年龄的相关曲线（图1-131），有以下发现。

（1）8岁时，眼的调节幅度为11.60～16.10D，是人眼调节力最发达的时期。

（2）8岁以后，眼的调节幅度以每年约0.27D的幅度衰减。

（3）48～52岁时，调节幅度的衰减形成延缓拐点，但每年仍然以0.02～0.07D的速度衰减。调节幅度衰减延缓的原因不明，推测是由于40岁以后在调节力不足的情况下勉强注视近目标，睫状肌获得了强化，调节功能的减退发生了反馈性抑制。

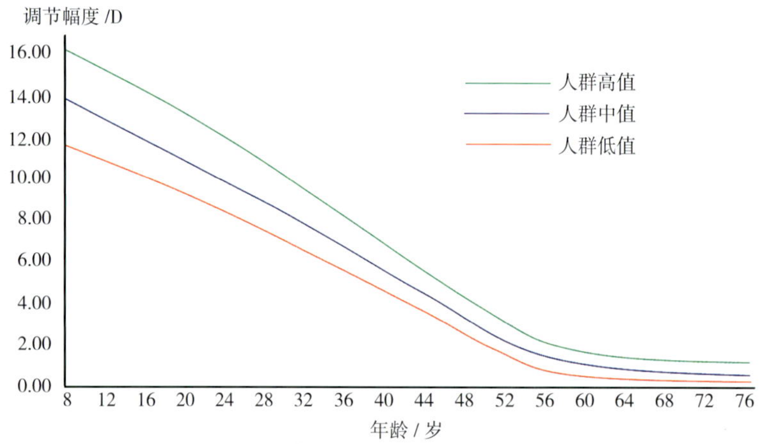

图 1-131 Duane 调节幅度曲线

表 1-5 不同年龄的调节幅度正常值

年龄 / 岁	调节幅度 /D			年龄 / 岁	调节幅度 /D		
	低值	中值	高值		低值	中值	高值
8	11.6	13.8	16.1	44	2.1	4.0	6.3
12	10.7	12.9	15.2	48	1.2	2.3	4.5
16	9.8	12.0	14.3	52	0.9	1.6	2.2
20	8.9	11.1	13.4	56	0.8	1.3	1.8
24	8.0	10.2	12.4	60	0.7	1.2	1.7
28	7.0	9.2	11.3	64	0.6	1.1	1.6
32	6.0	8.1	10.2	68	0.5	1.0	1.5
36	5.0	7.0	9.0	72	0.4	0.9	1.4
40	3.4	5.8	7.9	76	0.3	0.8	1.3

4. 调节储备

调节功能虽然随着年龄的增长不断地衰减，但在中年以前因不影响近距离工作，常不被人觉察，因为近距离工作的调节需求为2.50～4.00D，从 Duane 调节幅度曲线可知，正常人在40岁以前的调节幅度可以充分的满足上述调节需求。然而经验证实为了支持长时间近读，除付出视近所需的调节力之外，还必须具备一定量的调节储备。例如38岁时调节幅度均值约为6.00D，在看33cm的近目标时仅需付出3.00D调节需求，仍可保持约3.00D调节储备，约占调节幅度总量的1/2，因此不致诱发视近疲劳。但在42岁时，调节幅度均值约减少为5.00D，若注视33cm的近目标付出3.00D调节需求，则剩余的2.00D调节储备不足调节幅度总量的1/2，就可能产生视近疲劳。此时不得不将目标物移到距眼40cm 的地方，注视40cm的目标时仅需付出2.50D调节需求，仍可保持约2.50D调节储备，约占调节幅度总量的1/2，从而避免注视疲劳。根据对 Duane 曲线拐点年龄（即44～52岁）的人群调查，证实人眼在注视近距离目标时除付出视近调节需求以外，必须保持1/3～1/2的调节储备，才能保证近视力持久清晰。

5. 老视的定义

根据 Duane 曲线可知虽然调节幅度与年龄负相关，只有在超过40岁后，随着调节幅度的下降，在常规的注视距离注视近目标，眼的调节储备已逐渐不足眼调节幅度总量的1/2时，才会逐渐发生视近困难。故将年龄相关性的视近困难称为老视（presbyopia）。老视是随着年龄增长眼的调节能力逐步衰退的生理现象，并非屈光不正。

6. 调节衰退的机理

调节衰退的诱因学说有多种，通常认为是随着年龄的增长，由于下述多重诱因导致在睫状肌收缩时晶状体不能产生预期的正焦力。

（1）睫状肌纤维的张力下降，因而调节神经兴奋不能诱发睫状肌产生相应的收缩力。

（2）睫状体组织和包绕睫状体的巩膜组织弹性下降，限制了睫状肌收缩空间，在调节时限制了睫状肌预期的收缩量。

（3）睫状韧带和晶状体囊膜渐进性纤维化，弹性下降，睫状肌收缩后晶状体增焦的效率不足。

（4）晶状体基质成分密度增高，体积变大，可塑性下降，在调节时晶状体的表面曲率不能达到预期的弯度。

（5）影响老视的其他因素　老视的程度主要于决定年龄的衰老，同时还有一些其他因素也会在一定程度上促使老视的发生和发展，使年龄相同的人老视的程度存在差异。

① 屈光不正：远视眼因无论看远看近都须多付出调节，调节神经的兴奋性亢进，导致睫状肌保有不能放松的调节张力，调节幅度通常较正视眼和近视眼小，故远视眼老视出现较早；近视眼配戴框架眼镜，由于镜眼屈光系统的光学中心前移，较相同阅读距离的正视眼调节需求略小，故配戴框架眼镜的近视眼老视出现稍迟。

② 用眼习惯：调节需求与近距离工作及近工作量相关，长时间从事近距离精细工作的人，因对于近距离视觉质量要求较高，故老视出现得较早，发展也较快。

③ 照明条件：在阅读环境亮度不足、阅读物对比度不足或阅读物字体过小的情况下，因在暗环境中瞳孔散大，景深变浅，视网膜上的弥散圆变大，或者阅读物对于近视觉的解像度要求较高，故使老视的程度增加。

④ 健康状况：体弱、疲劳、饮酒均可能使调节需求增加0.50D左右；服用胰岛素、安定剂、抗过敏药及利尿剂均可能诱使老视加重。

7. 老视的表现

（1）老视早期表现为看不清小字阅读物，被迫将目标移远；每次近距离作业需要3～5min的适应期，随着年龄增长有发展的趋势。

（2）在照明不足的情况下，目标物显著变得模糊。

（3）长时间近读可诱发头痛、恶心、眼球发胀、眼睑瘙痒甚至演化为慢性结膜炎、睑缘炎等。

（4）长时间近读后忽然看远，发生短时间视力模糊，诱发一过性近视，表现为调节痉挛；长时间看远后忽然看近，发生短时间视力模糊，表现为调节迟钝。

二、老视的定量测试

因老视带来的症状受注视距离和调节储备的影响，故老视常不能精确定量测试。由于被测试者不能明确判定矫正眼镜增减+1.00D的视觉差异，验配师通常仅根据被测试者的年龄推断大致的矫正处方。规范的老视定量测试则应将被测试者的调节幅度和调节需求进行对照分析，并进行精细调整，以获得适当的定量处方。

1. 采集调节需求

老视是由近距离工作引起的，不同的注视距离所需要的调节量值也不相同，调节需求（demand of accommodation）与注视距离呈负相关，即目标物越近注视眼付出的调节量值越大，调节需求等于注视距离的倒数，计算公式如下。

$$F_d=\frac{1}{d} \tag{1-5}$$

式中 F_d——调节需求；

d——注视距离，m。

例1-22 设注视距离为40cm，求被测眼的调节需求。

解：F_d=1/0.4=2.50（D）

例1-23 设注视距离为33cm，求被测眼的调节需求。

解：F_d=1/0.33=3.00（D）

在老视定量测试时，须首先了解被测者习惯的阅读距离，从而采集被测眼的调节需求。

2. 测试调节幅度

在采集调节需求以后，若要衡量被测眼在习惯的工作距离是否存在老视症状，须将被测眼现有的调节幅度与调节需求进行对照，故须测试被测眼的调节幅度。常用的调节幅度测试方法有推进法、球镜法和融像性交叉柱镜法等。

测试调节幅度的前提是假定被测眼在注视远距离目标时的调节量值为零，或可以忽略，则在注视近目标时所贡献的最大调节力才能定义为被测眼的调节幅度。只有正视眼或配戴矫正适度的矫正眼镜的屈光不正眼才符合注视远距离目标时的调节量值近似为零的条件，因此在进行调节幅度的定量测试之前必须进行规范的远距离屈光定量测试，并将远用眼镜屈光处方数据置入试镜视孔，作为测试基础。

（1）推进法

测试原理

已知近距离目标发出的光线对眼形成散开光束，若将注视远目标时眼屈光系统看成固定量值的凸透镜，此时就需要注视眼根据近目标的距离产生适度的调节，从而增加晶状体的会聚度，消解近目标的散开度，使近目标保持清晰。将近视标卡沿着近测试尺逐量向注视眼推进，调动眼的调节力逐量增加，直至调节耗尽，近视标卡至眼主点轴面的距离称为眼的调节近点距离，其倒数即为眼的调节幅度。

测试方法

① 综合验光仪双侧内置辅镜调整为开启“O”。

② 双侧视孔置入远用瞳距和屈光矫正处方透镜。

③ 放置近测试尺，将近十字视标卡设置在40cm的位置（图1-132）。

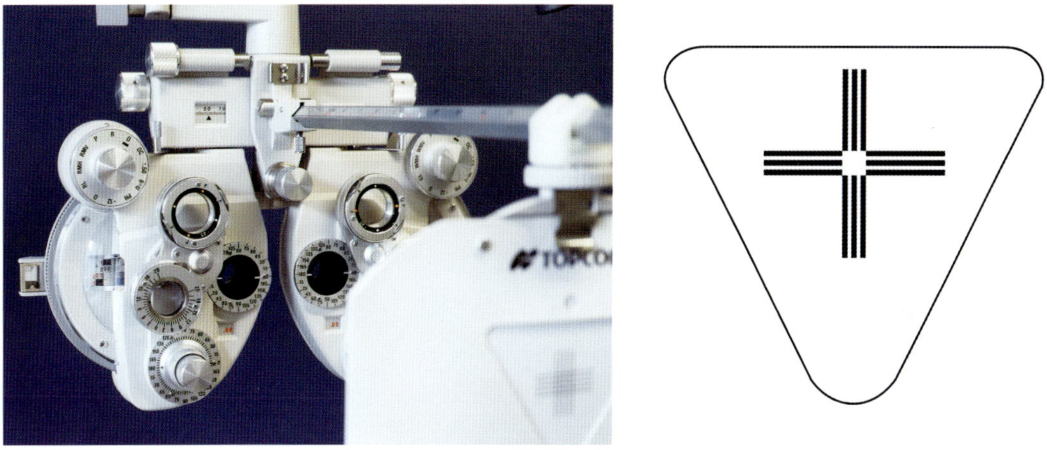

图 1-132　近测试尺和近视标卡

④ 开启近读灯，调整投照角度，使之充分照亮近视标卡。

⑤ 调试双侧集合掣，使双眼处于近读集合状态。

⑥ 以1cm/s的速度将视标卡向被测眼移近，接近调节近点时速度应适当减缓，直至被测者诉十字视标线间隙灰变，将视标卡缓慢退回清晰临界点。

⑦ 记录近十字视标卡在近测试尺上所处位置的读数，该测试值即为调节近点距离的近似值。将该测试值换算为调节幅度近似值，方法如下。

$$F_a = \frac{1}{d_n} \tag{1-6}$$

式中　F_a——调节幅度；

d_n——调节近点距离测试值，m。

例1-24　设调节近点距离测试值为20cm，求被测眼的调节幅度。

解：F_a=1/0.2=5.00（D）

⑧ 若被测眼不能分辨40cm近十字视标，证实被测眼调节幅度＜2.50D，可在双侧视孔预置+3.00D球镜试片透镜，测试完毕后，将所测得的调节幅度减去+3.00D即可。

例1-25　设视孔预置+3.00D球镜后，测得调节近点距离20cm，求被测眼的调节幅度。

解：F_a=1/0.2−3.00=2.00（D）

注意事项

① 近测试尺的测试值为调节近点至眼镜平面的间距，并非调节近点至被测眼主点轴面的距离，眼镜平面距眼主点轴面约为13.5mm，但因为有远用矫正眼镜的存在，镜眼屈光系统主点轴面不易定位，老视测试时通常以调节近点至眼镜平面的间距为调节近点距离近似

值，对调节幅度的定量误差加以忽略。

② 有验配师主张两只眼分别进行推进法测试，以调节幅度小的测试值为老视定量的参考值，但因近距离调节是与集合同时发生的，集合的存在同时诱发一定量的集合性调节，若单眼测试则被测眼无需集合，由于缺少集合性调节的增量，调节幅度测试值普遍低于双眼测试结果。盖因看近时通常是双眼同时工作，因此不宜采用单眼推进法测试调节幅度。

（2）球镜法

测试原理

将十字视标放置于距眼镜平面40cm处，被测眼由于注视近视标事先付出了2.50D调节力。此时在双眼视孔逐量增加负球镜试片透镜，双眼必须逐量增加调节力，利用晶状体的会聚度来消解负球镜的焦力，使近目标保持清晰。直至调节耗尽，负球镜所诱发出的调节力加上事先付出的2.50D调节力，即为被测眼的调节幅度。

测试方法

① 综合验光仪双侧内置辅镜调整为开启“O”。

② 双侧视孔置入远用瞳距和屈光矫正处方透镜。

③ 放置近测试尺，将近十字视标卡设置在40cm的位置。

④ 开启近读灯，调整投照角度，使之充分照亮近视标卡。

⑤ 调试双侧集合掣，使双眼处于近读集合状态。

⑥ 调试双侧球镜焦度轮盘，逐量增加负球镜焦度，直至被测者诉十字视标线间隙灰变，退回-0.25D。测试值与2.50D的和值为被测眼的调节幅度。计算调节幅度量值的方法如下。

$$F_a=2.50-S_a \tag{1-7}$$

式中 F_a——调节幅度；

S_a——球镜测试值。

例1-26 设球镜测试值为-2.00D，求被测眼的调节幅度。

解：F_a=2.50-（-2.00）=4.50（D）

⑦ 若被测眼不能分辨40cm近十字视标，证实被测眼调节幅度＜2.50D，调整双侧球镜焦度轮盘，逐量增加正球镜焦度，直至被测者诉近十字视标线间隙清晰。则证实被测眼的调节幅度与测试值的和值为2.50D，须用2.50D减去附加正透镜计算被测眼的调节幅度。

例1-27 设球镜测试值为+1.25D，求被测眼的调节幅度。

解：F_a=2.50-1.25=1.25（D）

注意事项

① 有验配师习惯采用近视力表视标进行球镜法调节幅度的检测，也无不可，但在实际操作中发现被测者对于视力视标的模糊临界点的判断不及十字视标准确。

② 有验配师认为近十字视标放置于40cm处，因调节滞后等原因并不能精确诱发被测眼付出2.50D调节力，故主张采用5m视力视标进行球镜法测试，若看远时调节为0，则负球镜试片透镜所诱发的全部调节力应该为被测眼的调节幅度，但在实际操作中发现因被测双眼注视远目标无需集合，缺少集合性调节的增量，调节幅度测试值普遍低于近球镜法的测试结果。

（3）融像性交叉柱镜法

测试原理

① 融像性交叉柱镜的屈光作用：综合验光仪设置的融像性交叉柱镜为±0.50D，即水平轴位+0.50D的圆柱透镜与垂直轴位−0.50D的圆柱透镜的双合透镜，该透镜可使目标光线的焦点分解为前水平和后垂直的两条焦线（图1−133）。

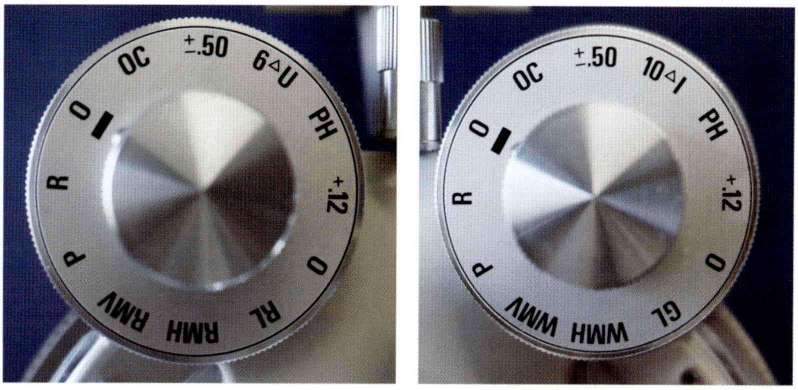

图 1−133 融像性交叉柱镜辅镜

② 近交叉视标测试方法的分析：近交叉视标为设置于近视力表的水平与垂直线条正交的格子状视标（图1−134）。

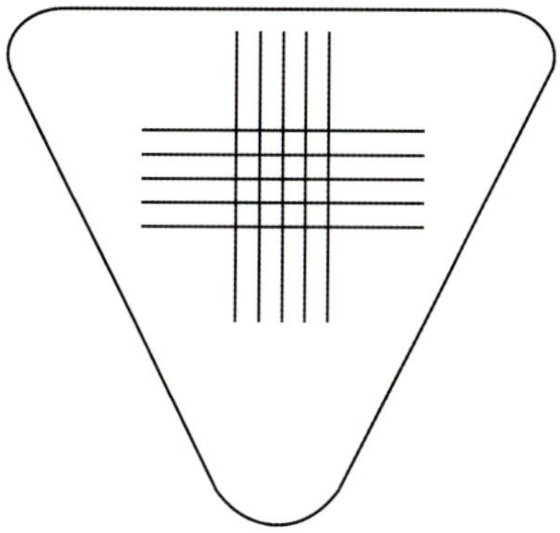

图 1−134 近交叉视标

通过±0.50D交叉圆柱透镜观察近距离的交叉视标，视标的水平焦线像前移0.50D，视标的垂直焦线像后退0.50D，焦间距为1.00D。将注视目标放置于近测试距离，若被测眼有足够的调节，可通过适量的调节将前焦线像移到视网膜前，后焦线像留在视网膜后[图1−135（a）]。前方的水平焦线像与后方的垂直焦线像与视网膜的间距大致相等，清晰度相近。若被测眼没有足够的调节，虽则动员了全部调节力，使前后焦线像同步从视网膜后方向视网膜移动，最终前方的水平焦线像距视网膜近，显得清晰，后方的垂直焦线像距视网膜远，显得模糊[图1−135（b）]。若被测者诉水平视标线清晰，则证实被测眼的调节幅度不足以支持近距离作业。

测试方法

① 双侧视孔置入远用瞳距和屈光矫正处方透镜。

② 放置近测试尺，将近交叉视标卡设置在40cm的位置。

③ 开启近读灯，调整投照角度，使之充分照亮近视标卡。

④ 调试双侧集合掣，使双眼处于近读集合状态。

⑤ 综合验光仪双侧内置辅镜调整为±0.50D交叉圆柱透镜。

⑥ 嘱被测者双眼注视近交叉视标，判断视标像的清晰度。

⑦ 若诉水平焦线像清晰，逐量递增+0.25D球镜试片焦度（远用处方为负透镜则逐量

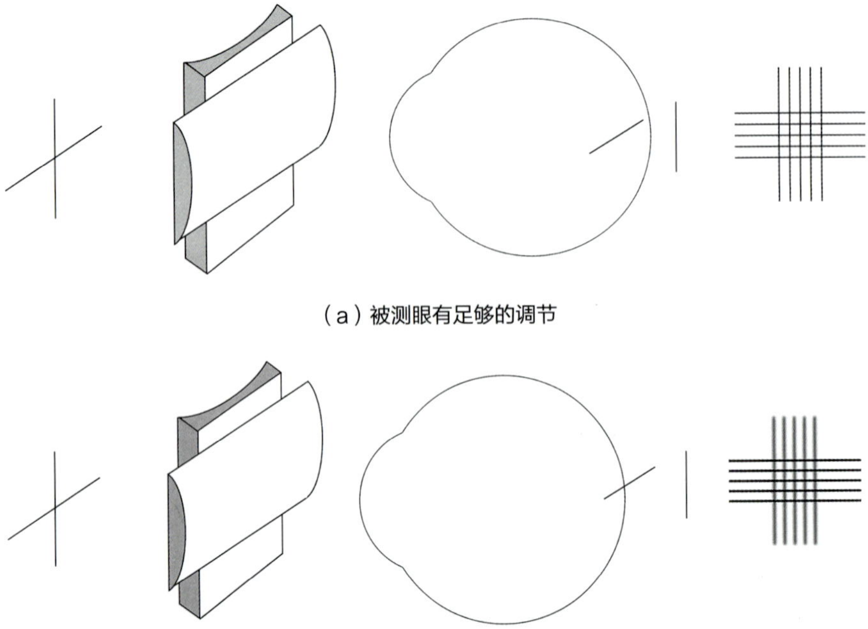

（a）被测眼有足够的调节

（b）被测眼没有足够的调节

图 1-135　通过 ±0.50D 交叉圆柱透镜观察近交叉视标

递减-0.25D球镜试片焦度），直至被测者诉水平与垂直焦线像的清晰度一致，记录球镜测试值。

⑧ 若诉两焦线像清晰一致，逐量递增-0.25D球镜试片焦度（远用处方为正透镜则逐量递减+0.25D球镜试片焦度），直至水平焦线像比垂直焦线像清晰，退回0.25D，记录球镜测试值。

⑨ 计算被测眼调节幅度，方法同于式（1-7）。

例1-28　设球镜测试值为+1.50D，求被测眼的调节幅度。

解：F_a=2.50-1.50=1.00（D）

例1-29　设球镜测试值为-0.75D，求被测眼的调节幅度。

解：F_a=2.50-（-0.75）=3.25（D）

注意事项

① 融像性交叉柱镜法测试与球镜法测试原理大致相同，球镜法测试采用逐量附加球镜焦度使近视标光线在视网膜结像，而融像性交叉柱镜法测试则是采用逐量附加球镜焦度使交叉圆柱透镜最小弥散圆接近视网膜，两者的测试值相近。将单一的视标清晰度判断改为水平焦线像与垂直焦线像清晰度的对比，使测试值更为可信。

② 有验配师主张在近交叉视标测试时，若水平焦线像与垂直焦线像清晰度一致，则证实被测眼没有需要矫正的老视；若水平焦线像比垂直焦线像清晰，则逐量附加正焦度球镜，直至水平焦线像与垂直焦线像清晰度一致，测试值可以作为被测眼的老视理论附加焦度，只要在精细调整时进行修正即可，也无不可。

③ 融像性交叉柱镜法不适用于40岁以下的被测者，因为调节幅度较大就会有一定调节

滞后的空间，递增负球镜试片焦度至水平焦线像比垂直焦线像清晰，只能说明被测眼出现了显性调节滞后，并非是调节耗尽。

（4）年龄判断法　由于调节功能随着年龄的增大而衰减，调节幅度的测试结果证实相同年龄的被测眼调节幅度相接近，故有专家对于调节幅度与年龄的相关性进行了规律性调查。Hofstetter 曾提出调节幅度与年龄的相关性经验公式如下，计算结果在实践中已普遍用于与调节幅度的临床测试结果进行对照。

$$\text{人群调节幅度低值}=15-0.25\times\text{年龄} \tag{1-8}$$

$$\text{人群调节幅度高值}=25-0.4\times\text{年龄} \tag{1-9}$$

$$\text{人群调节幅度中值}=18.5-0.3\times\text{年龄} \tag{1-10}$$

Donder 对不同年龄组的调节幅度进行了大样本调查，现将调查结果列表如下，同样可用于与调节幅度的临床测试结果进行对照（表1-6）。

表 1-6　年龄与调节幅度

年龄 / 岁	调节幅度 /D	年龄 / 岁	调节幅度 /D
10	14.00	45	3.50
15	12.00	50	2.50
20	10.00	55	1.75
25	8.50	60	1.00
30	7.00	65	0.50
35	5.50	70	0.25
40	4.50	75	0.00

有验配师认为可以从人群调查获得规律性的经验数据，无需对每一个被测者进行调节幅度的定量测试，采用式（1-8）计算或采用表1-6检索进行调节幅度的定量，更为简捷实用，也无不可。

3. 确定理论附加焦度

已知老视是由于调节时晶状体不能产生预期的正焦力所致，因此在近距离工作时，须在原有的远用眼镜的基础上增加若干正性透镜作为附加焦度，所加正性透镜的量值除弥补眼的调节不足，同时还必须使被测眼保持一定量调节力作为调节储备，以避免长时间近距离工作带来的疲劳。

（1）计算附加焦度参考值　测得被测眼的调节幅度后，可结合事先采集的被测者调节需求计算附加焦度参考值，方法为将调节幅度平均分为两部分，1/2调节幅度可于用调节，另外1/2调节幅度作为调节储备。即1/2可使用的调节幅度加上一定量的正性附加焦度应该等于调节需求的量值，计算公式如下。

$$F_p=F_d-0.5F_a \tag{1-11}$$

式中　F_d——近距离工作的调节需求；

F_a——被测眼调节幅度；

F_p——附加焦度参考值。

例1-30　设被测者调节幅度为3.00D，习惯的阅读距离为40cm，求被测眼的附加焦度参考值。

解：F_p=1/0.4－0.5×3.00=1.00（D）

例1-31　设被测者调节幅度为2.50D，习惯的阅读距离为33cm，求被测眼的理论附加焦度。

解：F_p=1/0.33－0.5×2.50=1.75（D）

（2）附加焦度参考值与年龄和屈光不正的相关性　经验证实附加焦度参考值受年龄和屈光不正的影响，相同年龄屈光不正相近的附加焦度参考值相近，故有专家对于附加焦度参考值与年龄和屈光不正的相关性进行了规律性调查。现将人群调查附加焦度参考值与年龄和屈光不正的相关性列表如下，供与附加焦度参考值的计算结果进行对照（表1-7）。

表1-7　附加焦度参考值与年龄和屈光不正的相关性

年龄/岁	近视、正视/D	低度远视/D	中、高度远视/D
35～37	0	0	+0.75
38～40	0	+0.75	+1.00
41～43	+0.75	+1.00	+1.25
44～46	+1.00	+1.25	+1.50
47～49	+1.25	+1.50	+1.75
50～52	+1.50	+1.75	+2.00
53～55	+1.75	+2.00	+2.25
56～58	+2.00	+2.25	+2.50
59～61	+2.25	+2.50	+2.75
＞62	+2.50	+2.75	+3.00

有验配师认为表1-7既考虑到年龄因素，又兼顾了屈光不正带来的差异规律，因此建议用上述表格的参数作为附加焦度参考值直接进行精细调整的测试步骤，不失为老视定量测试的捷径。

4. 精细调整附加焦度

理论附加焦度的测试可能受测试和计算等各种因素的干扰发生误差，故需根据近距离用眼条件对其进行精细调整验证。

测试原理

在注视近目标时，因为注视距离或远或近，目标物忽大忽小，光线时明时暗，视线指向有高有低，这就需要注视眼根据情况选择增减调节力的付出。经验证实在习惯的注视距离，戴上老视眼镜后，睫状肌能够进一步舒张与能够进一步收缩的量值大致相等，戴镜双眼处于最舒适的状态。因此在双眼负载附加焦度参考值的条件下，在习惯的注视距离进行正负相对调节的测试，对照比较戴镜双眼能够放松的调节力与能够紧张的调节力，从而对附加焦度参考值进行适当的修正。

测试方法

（1）综合验光仪双侧内置辅镜调整为开启“O”。

（2）双侧视孔置入远用瞳距和屈光矫正处方透镜，并置入近用附加焦度参考值。

（3）放置近测试尺，将近十字视标卡设置在被测者习惯的近距离工作的位置。

（4）开启近读灯，调整投照角度，使之充分照亮近视标卡。

（5）调试双侧集合掣，使双眼处于近读集合状态。

（6）调试双侧球镜焦度轮盘，逐量增加正球镜试片焦度（近视眼逐量减少负球镜试片焦度），直至被测者诉十字视标线间隙灰变，退回+0.25D。所加的正球镜焦度为被测眼的负相对调节（NRA）。

（7）将双视孔焦度调整回到负相对调节测试之前的状态。

（8）调整双侧球镜焦度轮盘，逐量增加负球镜焦度（远视眼逐量减少正球镜试片焦度），直至被测者诉十字视标线间隙灰变，退回−0.25D。所加的负球镜焦度为被测眼的正相对调节（PRA）。

（9）将双视孔焦度调整回到正相对调节测试之前的状态。

（10）将负相对调节与正相对调节之代数和除以2作为修正值，加入附加焦度参考值，计算结果即为精调附加焦度。

$$F_t = F_p + 0.5 \times (NRA + PRA) \tag{1-12}$$

式中 F_t——精调附加焦度；

F_p——附加焦度参考值；

NRA——负相对调节；

PRA——正相对调节。

例1−32 设附加焦度参考值为+2.50D，负相对调节为+1.00D，正相对调节为−0.50D，求被测眼的精调附加焦度。

解：F_t=2.50+0.5×（1.00−0.50）=2.75（D）

例1−33 设附加焦度参考值为+1.25D，负相对调节为+1.25D，正相对调节为−1.75D，求被测眼的精调附加焦度。

解：F_t=1.25+0.5×（1.25−1.75）=1.00（D）

注意事项

（1）精细调整附加焦度的测试是完全模拟戴镜者近读视觉状态，所以务必记住将近十字视标放置于被测者习惯的注视距离。

（2）测试中常遇到负相对调节与正相对调节之代数和除以2不是0.25D的倍数，以至于难以确定修正值。则须掌握老视附加焦度不能过度矫正的原则，盖因过度采用正透镜替代调节力可加速调节功能的衰退。例如：负相对调节为+1.25D，正相对调节为−1.00D，修正值计算为+0.125D，即可忽略。负相对调节为+1.00D，正相对调节为−1.75D，修正值计算为−0.375D，可取−0.50D。口诀为“正减负加”。

5. 近光心距的定量

由于近读时双眼须适量集合才能同时注视同一目标，而近用眼镜距离戴镜眼有一定距离，故双眼视线与近用眼镜透镜交点的间距所表征的近用光心距应小于被测眼的远用瞳距（图1-136）。

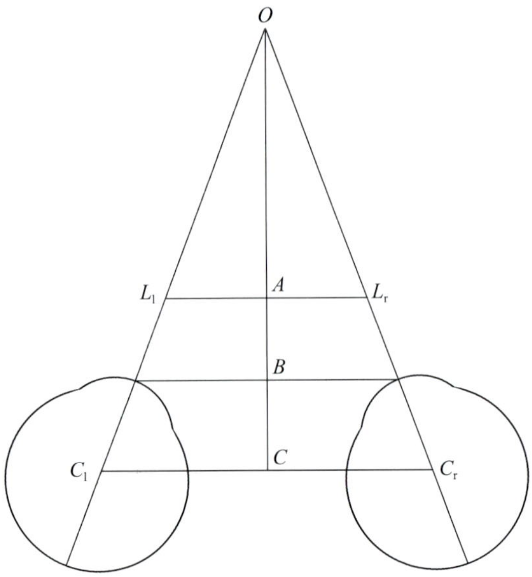

图 1-136 远光心距与近光心距的比较

（1）近用光心距计算公式的推导 近用光心距的计算与远用光心距（远用瞳距）、注视距离、镜眼距以及角膜顶点至眼回旋点的间距等因素相关。根据图1-136所示，近用光心距的计算公式可推导如下。

设1：镜眼距AB=12mm，角膜顶点至眼回旋点的间距BC=13mm，远用光心距为C_lC_r。求近用光心距L_lL_r。

解：因为 $\triangle OL_lL_r \backsim \triangle OC_lC_r$

所以 $OA/OC=L_lL_r/C_lC_r$

因为 $OA=OB-AB$ $OC=OB+BC$

所以（$OB-AB$）/（$OB+BC$）=（$OB-12$）/（$OB+13$）=L_lL_r/C_lC_r

设2：远用光心距C_lC_r为P_d，近用光心距L_lL_r为P_n，注视距离OB为N_d（单位为mm），可得如下公式：

$$P_n=P_d\times[(N_d-12)/(N_d+13)] \quad (1-13)$$

例1-34 设被测眼远用瞳距为65mm，近读距离为330mm，求近用光心距。

解：$P_n=65\times[(330-12)/(330+13)]=60.3$（mm）

（2）近光心距简化公式 由于近光心距公式的计算较为繁琐，而常用近读距离为25～40cm，故推荐使用常用阅读距离的近用光心距系数和简化公式（表1-8）。

$$P_n=P_d\times C \quad (1-14)$$

式中 C——近光心距系数。

表 1-8 常用阅读距离的近光心距系数

阅读距离 /cm	近光心距系数
25	0.91
33	0.93
40	0.94

例1-35 设被测眼远用光心距为68mm，近读距离为33cm，求近用光心距。

解：$P_n=68\times0.93=63.2$（mm）

6. 试戴

既往对于老视眼镜的试戴不够重视，常以看清近目标为定量适度的判断标准。实则阅读距离、采光条件、阅读目标的大小、阅读时间长短等均与老视眼镜的验配质量息息相关，试介绍规范的试戴方法如下。

测试方法

（1）根据戴镜者面型条件调试试镜架，注意镜眼距、前倾角、弯点长、瞳高和近光心距的调整。

（2）置入远用屈光处方试片透镜及精调附加焦度，注意远用柱镜试片透镜的轴位必须精准。

（3）设置高度合适的近距离试戴专用桌椅，给予近阅读区亮度可调的白炽灯照明。

（4）在习惯的近工作距离分别测试右眼、左眼和双眼近视力。

（5）制作10号、7.5号和5号字印刷阅读物，嘱被测者在习惯的近工作距离阅读10～15min，询及被测者戴镜近读时的清晰度、舒适度和耐久程度。

（6）若被测者能适应常态阅读，可适当缩小阅读物字号或适当降低阅读灯亮度，做3～5min疲劳测试。测试完毕后，立即测试远视力，若远视力较阅读前下降则提示近附加焦度不足。

注意事项

（1）须知在屈光定量测试和双眼视功能测试中，只有老视眼镜的测试时需要采用集合掣，试戴时需要采用近光心距，因为只有老视眼镜是专为近距离工作定制的。

（2）常规照明条件下双眼很容易地看清0.8近对数视力视标，增强照明后能分辨1.0近对数视力视标，则为矫正适当。但应注意中老年人因视功能退化，影响矫正近用视力的因素复杂，个体差异很大，部分被测眼仅能看清0.6，只要被测者满意也是可以接受的。

（3）印刷阅读物以浏览容量为10～15min为宜，可选择推理小说等可读性较强的内容，使被测者无枯燥感，容易配合完成测试。

第二章

双眼视觉的测试、分析和矫治

视中枢的发育迟于眼的发育，视觉神经元间突触联系的建立，视皮质神经核的分化成熟，均与不断适应环境的影像刺激，经验重复相关，故与双眼视觉相关的视觉功能大多在出生后逐渐发育。3月龄始出现双眼视网膜对应和平面融像，逐步完善的感觉性融像有效地控制着运动性融像，6月龄至2岁之间，调节与聚散关联性的发育渐次完成。

第一节 感觉性融像

一、正常感觉性融像

（一）感觉性融像的生理

1. 正常感觉性融像与异常感觉性融像

（1）正常感觉性融像　当感觉性融像（sensory fusion）正常时，双眼视觉优于单眼视觉，如双眼视野范围扩大、双眼视网膜感光阈值降低、双眼视觉信息叠加、生理盲点消除、目标影像具有三维立体感知等。并有助于对注视目标的准确定位和明确注视者自身的空间定位。

（2）异常感觉性融像　当感觉性融像异常时，双眼视觉不及单眼视觉，发生复视、混淆视、黄斑抑制、弱视和视疲劳等症。

2. 感觉性融像的基础

（1）双眼视知觉基本相等　即双眼目标像的大小、形状、亮度及颜色相似。

（2）双眼视网膜具有正常的对应关系　即双眼所同时感知的目标像在双眼视网膜的对应位置上。

（3）双眼有共同的视觉方向　双眼运动方向协调一致，即注视同一目标时的定位反射一致；变换注视目标后，再注视反射一致；注视近目标时，双眼的视轴取一致的集合量；无论眼位如何变化，双眼所注视的目标像都不偏离各自的黄斑中心凹。

（4）双眼融像功能正常　当双眼注视的同一目标像有少许差异或在双眼视网膜上的位置少许不对应时，双眼可通过反射性融像使中枢感受到单一的目标影像。

（5）双眼有共同的视野　单眼视野（monocular visual field）在水平位上颞侧为90°，鼻侧为60°，合计150°。双眼视野（binocular visual field）在水平位上约为180°，中间120°为双眼共同视野，是体现双眼视觉功能的区域。双颞侧30°为双眼同时注视时的单眼视野，与部分鼻侧视网膜的功能对应，称为颞侧新月（图2-1）。

（6）其他定位功能的参与　听觉、触觉、本体觉和前庭平衡觉都会给予双眼视觉的中枢感受以辅助和修正。

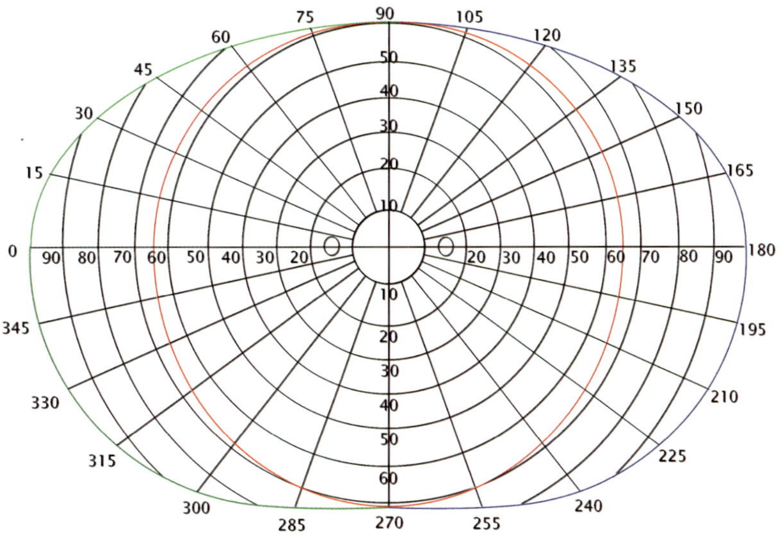

图 2-1 双眼视野

3. 感觉性融像的分级

感觉性融像分为三级，第一级为双眼同时视，第二级为双眼平面融像，第三级为双眼立体视觉。近期研究证实，上述三级别并无绝对的顺序递进关系，如单眼立体视觉并无需建立在同时视和平面融像的基础上。

（二）感觉性融像机能

1. 双眼同时视（simultaneous perception）

（1）定义 注视目标对双眼黄斑中心凹的像刺激能被视觉中枢同时感受，称为双眼同时视。

（2）双眼叠加作用（binocular summations）

① 增视性叠加：双眼同时注视时的视觉功能超越双眼视觉功能相加的总和，因当双眼所接收到的视觉刺激在时间和空间上同步，可产生刺激的相互作用，使刺激增量。

② 线性叠加：双眼同时注视时的视觉功能等于双眼单独注视时视觉功能相加的总和。

③ 部分叠加：又称为概率性叠加，双眼同时注视时的视觉功能优于双眼中任意一眼，但低于双眼单独注视时视觉功能相加的总和。如双眼的光觉阈值低于单眼，双眼的视力优于单眼，双眼的对比敏感度优于单眼。

④ 零叠加：双眼同时注视时的视觉功能等于双眼中较优的一眼。如双眼辨色力并不优于单眼。

⑤ 压抑性叠加：双眼同时注视时，由于视信息的相互干扰，视觉功能低于双眼中任意一眼。如双眼影像不等。

（3）双眼视信息的互动

① 双眼亮度平均：双眼注视白色的墙壁，若一眼单独覆盖太阳镜，使双眼进光的亮度

不一致，则中枢感受到的目标亮度比亮眼稍暗，比暗眼稍亮，对双眼的影像亮度进行平均化处理。

② 双眼后效转换：若遮盖左眼，用右眼单独注视电灯数秒钟，然后注视白色的墙壁，可以看到墙壁上灯光留下的斑影，在注视后一目标时，仍保留前一注视目标痕迹的视觉效果称为后效作用，此时若遮盖右眼，用左眼注视白色的墙，则左眼也同样可以看到墙壁上灯光斑影，这就是后效转换作用。同样的后效转换作用见于运动后效、倾斜后效等。

2．双眼平面融像（flat fusion）

（1）定义　双眼分别接收到的同一注视目标的视觉信息，被视觉中枢整合为完整单一的目标像的过程，称为双眼平面融像，又称为双眼单视。

（2）视觉方向

① 单眼视向：在单眼注视时，单眼注视野中的视觉信息在单眼视网膜上结像，并形成以单眼黄斑中心凹为中心的空间定向体系。

a．单眼主视向（principal visual direction）注视野中心的物点通过眼的结点至黄斑中心凹的连线，称为单眼主视向。单眼主视向只有一条，是对正前方注视目标空间定位的基准。

b．单眼次视向（secondary visual direction）注视野中心物点以外的物点通过眼的结点至视网膜的周边区像点的连线，称为单眼次视向。单眼次视向有无数条，是主视向空间定位的辅助元素（图2-2）。Hering 第1准则指出：视野中的多个目标若在视网膜上形成重叠的像被眼理解为位于同一视向，视野中的多个目标若在视网膜上形成分离的像被眼理解为位于不同视向，距离黄斑区越远其视向定位越不精确。

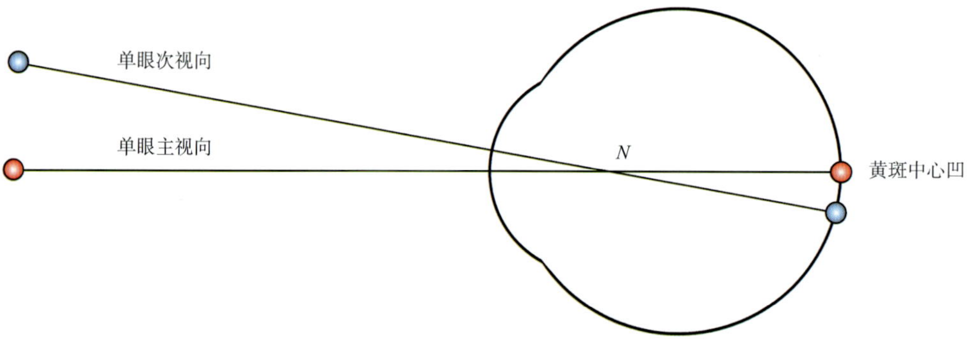

图 2-2　单眼视向

② 双眼视向：在双眼同时注视共同目标时，双眼注视野中的视觉信息分别在双眼视网膜上结像，并形成以视觉中枢为中心的空间定向体系。

a．双眼主视向　注视野中心的物点通过双眼的结点至双眼黄斑中心凹成像，将双眼黄斑中心凹连线并找出连线的中点，则注视中心的物点至黄斑中心凹连线中点的连线为双眼主视向。双眼主视向是由双侧单眼主视向综合而成的共同视向。

b．双眼次视向　注视野中心物点以外的物点通过双眼的结点至双眼视网膜周边区成像，将同一目标在双眼视网膜周边区所成的像点连线，并找出连线的中点，则非中心物点至双眼视网膜周边区像点连线中点的连线为双眼次视向（图2-3）。双眼次视向是由双侧单眼次视向综合而成的共同视向。

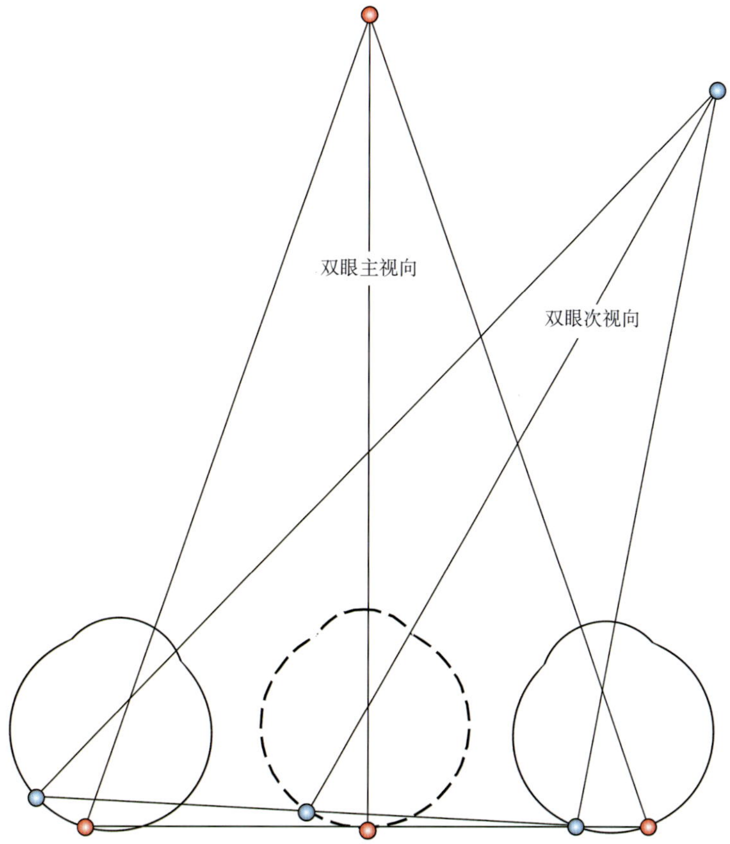

图 2-3 双眼视向

（3）视网膜对应（corresponding retinal）

① 共同视向与视网膜对应：已知双眼视野空间中任意物点均可分别在双眼视网膜形成像点，且同一物点分别在双眼视网膜所形成的像点位置相互一一对应，形成共同的视觉方向。双侧黄斑中心凹相互对应，形成双眼主视向，以黄斑中心凹为零参考点，双眼视网膜函数坐标位置相同的两点称为视网膜的对应点，形成双眼次视向。当目标物点位置变换后，视觉方向发生了变化，物点在双眼视网膜所分别成的像点位置也发生变化，但仍然保持右鼻侧对应左颞侧，右颞侧对应左鼻侧的对应关系。故证实双眼视网膜神经感受元有着严格的二维编码位序（local sign），该位序所表现出的双眼对应关系控制着双眼主观视觉方向（图2-4）。Hering 第2准则指出：当双眼像点位于视网膜的对应点时，则物点位于双眼共同的视觉方向上。

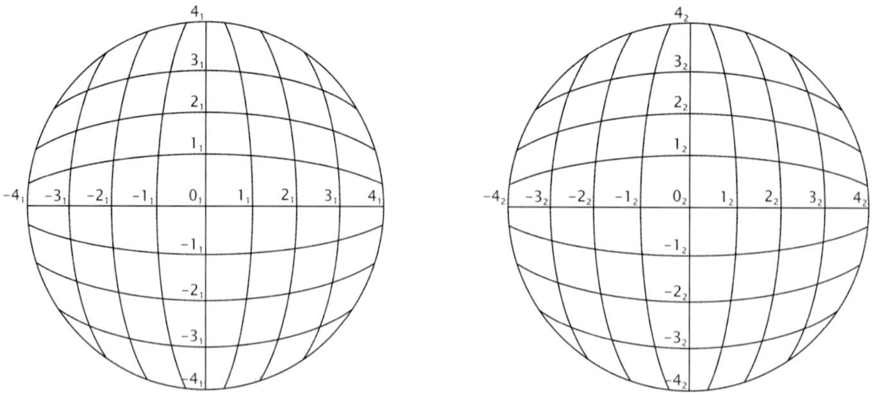

图 2-4 双眼视网膜对应坐标系

② 中枢眼（cyclopean eye）：

a. 中枢眼的假想 若将双眼黄斑中心凹连线的中点与所有双眼视网膜周边区对应点连线的中点拼凑起来，可以形成一个无形中的完整的眼，称为中枢眼。如图2-5所示，该眼的主视向即为双眼主视向。注视中心的目标物F在双眼的黄斑中心凹 F_1 和 F_2 成像，右眼单独注视时，感到目标像在F_1，左眼单独注视时，感到目标像在 F_2，双眼同时注视时，感到目标像在双眼之间中枢眼黄斑中心凹 F_c 上。不仅双眼主视向上的目标物，且右眼和左眼的单眼主视向上的所有目标物均重叠成像于中枢眼的黄斑区。

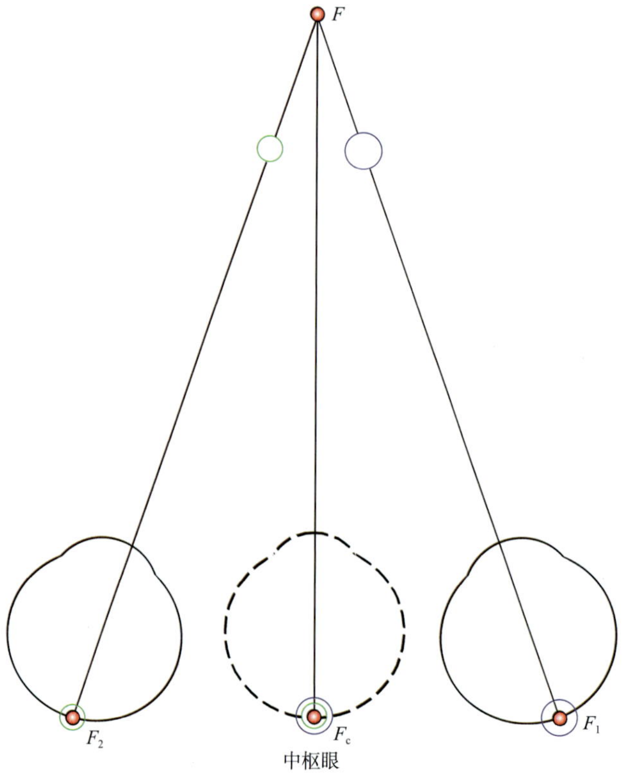

图 2-5 中枢眼

b. 中枢眼的验证 Hering 窗经典试验可以证实中枢眼的存在，测试者位于窗前观看窗外的景物，遮盖右眼，左眼看到窗外的小树，在左眼视线与窗的交点处做一标记。遮盖左眼，右眼看到窗上标记与窗外重叠的景物是房子。双眼睁开，并注视窗上的标记，发现小树和房子在眼前方重叠（图2-6）。Hering 第3法则指出：当双眼对称性集合时，双侧单眼主视向上的目标看起来重叠于中间平面上。

相同的试验还有很多，如右手握拳，中心露出直径1～2cm的小孔，右眼通过小孔注视远方目标，将左手掌伸到小孔前方，结果发现小孔穿透左手掌心，且小孔中仍然包含远方的注视目标。又如将双手食指的指端对顶放到眼前10～20cm处，注视手指后面的远方目标，结果发现对顶的双手食指指端中间又出现了一截两端都有指甲的手指（图2-7）。

（4）双眼单视圆 又称为 Vieth-Müller 圆，即注视目标物点与双眼结点的外接圆，为双眼视野中双侧单眼主视向的交点和所有双侧单眼次视向的交点所形成的物点轨迹。

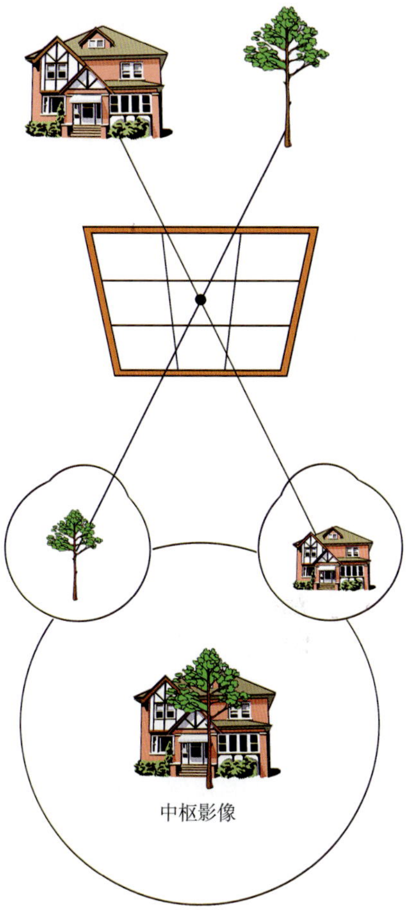

图 2-6 Hering 窗试验

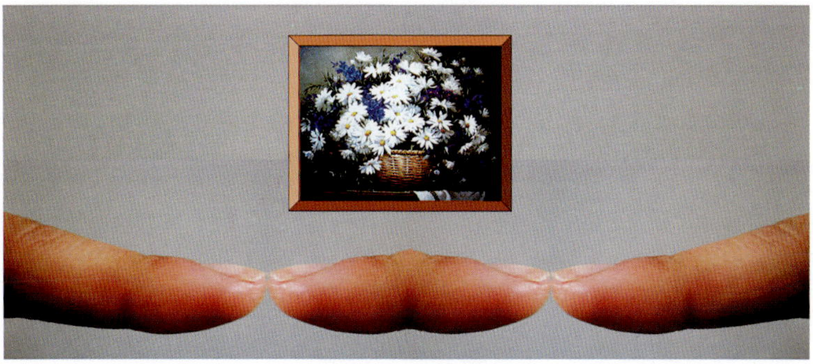
图 2-7 手指试验

例2-1 如图2-8所示，设中心注视目标物F通过双侧单眼主视向在双眼的黄斑中心凹F_1和F_2成像，单视圆上的另一物点P通过双侧单眼次视向在双眼视网膜周边区P_1和P_2成像，双眼的结点分别为N_1和N_2。

试证明：$\overset{\frown}{F_1P_1}=\overset{\frown}{F_2P_2}$，$P_1$、$P_2$为双眼视网膜的对应点。

证明：因为$\angle FN_1P$和$\angle FN_2P$为同弧上的圆周角（两角的共弧为$\overset{\frown}{FP}$）

所以$\angle FN_1P=\angle FN_2P$，

因为 $\angle F_1N_1P_1$ 和 $\angle F_2N_2P_2$ 分别为 $\angle FN_1P$ 和 $\angle FN_2P$ 的对顶角

所以 $\angle F_1N_1P_1 = \angle F_2N_2P_2$

若假设双眼视网膜球面直径相等，$\widehat{F_1P_1}$ 和 $\widehat{F_2P_2}$ 为等角所对的弧，故两者相等，P_1 和 P_2 为双眼视网膜的对应点。

通过例2-1证实，双眼单视圆上的每一点均成像于双眼的视网膜对应点。

（5）生理性复视

① 定义：在双眼注视同一目标物点的状态下，位于双眼单视圆远侧或近侧的其他物点，在双眼视网膜非对应点成像，不能被中枢眼整合为单一目标影像，则同一目标物在中枢眼形成分离的两个影像，被称为生理性复视。

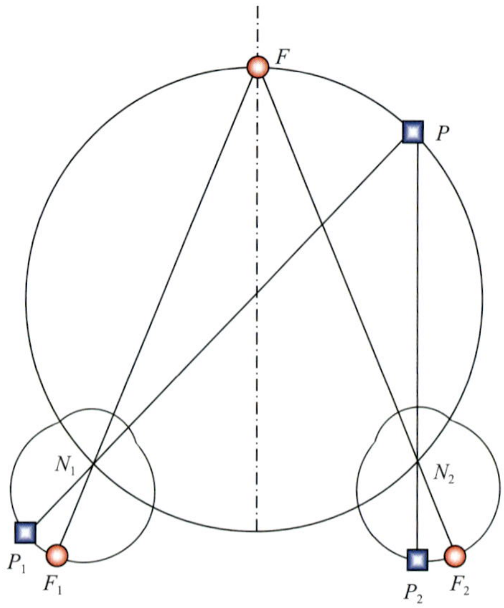

图 2-8 双眼单视圆

将双手食指一前一后放置于双眼矢状中面，注视远侧手指时，近侧手指形成双像，闭右眼左侧像消失，闭左眼右侧像消失，这种双眼所见的复视影像交叉到对侧的现象称为交叉性复视；注视近侧手指时，则远侧手指形成双像，闭右眼右侧像消失，闭左眼左侧像消失，这种双眼所见的复视影像不相交叉的现象称为同侧性复视。

② 交叉性复视（crossed diplopia）：如图2-9（a）所示，双眼中心注视物点为圆形物点*F*，圆形物点在双眼黄斑中心凹成像，形成稳定的双眼融像。在距眼较近的空间插入方形物点*P*，方形物点与双眼结点连线后，在双眼黄斑颞侧成像，双眼视网膜颞侧不是对应点，则双眼感到在中心注视物点的水平空间形成两个不相重合的方形物像，右眼所见到的像在左侧，左眼所见到的像在右侧，形成交叉性复视。

③ 同侧性复视（direct diplopia）：如图2-9（b）所示，双眼中心注视物点为圆形物点*F*，圆形物点在双眼黄斑中心凹成像，形成稳定的双眼融像。在距眼较远的空间插入方形物点*P*，方形物点与双眼结点连线后，在双眼黄斑鼻侧成像，双眼视网膜鼻侧不是对应点，则双眼感到在中心注视物点的水平空间形成两个不相重合的方形物像，右眼所见到的像在右侧，左眼所见到的像在左侧，形成同侧性复视。

（6）实际空间与视觉空间

① 实际空间：又称物理空间，为外界客观存在的三维空间。

② 视觉空间：又称心理空间，为双眼视觉对于外界客观空间的理解，视觉空间与实际空间有着非常复杂的对应关系，通常视觉空间追随实际空间的变化而变化，但有时视觉空间可能发生与实际空间不符的错觉，如上述 Hering 窗试验、掌心试验、手指试验和生理性复视均是例证。

（7）运动性融像和感觉性融像

① 运动性融像：指双眼通过适量的聚散功能使同一目标物点在双眼视网膜对应点分别成像。无论隐性斜视还是近目标所诱使双眼像点发生异常视网膜对应，均可以通过双眼适量

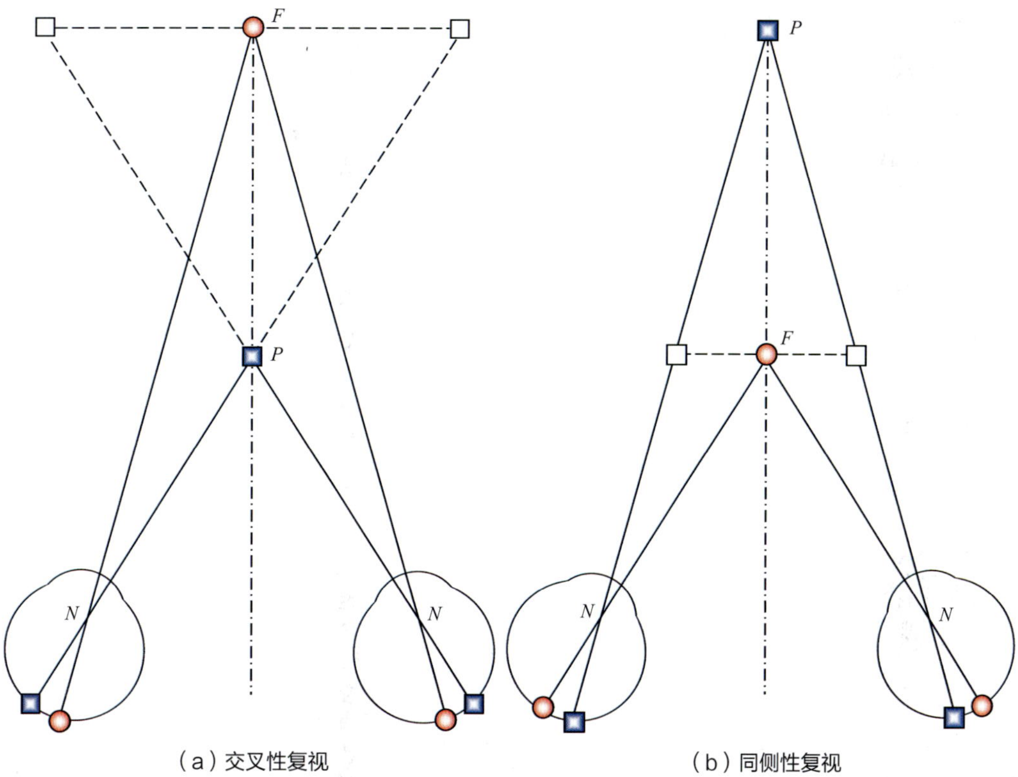

图 2-9　生理性复视

的集合或散开功能来满足双眼的融像需求，可以说是模拟实际空间的融像功能。

② 感觉性融像：通过视生理和视心理机制将双眼分别获得的视网膜影像整合为统一的感知。通过运动性融像形成对应的双眼视网膜影像若有少许差异，可以通过感觉性融像进行"同化"处理，若形成对应的双眼视网膜影像差异较大，则感觉性融像选择性的抑制其中一个影像，故单眼抑制又称为融像缺如。感觉性融像则是构建视觉空间的融像功能。

（8）双眼单视界

① Panum 空间（Panum's space）：如前所述，只有双眼单视圆上的物点在双眼视网膜形成的对应像点，才会被双眼融合为完整单一的目标像。位于双眼单视圆近侧或远侧的物点则会导致双眼交叉性复视或双眼同侧性复视。但在实际测试中发现，位于双眼单视圆近侧或远侧的微距物点，虽然在双眼视网膜上形成的像点微量偏离对应点，也能被双眼所融像。

a. Panum 近界　如图2-10所示，双眼中心注视点有两个相同的重叠目标物F和P，被测双眼看到F与P为同一个目标物，将目标物P沿着左眼的视线向左眼近侧缓慢移动，目标P在右眼视网膜的像点已经偏离右眼黄斑中心凹，但仍然能被双眼与F融合为单一的影像，继续将目标物P沿着左眼的视线向左眼近侧移动，可见到P影像与F影像分离为双像。目标物P向近侧移动过程中的复视极限点即为Panum近界。

b. Panum 远界　然后采用同样的方法将目标物*P*沿着左眼的视线向左眼远侧移动到复视极限点，可测得Panum远界，Panum近界与远界之间的空间称为Panum空间。

② Panum 区（Panum's area）：Panum 空间内的物点偏离双眼单视圆，在双眼视网

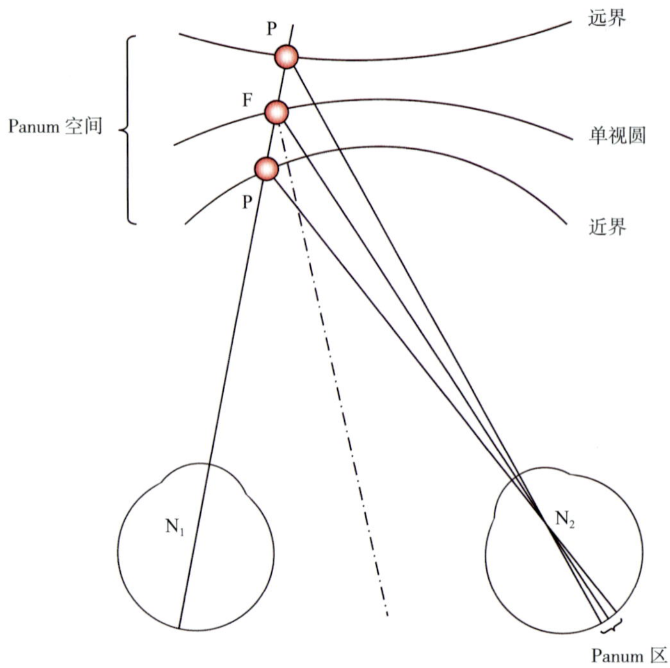

图 2-10 Panum 区与 Panum 空间

膜所分别形成像点必然偏离双眼视网膜对应点，故可知偏离双眼视网膜对应点的微距像点也能被双眼所融像。注视物点在一只眼的视网膜形成像点，该注视物点在另一眼视网膜某区域中的任意一点成像，双眼均可融合为完整单一的目标像。这种能与对侧眼视网膜对应点相融像的视网膜对应区称为Panum 区。Panum 区的存在验证了感觉性融像的功能，黄斑中心凹的视觉功能较精细，故 Panum 区仅为水平5′~10′；黄斑区边缘 Panum 区约为水平20′，视网膜周边区的视觉粗糙，视网膜Panum 区和与之对应的Panum 空间均相对较大。

3. 双眼立体视觉（binocular stereopsis）

（1）定义 双眼视网膜上有一定差异的影像，在融像过程中产生单一的具有深度层次和立体感的影像，称为双眼立体视觉。目标物的定位有两个指标内容，即方位和远近，双眼平面融像规定了目标物相对注视眼的方位，立体视觉则规定了目标物相对注视眼的远近距离。

（2）双眼视差（binocular disparity）

① 视差的成因：由于双眼水平相距大约60mm，故在双眼注视同一个立体目标时，因集合因素使双眼视线对目标的指向角度有所不同，双眼视网膜对应关系发生一定差异，影像存在一定的差异，称为双眼视差（图2-11）。

② 视差与深度觉：视觉中枢可以通过视觉空间对于实际空间的进行“理解”分析，通过感觉性融像对于运动性融像所重合的双眼影像进行“同化”处理，使双眼所看到的互有差异的影像整合为单一的有立体感的影像。发生于双眼视网膜影像水平向的视差称为水平视差。水平视差可提示双眼视觉的深度信息，在同一双眼视野中，不同的视差可以同时引出不同的深度结果。视差小到一定程度，便没有深度觉，视差越大深度觉越大，视差大到一定程度则发生双眼复视。双眼在垂直向因无聚散机能作为基础，故双眼视网膜影像垂直向对应关系即

使发生差异，却对深度觉影响不大。

（3）立体视觉区

① 绝对立体视觉区：双眼单视圆的远近微距范围为Panum空间，当双眼注视单视圆上的A物点时，另一B物点脱离单视圆，位于Panum空间近界或远界附近，双眼能通过感觉性融像将双眼的B物点视网膜影像同化为单一的影像，并以中心目标A物点为参照，理解B物点的深度，判断B物点与注视眼的深度距，这一深度距可以根据像差程度进行定量分析。越接近Panum空间近界和远界，深度觉越显著，该区域称绝对立体视觉区。

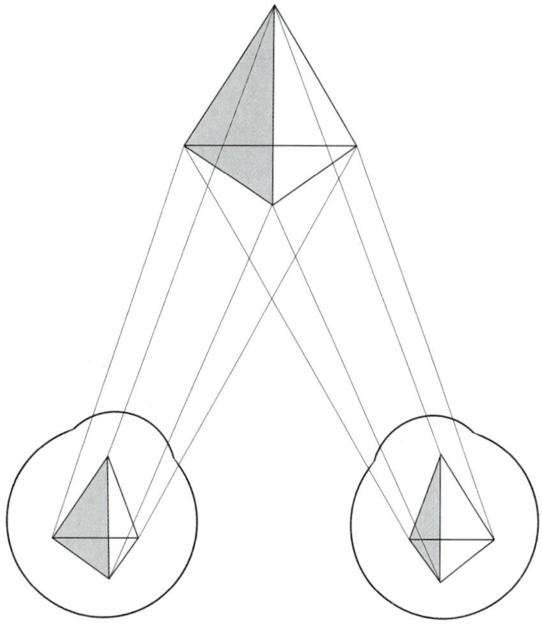

图2-11 双眼视差

② 相对立体视觉区：Panum空间近界以外近侧为近复像区，Panum空间远界以外远侧为远复像区，位于Panum空间的近界和远界附近的复像区并不发生视干扰，称为相对立体视觉区。当双眼注视单视圆上的A物点时，另一物点B无论位于近相对立体觉区或远相对立体视觉区，双眼均能通过感觉性融像忽略它的复像性质，并以中心目标A物点为参照，对B物点的深度距定性和定量（图2-12）。

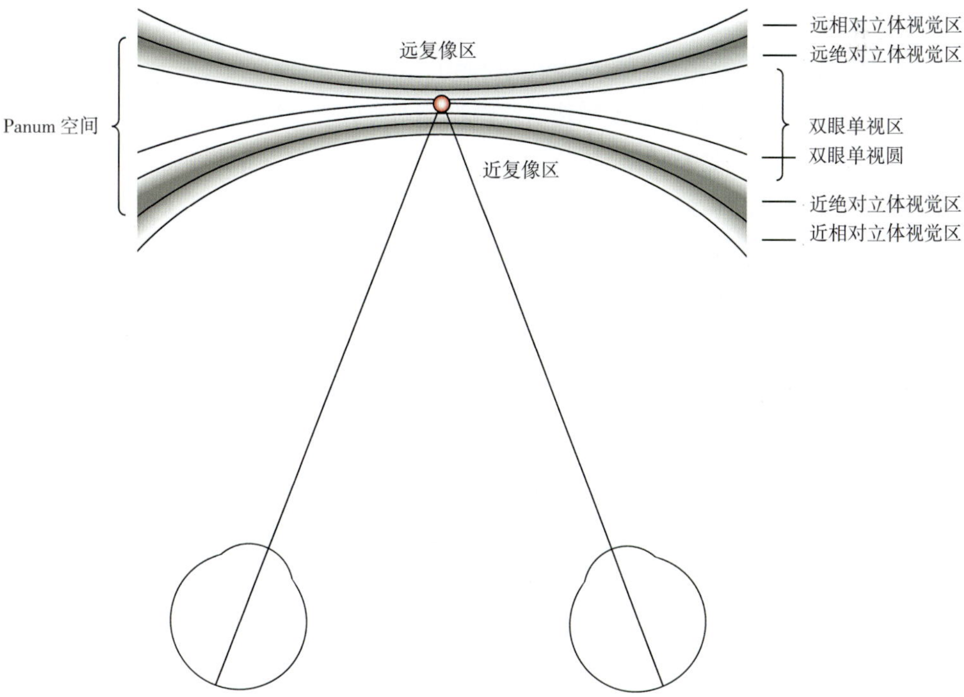

图2-12 双眼立体视觉区

（4）立体视觉的定量　如图2-13所示，设注视目标A物点位于双眼单视圆上，另一B物点若也位于单视圆上，则双眼注视A物点时的集合角α和双眼注视B物点时的集合角β为同弧上的圆周角，$\angle\alpha=\angle\beta$，由于注视A物点与注视B物点集合角相同，两者没有视差，故两者距注视眼没有深度距差异。若B物点脱离单视圆，则$\angle\alpha\neq\angle\beta$，当$\angle\alpha$与$\angle\beta$的差异大到一定程度，则注视眼就能分辨A、B两目标与注视眼的深度距差异，能够觉察两目标深度距差异的最小集合角的弧度差值称为深度觉阈值，或称为立体视锐度，用于评估被测眼的立体视觉机能，人群正常值≤12″。

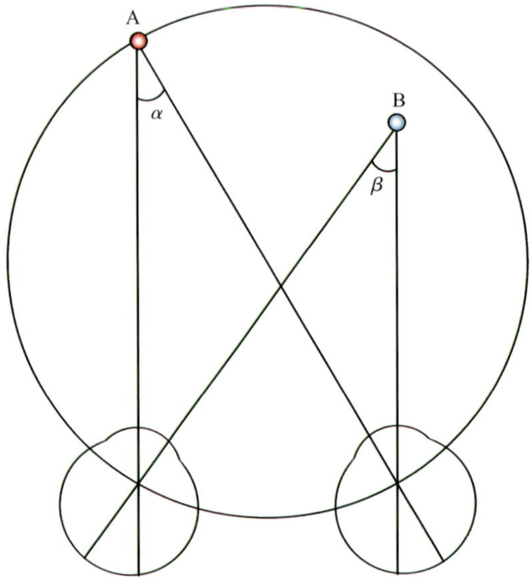

图 2-13　双眼立体视锐度的定量

（5）单眼立体视觉（monocular stereopsis）

① 发生机理：已知双眼立体视觉是以双眼视差为基础而产生的，在长期双眼立体视觉的经验重复下，当模拟与诱发双眼立体视觉相近的视差物理空间，或重复诱发双眼立体视觉的参照环境，则在没有双眼融像的情况下，单眼也能实现立体视觉功能，然而单眼立体视觉不及双眼立体视觉稳定可靠，必须依赖特定的诱发暗示（inducing clue）。

② 诱发暗示：

a. 遮盖与重叠　如图2-14（a）所示，在平面六边形目标中插入手的轮廓，由于有手的遮盖与重叠，使六边形显出远近立体的层次。

b. 条栅错觉　如图2-14（b）所示，条栅图形A上叠加取向不同的条栅图形B，使A和B显现不同层次。

c. 物体大小　如图2-14（c）所示，大的目标较近，小的目标较远。

d. 阴影效果　如图2-14（d）所示，明亮部凸起，阴暗部凹陷。

e. 颜色和清晰度　如图2-14（e）所示，颜色深和清晰的目标较近，颜色浅和模糊的目标较远。

f. 集合线和消失点　如图2-14（f）所示，集合线和消失点都具有深度延伸感。

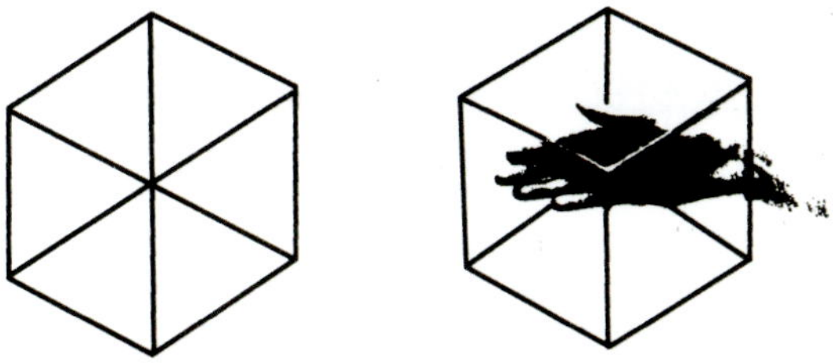

（a）遮盖与重叠

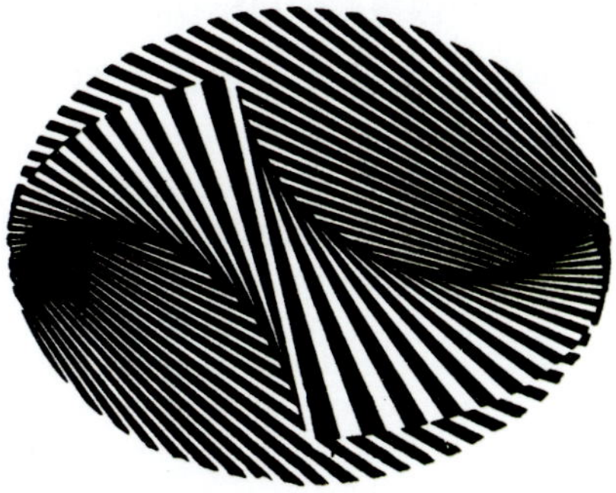

（b）条栅错觉

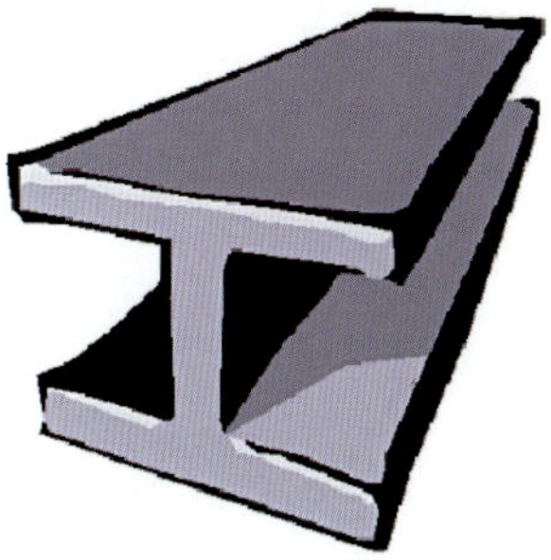

（c）物体大小

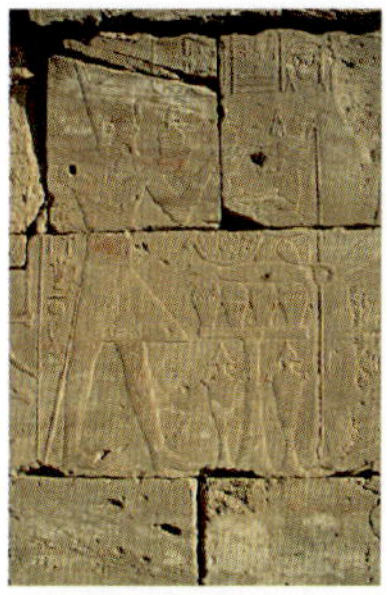

（d）阴影效果

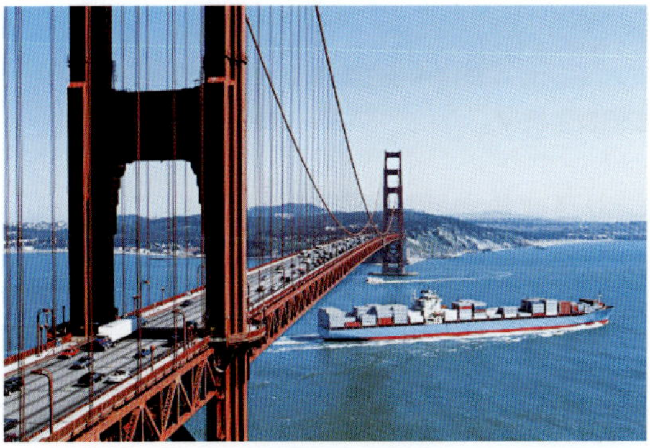

（e）颜色和清晰度

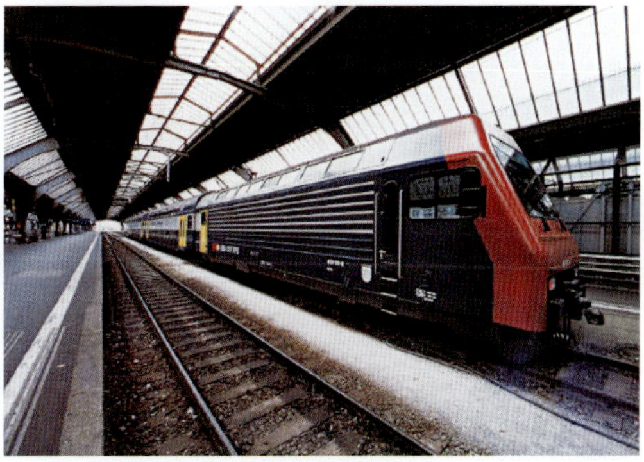

（f）集合线和消失点

图 2-14 诱发单眼立体视觉的暗示条件

二、常见的异常感觉性融像

（一）复视和混淆视

1. 复视（diplopia）

（1）复视发生的机理 导致感觉性融像异常的复视主要是指非共同性斜视导致的病理性复视。复视发生的基本条件是双眼具备正常视网膜对应，如图［2-15（a）］所示，显性内斜视患者在双眼注视同一目标物O时，目标物在注视眼的黄斑中心凹成像O_1，同时在斜视眼的黄斑中心凹鼻侧视网膜成像O_2。中枢眼黄斑中心凹接收到注视眼黄斑中心凹的目标像O'_1，由于双眼视网膜对应正常，当斜视眼与注视眼黄斑中心凹相对应时，中枢眼黄斑左侧视网膜同时接收到斜视眼鼻侧的目标像O′$_2$，同一目标物在同一中枢眼的视网膜不同的位置成像，使中枢眼感受到了复视。由于目标像O′$_2$的空间投射向为显性内斜视患眼的颞侧，在视觉空间中错觉出现了另一个目标物O′，故内斜视可导致同侧性复视。

同理具备正常视网膜对应的显性外斜视患者在双眼注视同一目标物O时，目标物在注视眼的黄斑中心凹成像O$_1$，同时在斜视眼的黄斑中心凹颞侧视网膜成像O$_2$，则可诱发交叉性复视［图2-15（b）］。

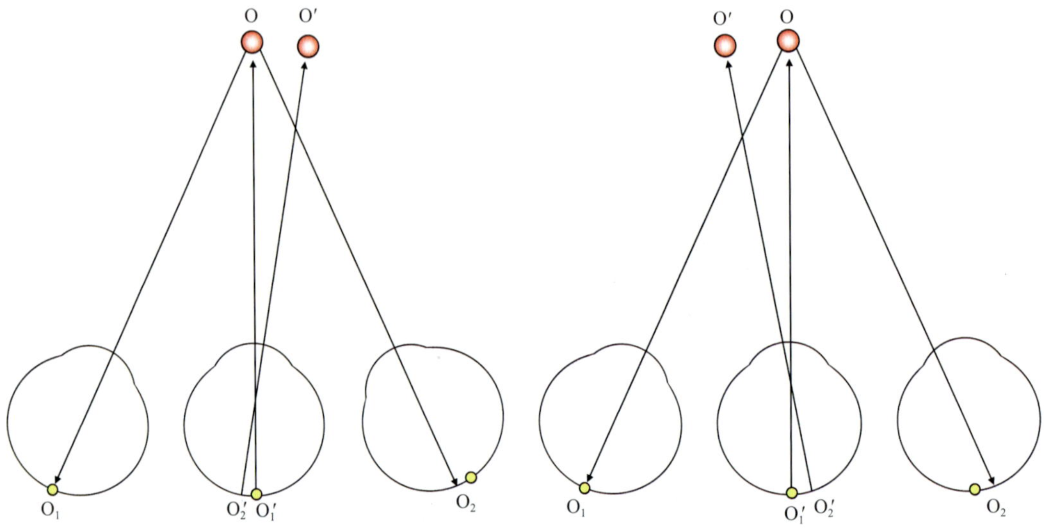

（a）内斜视诱发的同侧性复视　　（b）外斜视诱发的交叉性复视

图 2-15　复视的发生机理

（2）复视的诱因　病理性复视主要见于视觉发育成熟之后的早期麻痹性斜视，双眼已经形成较为稳定的双眼视网膜对应，获得性的眼位异常使同一目标物在双眼非对应点成像，违反了原有的双眼融像规律，从而导致复视。若麻痹性斜视出现于视觉发育早期，往往已经形成视觉抑制，不易发生复视。若麻痹性斜视病程过长，可形成双眼视网膜异常对应，也不会出现复视。

2. 混淆视（confusion）

如前所述，在双眼具备正常视网膜对应的条件下，一眼发生眼位偏斜，则双眼的视网膜影像在中枢眼视网膜发生错位，将同一个目标物信息分离为两个目标像称为复视，将两个不同的目标物信息结合为一个重叠的目标像称为混淆视。如图2-16所示，显性内斜视患者在双眼注视目标物O时，目标物在注视眼的黄斑中心凹成像O$_1$，另一个目标物P在斜视眼的黄斑中心凹P$_1$。由于视网膜对应正常，中枢眼黄斑中心凹接收到注视眼黄斑中心凹的目标像O′$_1$，同时接收到斜视眼黄斑中心凹的目标像P′$_1$，两个不同的目标物信息在同一中枢眼的黄斑中心凹成像，使中枢眼感受到了目标影像重叠所引发的混淆视。

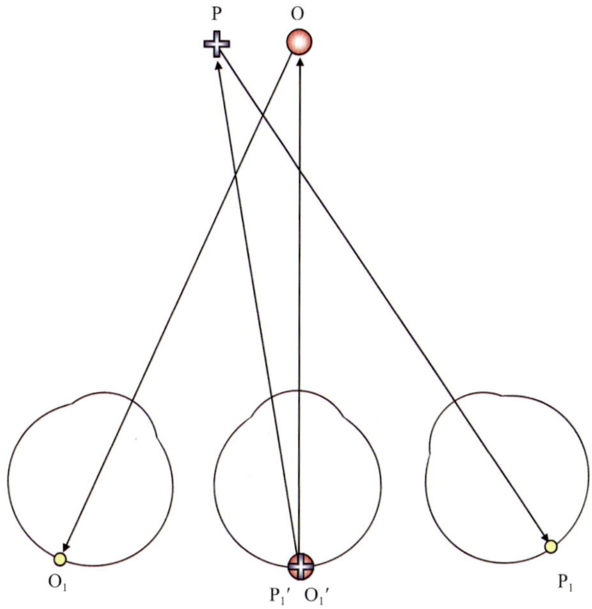

图 2-16 混淆视的发生机理

（二）视觉抑制（suppression）

1. 视觉抑制发生的机理

为了回避复视导致的视觉干扰，在双眼同时注视时，视觉中枢忽视视觉较差眼的全部或部分视觉信息，仅感知注视眼的目标像，称为视觉抑制。视觉抑制形成后，双眼同时注视时患眼不参与视觉活动，但无论遮盖健眼或患眼仍然可以看到注视目标，必须采用综合验光仪双眼分视视标进行定性分析。

通常视觉抑制仅发生于与健眼黄斑中心凹相对应的偏斜眼视网膜对应点，以避免复视；同时偏斜眼的黄斑中心凹发生抑制，以防止与健眼形成混淆视。视觉抑制是一种生理性的保护性反应，当视觉抑制形成以后，患者用双眼注视目标觉会感到轻松而清晰。

2. 视觉抑制的类型

对于间歇性斜视和交替性斜视，视觉抑制是间歇的，可逆的；对于恒定性显斜视，视觉抑制则为持续性和惯常性的，当黄斑中心凹的抑制暗点逐渐形成后，偏斜眼的单眼视力开始逐渐下降，形成弱视。

（三）异常视网膜对应

1. 异常视网膜对应形成的机理

同一目标物点在双眼所分别形成的像点不在双眼视网膜的对应点上，而双眼视网膜非对应点经过长期的训练，形成了共同视向，实现了双眼融像，称为异常视网膜对应。

2. 异常视网膜对应的诱因

常见于年幼的显性斜视患者，由于眼位偏斜，患眼用黄斑以外的视网膜与健眼黄斑中心凹相对应，异常视网膜对应的双眼在注视的同一目标物时，患眼不采用黄斑中心凹为0位参考点进行视网膜神经感受元的坐标定位。这种对环境条件的适应结果虽然消除了复视、混淆视等视干扰，但由于视网膜周边部的功能远远低于黄斑中心凹，患眼的中心视力不同程度降低，患眼的黄斑中心凹由于长期偏离视觉中心，发生废用性抑制。在手术矫正眼位以后，因双眼视网膜恢复了正常的生理性对应关系，反而诱发双眼复视和混淆视。

3. 异常注视

双眼视网膜黄斑中心凹相互对应，称为中心注视，而因双眼异常视网膜对应，双眼视网膜非对应点取得了共同视向，称为异常注视。患眼的视网膜异常中心注视点替代了黄斑中心凹的功能，称为假性黄斑。根据患眼异常中心注视点偏离黄斑中心凹的程度分为旁中心注视、旁黄斑注视和周边注视，健眼黄斑中心凹与异常中心注视点的对应关系又称为周边融像。采用星点靶形测试光阑进行眼底检查，嘱被测眼注视光阑中心星点，可对黄斑中心凹反光点的位置进行分析（图2-17）。

（1）黄斑中心凹反光点位于中心星点，被星点所覆盖，为中心注视。

（2）黄斑中心凹反光点位于第一靶环（3°）之内，为旁中心注视。

（3）黄斑中心凹反光点位于第一靶环至第二靶环之间（3°～5°）为旁黄斑注视。

（4）黄斑中心凹反光点位于第二靶环之外为周边注视（>5°）。

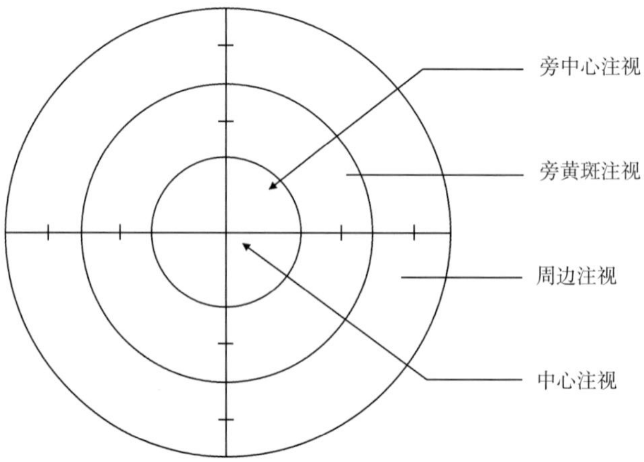

图2-17 采用眼底镜测试注视性质

由于黄斑中心凹有着精细视觉功能，视网膜周边部有着空间定位功能，故在异常注视的情况下，注视双眼的目标定位和自我定位功能均存在不同程度下降。

（四）双眼影像不等（aniseikonia）

1. 定义

视觉中枢对于同一目标物在双眼视网膜所成目标像的感知差异称为双眼影像不等。

2. 双眼影像不等的分类

（1）生理性双眼影像不等与病理性双眼影像不等

① 生理性双眼影像不等：双眼视觉功能正常的情况下，双眼注视5m以外的远目标时，

因集合因素使双眼的视线取向角度差异，至少存在大约0.25%的线性视差。随着目标的移近，由于集合因素的递增，线性视差逐步增大，甚至达到1%或更大。但这种双眼影像上的差异不会对双眼视觉功能产生干扰，故称为生理性双眼影像不等，且生理性双眼影像不等是双眼立体视觉（深度觉）的基础。

② 病理性双眼影像不等：即使双眼影像不等超过1%，通过感觉性融像对于视觉空间的可塑性补偿，仍能维持较好的双眼融像功能。据调查视觉中枢对双眼影像不等的耐受限度约为5%，低于这一水平的双眼影像不等称为代偿性双眼影像不等，代偿性双眼影像不等可诱发程度不同的临床症状。当双眼影像的线性视差超过5%时，则发生双眼融像功能障碍，称为病理性双眼影像不等。幼年期由于视功能尚未发育完善，为避免双眼不等像带来的复视干扰，中枢可对视觉较差眼的黄斑功能进行抑制，即在双眼同时注视时，视觉较差的眼不参与视觉工作，久之可发生弱视及斜视。成年人视功能已发育成熟，若发生获得性病理性双眼影像不等，如晶状体手术摘除等，则可酿成双眼复视。

（2）对称型影像不等与非对称型影像不等

① 对称型影像不等：由于病因不同，双眼影像不等的临床表现也不尽相同，对称型双眼影像不等表现为单眼目标像各向增大或各向缩小；或单眼目标像沿垂直向、水平向或斜向子午线增大或缩小。

② 非对称型影像不等：非对称型影像不等表现为单眼目标像沿视野的一侧向另一侧逐渐增大或逐渐缩小；或单眼目标像沿视轴的方向逐渐增大或逐渐缩小；以及单眼不规则影像畸变等（图2-18）。

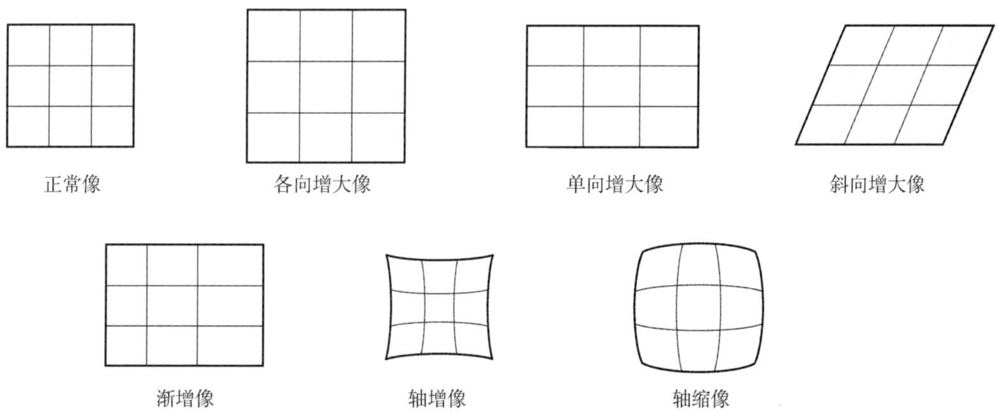

图 2-18 双眼影像不等的目标像类型

3. 双眼影像不等的病因

（1）成像因素 双眼视网膜成像差异是双眼影像不等的主要致病因素，光学原因所致的双眼影像不等最为常见，如双眼屈光参差达到2.50D以上，戴矫正眼镜后，即可产生5%以上的双眼影像不等，此外还见于双眼的眼镜透镜的形状不同、厚度不同、镜眼距不同或双眼柱镜轴位性参差以及单眼晶状体摘除后的无晶体状态等。解剖上的原因也可成为导致双眼视网膜成像差异的根源，如双眼轴长差异，双眼结点至视网膜的距离差异等，但其结果仍然是双眼屈光参差，诱发光学影像的差异。

（2）感知因素　双眼视网膜成像相等或差异不大的情况下，若双眼视网膜神经感受元的密度差异，双眼视细胞对光信号的感知阈值差异，或视觉神经对于视觉信息的传导差异等因素，使视觉中枢对于相同大小的视网膜影像产生不同大小的影像感知，也可导致双眼影像不等。

4. 双眼影像不等的临床表现

（1）症状　眼痛、眼胀、视疲劳、双眼持久注视困难，阅读或近距离精细工作尤为困难，频繁更换注视目标可诱发症状加重（如驾车等），可出现间歇性复视等。

（2）感觉性融像障碍　如前所述，双眼影像不等≥5%，幼年期可发生单眼黄斑抑制，成年期则发生双眼复视，即使实现双眼融像，深度觉仍然很差。

（3）验光配镜　有临床经验证实双眼屈光参差2.50D以上，甚至超过10.00D，在双侧眼镜焦度配足的情况下，患者似并无不良反应。是因为屈光参差是经年累月逐步形成的，患者长期接受双眼影像不等的视觉刺激，因双眼影像差异过大，双眼已无融像需求，为了生存患眼已产生了彻底的黄斑抑制，故无症状。

（4）空间知觉障碍　双眼影像不等可导致对目标的空间定位发生错觉，典型者表现为错觉平面目标凹陷、凸起或倾斜等畸变。如图2-19所示，双眼注视中心目标物F，则在双眼黄斑中心凹分别形成目标像f_1、f_2，在目标物F两侧另有A、B两个目标物，在左眼视网膜黄斑两侧分别形成目标像a_1、b_1，右眼影像增大，则在右眼分别形成远离黄斑的目标像a_2、b_2，当左眼单独注视，可看到A_1、B_1，右眼单独注视，可看到A_2、B_2，此时能同时刺激左眼a_1和右眼a_2的空间目标只有A′，能同时刺激左眼b_1和右眼b_2的空间目标只有B′，当双眼在视觉空间把A、B两个目标物理解为A′、B′时，则空间定位发生了倾斜畸变。

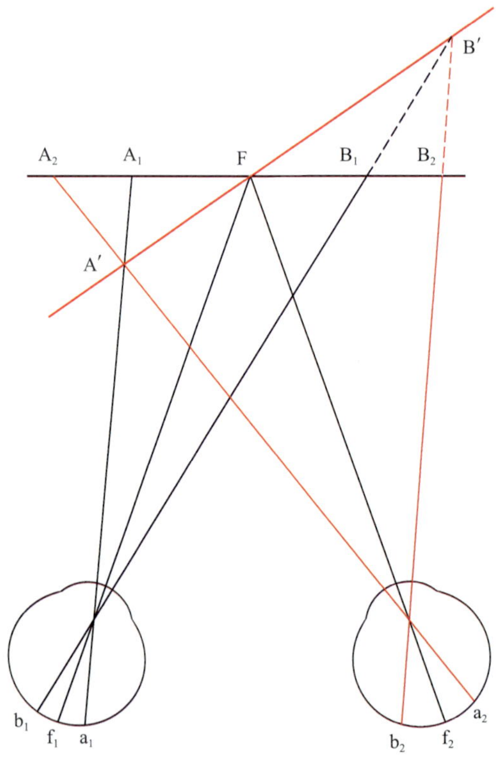

图2-19　双眼影像不等导致的空间定位畸变

三、感觉性融像的测试

（一）Worth 四点视标测试（Worth four dots testing）

测试原理

1. 单眼抑制

当双眼注视中心目标物时，双眼单视圆上的所有物点均会通过两个视觉通道分别在双眼视网膜对应点成像，使视觉中枢感受到单一完整的视觉空间。然而若双眼存在压抑性叠加，可出现双眼在单独注视时视通道均呈开放状态，在双眼同时注视时，视觉中枢选择性的忽视其中一个视通道。此时被测者仍然可以利用另一个视觉通道获得完整的视觉信息，即在双眼同时注视时，视觉较差的眼不工作，但在遮盖健眼后，患眼视通道立即开通工作，故不能通过交替遮盖来主动发现单眼抑制。

2. 测试解析

Worth 四点视标下方为圆形白色视标，上方为菱形红色视标，左右为十字形绿色视标（图2-20）。

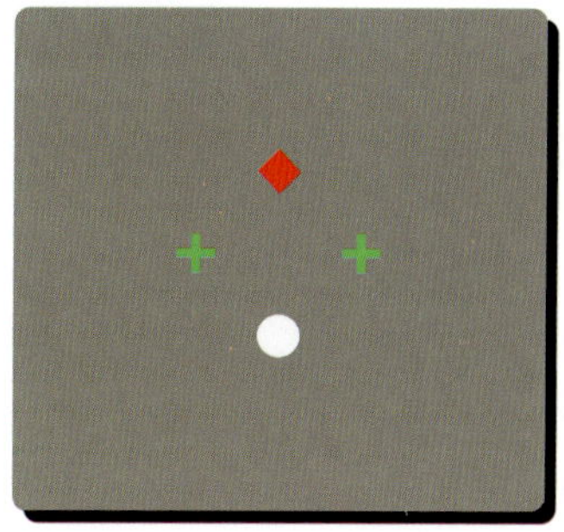

图 2-20 Worth 四点视标

测试时右眼戴红色滤光透镜，左眼戴绿色滤光透镜，由于光谱拮抗的作用，右眼看绿色视标呈现与背景板同色，左眼看红色视标呈现与背景板同色，发生双眼局部性分视［图2-21（a）］，右眼只能看到下方圆形视标像和上方菱形视标像［图2-21（b）］，左眼只能看到下方圆形视标像和左右十字形视标像［图2-21（c）］。

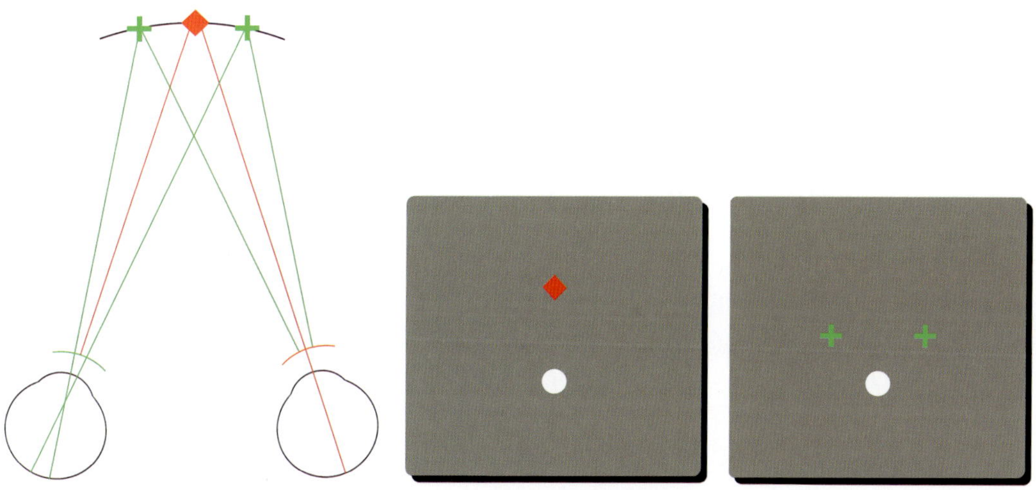

（a）双眼局部性分视的原理　（b）双眼分视后右眼所见　（c）双眼分视后左眼所见

图 2-21 Worth 四点视标双眼局部性分视

在双眼同时注视的情况下，若看不到上方菱形红色视标，只看到左右十字形绿色视标，且下方的圆形视标偏绿，证实右眼视通道关闭，未参与双眼视觉活动，可能为右眼黄斑抑制［图2-22（a）］。若看不到左右十字形绿色视标，只看到上方菱形红色视标，且下方的圆形视标偏红，证实左眼视通道关闭，未参与双眼视觉活动，可能为左眼黄斑抑制［图2-22（b）］。

在双眼同时注视的情况下，若看到下方的圆形视标像呈椭圆形，或分离为两个圆形视标像，证实双眼所注视的同一个目标物点在双眼视网膜非对应点成像，且双眼不能通过感觉性融像将两者整合为一个单一完整的影像，故发生双眼复视［图2-23（a）］，为双眼平面融像机能障碍的表现［图2-23（b）］。

综合验光仪能够测试双眼同时视的方法很多，如十字环形视标测试、偏振十字视标测

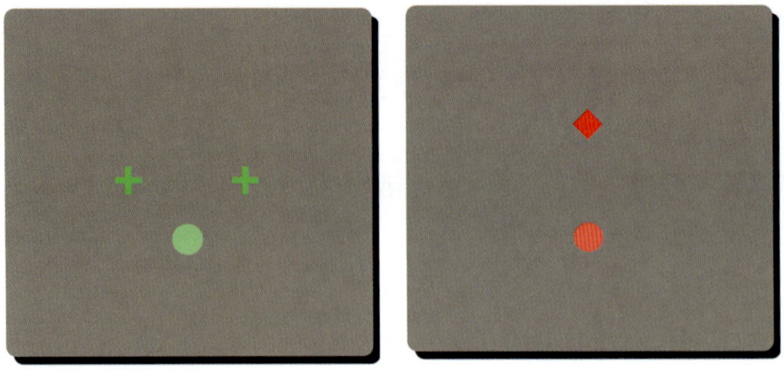

（a）右眼黄斑抑制　　（b）左眼黄斑抑制

图 2-22　Worth 四点视标测试双眼同时视

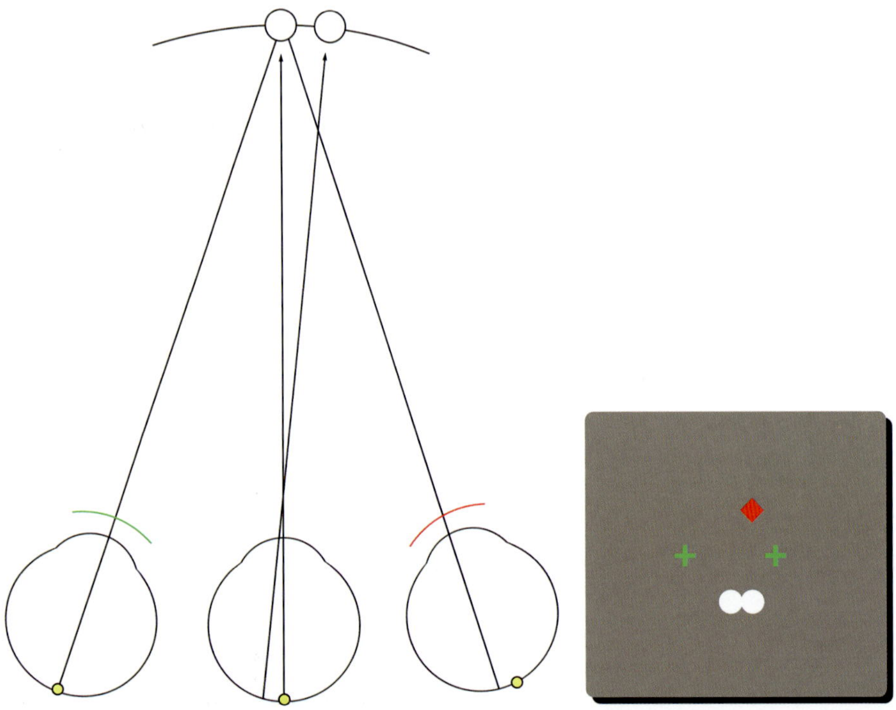

（a）双眼复视的原理　　（b）平面融像机能障碍的视标像

图 2-23　Worth 四点视标测试双眼平面融像异常

试、垂直对齐视标测试和水平对齐视标测试、偏振平衡测试、偏振红绿测试和棱镜双眼分视测试等，兹不赘述。

测试方法

（1）双眼基础状态为裸眼，或已适量置入屈光定量所得的远用球柱镜试片透镜。

（2）右眼视孔内置红色滤光镜辅镜RL，左眼视孔内置绿色滤光镜辅镜GL。

（3）投放Worth四点视标。

（4）诊断分析

① 双眼见上方红色视标像、左右绿色视标像，且下方圆形视标像为正圆形，提示被测

双眼同时视和平面融像机能正常。

② 上方红色视标像消失或暗淡提示右眼黄斑抑制或不全抑制，左右绿色视标像消失或暗淡提示左眼黄斑抑制或不全抑制。

③ 下方圆形视标像呈椭圆形改变或分离为双像提示双眼平面融像机能异常。

④ 下方圆形视标偏红提示右眼为优势眼，下方圆形视标偏绿提示左眼为优势眼。

注意事项

（1）测试前遮盖左眼视孔，嘱被测者确认是否确实看不见左右绿色视标，遮盖右眼视孔，嘱被测者确认是否确实看不见上方红色视标，验证双眼分视视标的质量。

（2）单眼黄斑抑制者，因视觉中枢长期忽视一眼的视觉，可能已经形成弱视，故在测试前须对被测者的矫正视力进行预检。

（二）立体视觉测试（stereo testing）

测试原理

1. 二视标立体视觉测试

（1）双线视标的原理　已知双眼注视同一立体目标物时，聚散因素可使双眼视线对目标的注视角度发生差异，从而形成双眼空间影像的视差，而视差所导致的双眼视网膜影像异常对应是深度觉产生的根源。

当双眼注视两根在同一平面中形状相同的平行线状视标时，每一根线状视标都分别在双眼的视网膜对应点成像，中枢将双眼视网膜对应点接收到的线状视标像融合，则可看到与注视目标相同的双线视标像［图2-24（a）］。若采用偏振滤镜使右眼只看到双线视标中的一根，左眼只看到双线视标中的另一根，则两根分离的线状视标分别在双眼的非对应点成像，于是模拟了实现双眼深度觉的视差需求。此时已具备了形成深度觉的两个条件，其一是双眼视网膜上的单线视标像在对侧眼视网膜的对应点寻求融像未果，其二是存在于双眼视网膜异常对应点上的单线视标形态相似，则感觉性融像功能可将双眼视网膜异常对应位置的单线视标融合为单一的线状视标。若以原来的双线视标的深度位置为参照平面，该单线视标在双眼视觉空间发生了深度变化，若双眼存在集合性融像倾向，单线视标向前凸起［图2-24（b）］，若双眼存在散开性融像倾向，则单线视标向后凹陷［图2-24（c）］。

（2）测试解析　二视标立体视觉视标上方和下方为纵向等长的双线视标，中央为一圆形点状视标［图2-25（a）］。双眼戴偏振滤镜，右眼只能见到上方右侧单线视标像、下方左侧单线视标像和中央圆形点状视标像［图2-25（b）］；左眼只能见到上方左侧单线视标像、下方右侧单线视标像和中央圆形点状视标像［图2-25（c）］。测试时双眼同时注视中央圆形视标，求得充分融像。双眼所分别见到的分视单线视标像存在着微量视差，上方两单线视标像存在散开视差，有散开性融像倾向，以圆形点状视标为参照平面，上方视标像显示为凹陷的单一线条像，深度量值约为2.1′；下方两单线视标存在集合视差，有集合性融像倾向，以圆形点状视标为参照平面，下方视标像显示为凸起的单一线条像，深度量值约为1.1′［图2-25（d）］。

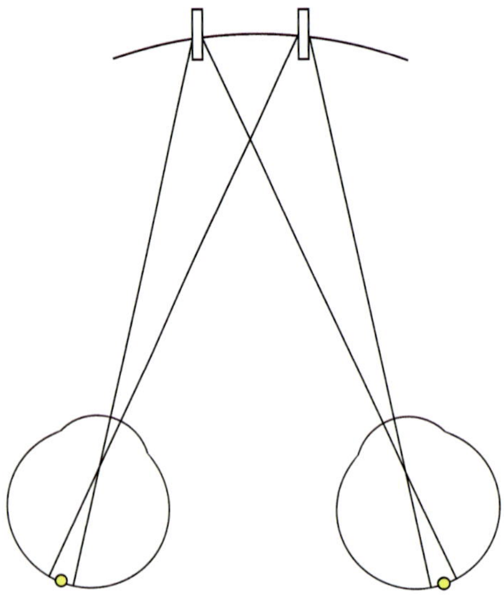

（a）双眼看到双线视标像

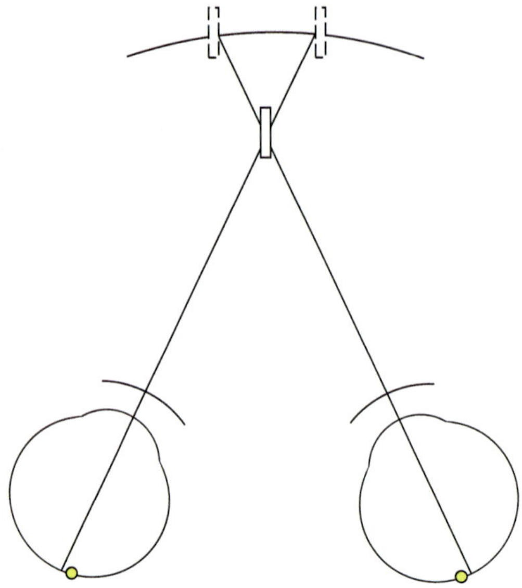

（b）双眼分视发生集合性融像，单线视标向前凸起

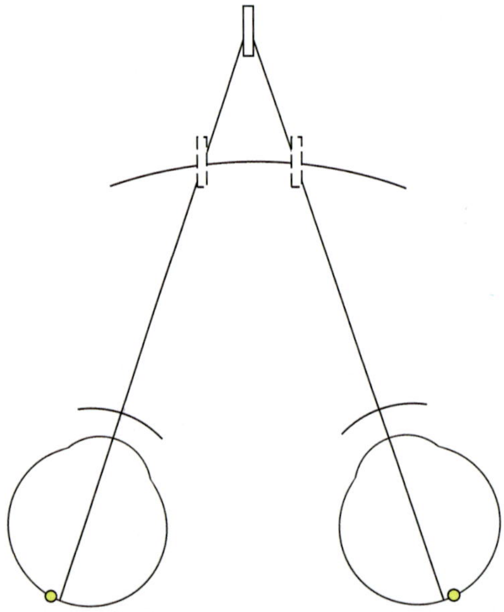

（c）双眼分视发生散开性融像，单线视标向后凹陷

图 2-24　双线视标的测试原理

（3）异常结果分析　若在测试时上方表现为双线视标像，不能融像或融合视标像延迟凹陷，提示双眼不能动员散开性融像机能，存在隐性内斜视，立体视锐度＞2.1′［图2-26（a）］；若测试时下方表现为双线视标像，不能融像或融合视标像延迟凸起，提示双眼不能动员集合性融像机能，则双眼存在隐性外斜视，立体视锐度＞1.1′［图2-26（b）］。

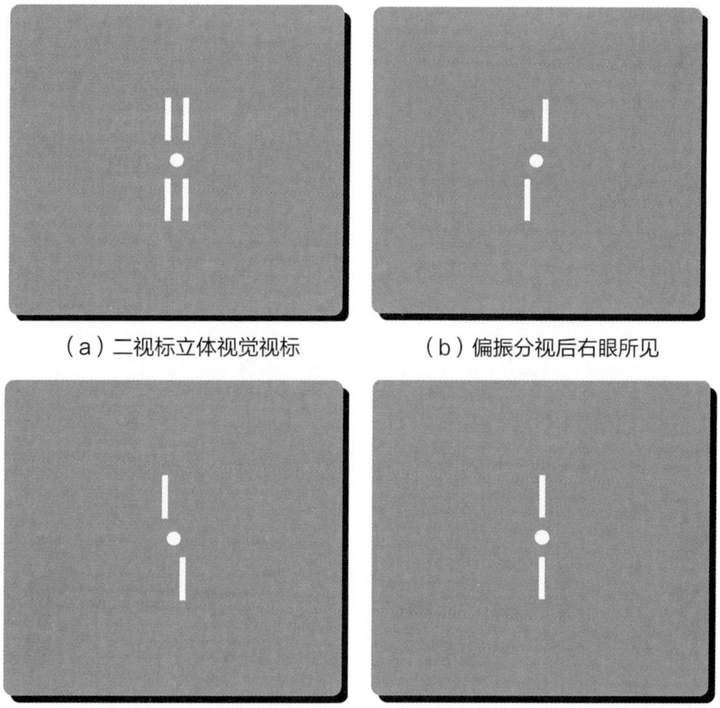

（a）二视标立体视觉视标　（b）偏振分视后右眼所见

（c）偏振分视后左眼所见　（d）偏振分视后立体视觉正常双眼所见

图 2-25　二视标立体视觉的测试

（a）双眼散开性融像机能异常　（b）双眼集合性融像机能异常

图 2-26　二视标立体视觉测试的异常结果分析

2. 四视标立体视测试

（1）四视标的设置原理　四视标立体视觉测试仍然是利用上述双线视标的原理，在双眼偏振分视后，采用多个视标定量模拟集合性视差，从而对能诱发立体视觉的最低视差集合角进行定量分析。之所以仅定量分析双眼集合性视差，是因为双眼的散开性融像范围远小于集合性融像范围。

（2）测试解析　视标的上下左右各有两条纵向等长线状视标，每组线条的间距按上、右、下、左依次增大，称为测试组视标。中央为一圆形点状视标，上下左右分别有加号、正方形、三角形和五角星形视标，称为参照组视标［图2-27（a）］。双眼置入偏振滤镜，右眼看到所有测试组视标的左侧线状视标像和所有参照组视标像［图2-27（b）］，左眼看到所有测试组视标的右侧线状视标像和所有参照组视标像［图2-27（c）］。

测试时双眼所见到的各组分视视标像均发生集合视差［图2-28（a）］，四组双线视标形成四条凸起的单一线状视标像，集合视差越大凸起程度越大，凸起程度按上、右、下、左依次增大［图2-28（b）］。

（3）异常结果分析　与参照组视标相比，若四组双线视标均呈四条凸起的单一线状像，立体视锐度≤1′；若上方双线视标融合为单一线状视标像，但不显示凸起，立体视锐度>1′；若上方和右方双线视标融合为单一线状视标像，但不显示凸起，立体视锐度>2′；若上方、右方和下方的双线视标融合为单一线状视标像，但不显示凸起，立体视锐度>5′；若四组双线视标均不显示凸起，立体视锐度>10′。

若双线视标像不能融像，提示被测双眼不能动员集合性融像机能，则双眼存在隐性外斜视。

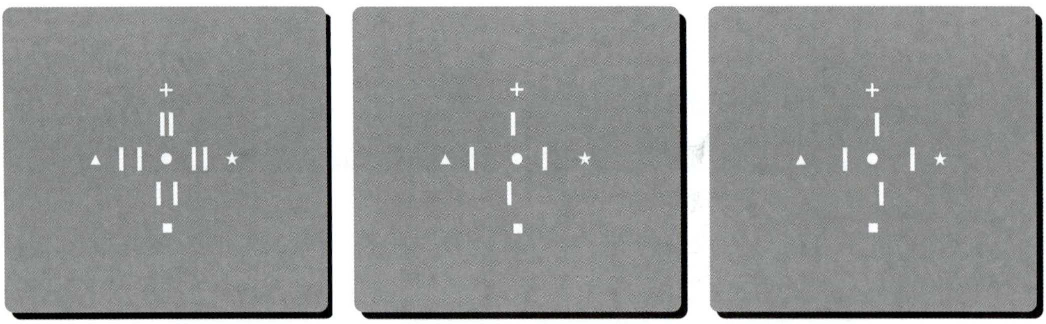

（a）二视标立体视觉视标　（b）偏振分视后右眼所见　（c）偏振分视后左眼所见

图 2-27　四视标立体视觉视标组成

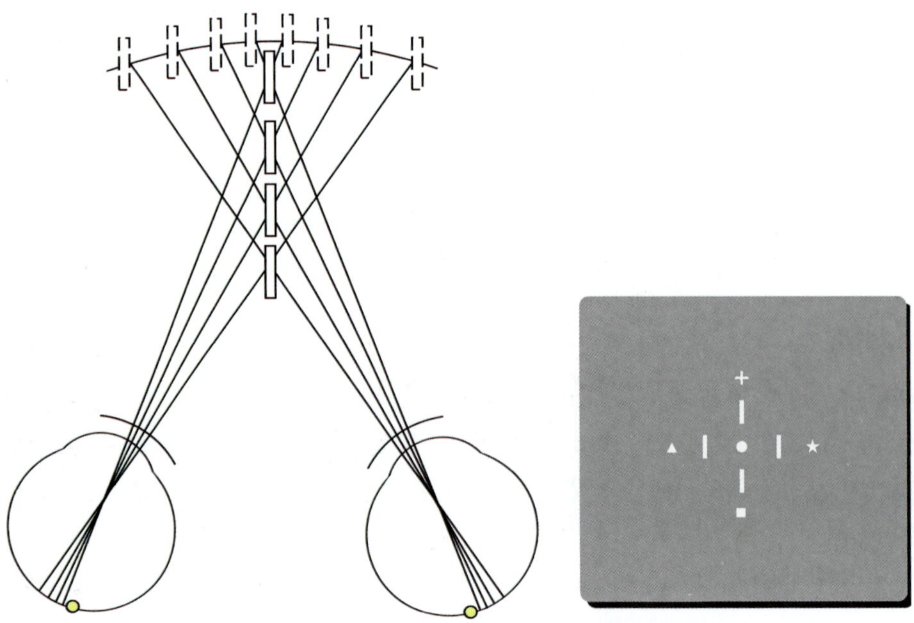

（a）四组双线视标均发生集合视差　（b）偏振分视后立体视觉正常双眼所见

图 2-28　四视标立体视觉测试所见

测试方法

（1）二视标立体视觉测试

① 双眼基础状态为裸眼，或已适量置入屈光定量所得的远用球柱镜试片透镜。

② 双眼视孔置入偏振滤镜，若设备内置辅镜标明双向偏振滤镜，则使右侧视孔内置135° 偏振滤镜，左侧视孔内置45° 偏振滤镜。

③ 投放二视标立体视觉测试视标。

④ 上方融合为单一线状视标像并显示凹陷，下方融合为单一线状视标像并显示凸起，证实双眼立体视觉正常。

⑤ 上方为双线视标像不能融像，诊为隐性内斜视，融合视标像延迟凹陷，立体视锐度＞2.1′。

⑥ 下方为双线视标像，不能融像，诊为隐性外斜视，融合视标像延迟凸起，立体视锐度＞1.1′。

（2）四视标立体视觉测试

① 双眼基础状态为裸眼，或已适量置入屈光定量所得的远用球柱镜试片透镜。

② 双眼视孔置入偏振滤镜。

③ 投放四视标立体视觉测试视标。

④ 四组双线视标均融合为单一线状视标像并显示凸起，证实立体视锐度≤1′。

⑤ 上方双线视标融合为单一线状视标像，但不显示凸起，立体视锐度＞1′；上方和右方双线视标融合为单一线状视标像，但不显示凸起，立体视锐度＞2′；上方、右方和下方双线视标融合为单一线状视标像，但不显示凸起，立体视锐度＞5′；四组双线视标融合为单一线状视标像，均不显示凸起，立体视锐度＞10′。

⑥ 若双线视标像不能融像，提示被测双眼存在不同程度的隐性外斜视。

注意事项

（1）双线视标测试的基础条件是双眼具备良好的融像机能，只有当双眼动员感觉性融像使具有视差的双线视标融合为单一线状视标像时，才能将其与参照视标对比，进行立体视锐度的分析。若双眼在偏振滤镜下所见的双线视标仍为双线视标像，只能证实双眼因眼位异常累及深度觉，不能进行双眼立体视锐度的评定。

（2）已知立体视锐度的正常值为≤12″，而综合验光仪的立体视觉测试要求被测试者的立体视锐度＞1′才能被发现，故为较粗略的测试方法，阳性检出率较低。

（三）双眼影像不等测试

测试原理

（1）垂直对齐视标测试（vertical coincidence testing） 垂直对齐视标为左、右两个方形半框组成，中心有一圆环形参照视标［图2-29（a）］。测试时双眼置入偏振滤镜，由于双眼分视，右眼看到右侧半框像［图2-29（b）］，左眼看到左侧半框像［图2-29（c）］，双眼都能看到中心圆环形参照视标像。

双眼注视中心圆形参照视标可形成充分地双眼融像，定性定量比较双眼在垂直子午轴向的影像差异，若双侧半框视标像大小不同，提示双眼在垂直向存在影像不等；若双侧半框视标像的上、下边线同时相差1/2边宽，影像不等诊为3.5%［图2-30（a）］，若两者相差1个边宽，则影像不等诊为7%［图2-30（b）］。

（2）水平对齐视标测试（horizontal coincidence testing） 水平对齐视标为上、下两个方形半框组成，中心有一圆环形参照视标。测试时双眼置入偏振滤镜，由于双眼分视，右眼看到上方半框像，左眼看到下方半框像，双眼都能看到中心圆环形参照视标像（图2-31）。

定性定量比较双眼水平向影像不等的方法与上述垂直对齐视标测试相同，若上、下半框视标像大小不同，提示双眼在水平向存在影像不等；若上、下半框视标像的左、右边线同时

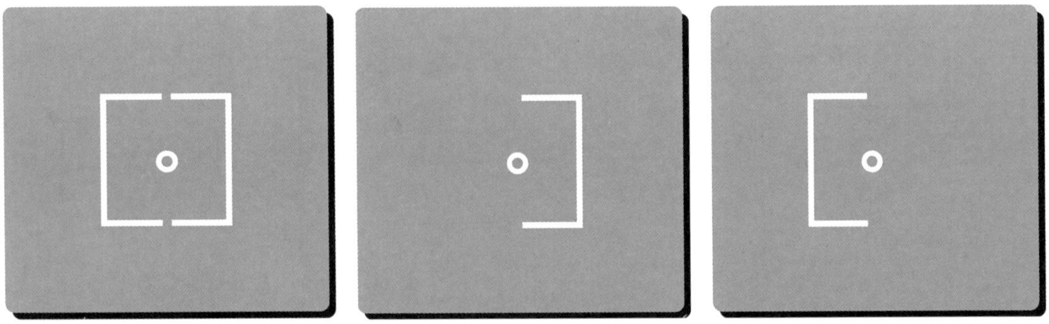

（a）垂直对齐视标　（b）偏振分视后右眼所见　（c）偏振分视后左眼所见

图 2-29　垂直对齐视标

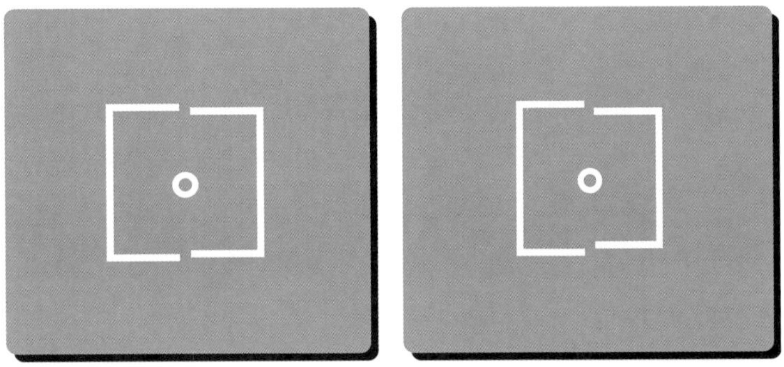

（a）垂直向影像不等 3.5%　（b）垂直向影像不等 7%

图 2-30　垂直向影像不等

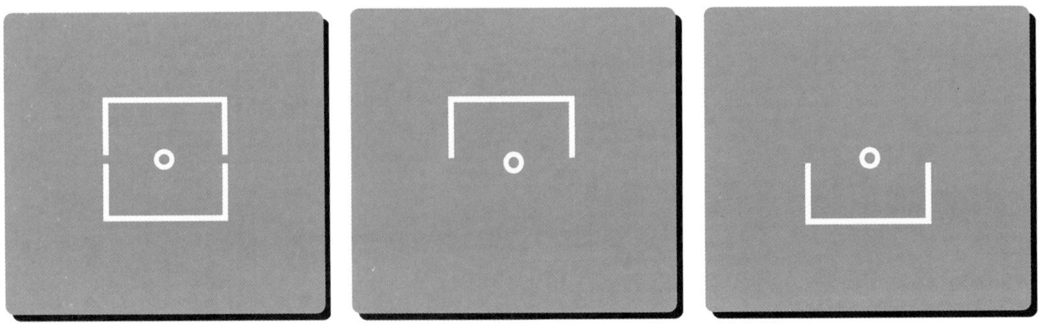

（a）水平对齐视标　（b）偏振分视后右眼所见　（c）偏振分视后左眼所见

图 2-31　水平对齐视标

相差1/2边宽，影像不等诊为3.5%，若两者相差1个边宽，则影像不等诊为7%。

在垂直对齐视标测试和水平对齐视标测试完成后，即可比较双眼在垂直子午方向和水平子午方向的影像大小。若两次测试的结果提示垂直和水平子午线方向的影像不等量值相同，诊为双眼各向影像不等（图2-32）。

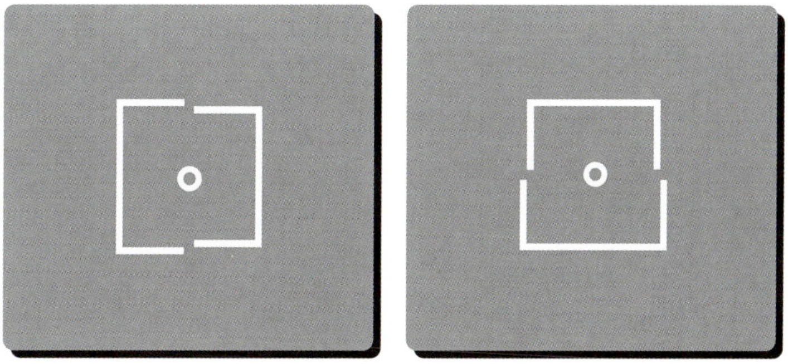

图 2-32　双眼各向影像不等

若仅有垂直子午向影像不等或仅有水平子午向影像不等，诊为双眼单向影像不等。若垂直子午方向的上、下边线影像不等量值不对称，或水平子午方向左、右边线影像不等量值不对称，则诊为双眼非对称性影像不等（图2-33）。

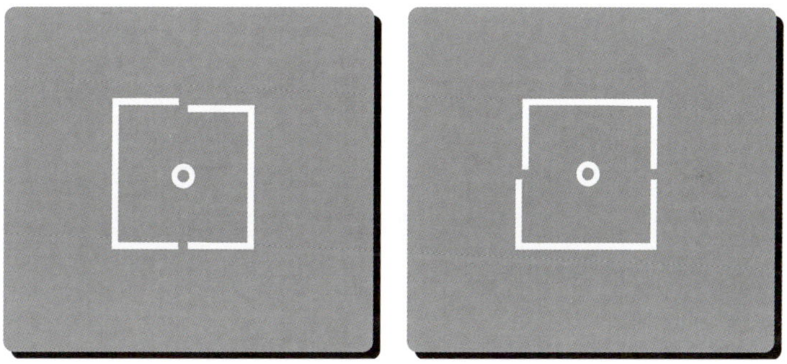

图 2-33　双眼非对称性影像不等

测试方法

（1）双眼基础状态为裸眼，或已适量置入屈光定量所得的远用球柱镜试片透镜。

（2）双眼视孔置入偏振滤镜。

（3）投放垂直对齐测试视标。

（4）嘱被测双眼注视中心圆环形视标，分辨左右半框视标像的大小。

（5）投放水平对齐视标。

（6）嘱被测双眼注视中心圆环形视标，分辨上下半框视标像的大小。

（7）诊断分析

① 若双眼影像无差异，诊为无双眼影像不等。

② 若双眼影像存在差异，诊为双眼影像不等。左右半框视标像的大小不同诊为垂直向

影像不等；上下半框视标像的大小不同诊为水平向影像不等。

③ 嘱被测者比较垂直方向和水平方向影像不等的差异，若垂直方向和水平方向影像不等量值相同，诊为双眼各向影像不等；若垂直方向和水平方向影像不等量值不同，诊为双眼单向影像不等。

④ 嘱被测者比较影像不等的量值；若半框视标像的边线相差1/2边宽，影像不等诊为3.5%，若两者相差1个边宽，则影像不等诊为7%。

⑤ 嘱被测者比较视标像上下边线或左右边线的不等量值，若上下边线或左右边线的不等量值存在差异，诊为双眼非对称性影像不等。

⑥ 嘱被测者将影像不等的异常视标像画图，以帮助诊断。

注意事项

（1）综合验光仪的垂直对齐视标和水平对齐视标测试仅能诊断双眼影像不等，如欲分辨被测双眼中哪一只眼发生病理性影像改变，则须结合临床其他测试结果进行分析。

（2）该测试方法不能对双眼影像不等进行精细梯度性定量分析，被测者的主觉判断随意性很大，故仅供临床参考。

（3）多数综合验光仪的配套视力表不设置水平对齐视标，因为被测双眼常存在水平向眼位异常，中心圆环形视标不足以控制双眼影像对齐，难以比较上下半框视标像的大小。

四、异常感觉性融像的矫治

（一）Brewster 立体镜

1. 方法

Brewster 立体镜的配置可以调试间距的+5.00D正透镜双目镜，双目镜中间的隔板可以使双眼注视野分视，注视目标为两个基本相同的图形视标，视标可沿滑轨向注视眼移动，也可以彼此分离、聚合移动［图2-34（a）］。训练时双眼配戴合适的矫正眼镜，适当调试目镜间距，使之符合患眼瞳距。

患眼通过+5.00D的正透镜观察距眼0.2m的目标，双眼模拟注视无限远；将双眼的注视目标向观察眼移近到0.13m，可以增加2.50D调节刺激，双眼模拟注视0.4m近视标。在隔板的分视下，右眼只能看到右侧视标，右侧视标中心有短横线，左眼只能看到左侧视标，左侧视标中心有短纵线，双眼影像融合后，不能看到中心横线为右眼抑制，不能看到中心纵线为左眼抑制。将双眼视标分离、聚合移动，训练双眼在不同调节水平下的同时视、平面追踪融像和立体视觉［图2-34（b）］。

2. 适应证

用于消除单眼抑制，复视、混淆视和异常视网膜对应等。

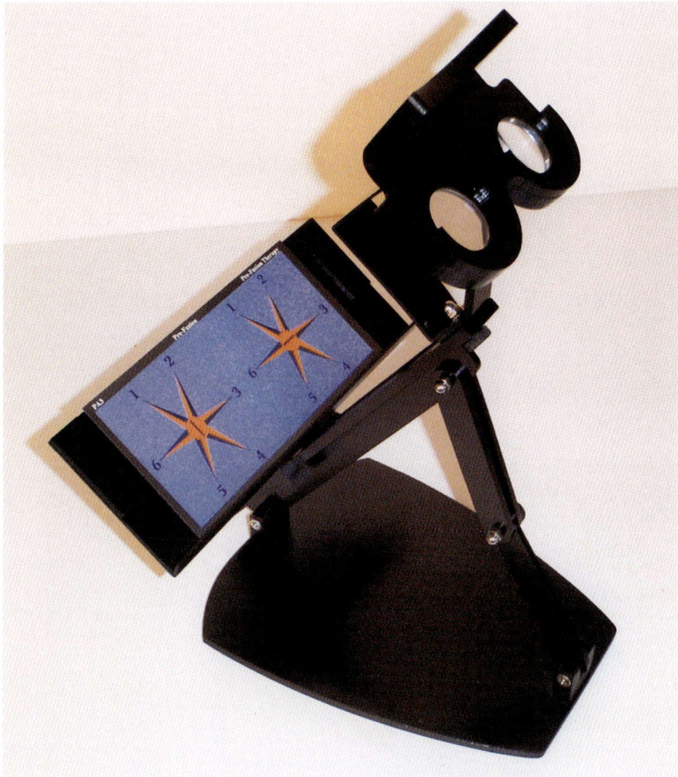

（a）Brewster 立体镜的配置

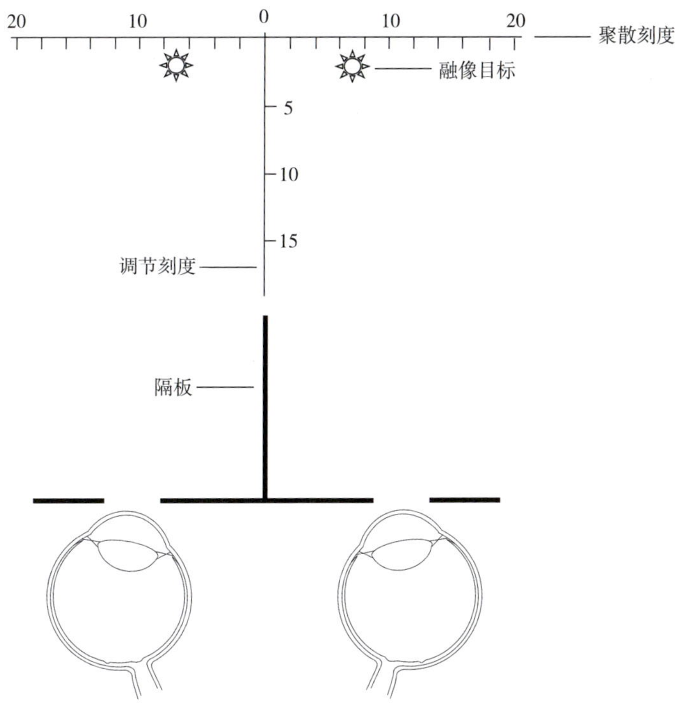

（b）Brewster 立体镜的原理

图 2-34 Brewster 立体镜

（二）斜隔板实体镜

1. 方法

斜隔板实体镜顶面有间距可调的双眼视孔，分别装有+5.00D球面透镜。斜隔板可以分隔左右眼的视线，板面装有平面反射镜，与斜隔板相对的侧面板壁安放视标卡，底板备有绘图用纸［图2-35（a）］。训练时，健眼通过球面透镜看到斜隔板平面镜所反射的视标卡信息，患眼通过另一球面透镜看到底板上的绘图纸。利用患眼将健眼看到的中枢视信息临摹到绘图纸上，训练双眼获得相同影像的同步性和相似性，最终取得双眼同时视［图2-35（b）］。

2. 适应证

用于消除单眼抑制、平面融像功能障碍和立体视觉异常。

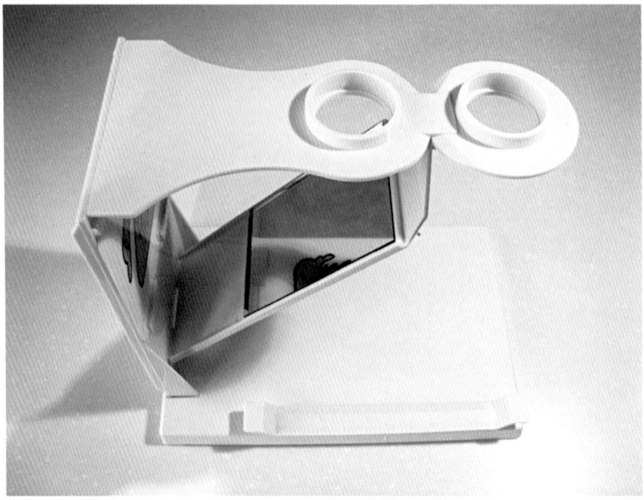

（a）斜隔板实体镜配置

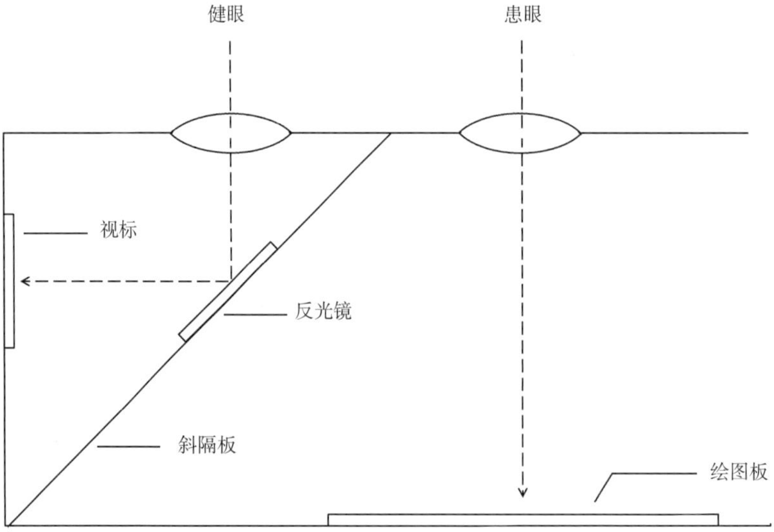

（b）斜隔板实体镜原理

图 2-35　斜隔板实体镜

第二节 运动性融像

在配戴矫正眼镜的情况下，运动性融像（motor fusion）异常的发生率很高，绝大多数未予重视，处于被动性适应状态。故建议对隐性斜视、注视差异、调节机能、聚散机能和AC/A比率等项运动性融像指标进行测试，并进行综合分析，制定合理的矫治方案。

一、眼位的主观测试

（一）隐性斜视概述

隐性斜视为潜在的眼位异常，只有通过特殊的测试方法才能诊断发现，人群患病率高达90%以上。远距离测试（6m），正常值为隐性外斜视$1^{\Delta}\pm2^{\Delta}$；近距离测试（0.4m），正常值为隐性外斜视$3^{\Delta}\pm3^{\Delta}$。

1. 隐性斜视的定义

在双眼融像机能的控制下，注视目标恰在双眼视轴的交点上，当双眼融像机能受到干扰时，双眼视轴偏离原注视目标，称为隐性斜视。

2. 隐性斜视的病因分析

（1）解剖因素 双眼眶内侧壁与颅矢状面大致平行，双眼眶外侧壁的夹角约为90°，眼眶内、外侧壁夹角约为45°，故解剖上双眼眶几何中心轴线呈外展状态。双眼注视远近目标时，为了实现双眼融像，视轴必须适量内收，偏离眼眶的几何中心轴线（图2-36）。双眼在常态视觉活动中取生理性集合，以抵消眼眶解剖上的外展，这一集合量值的多寡常是隐性斜视的主要致因。

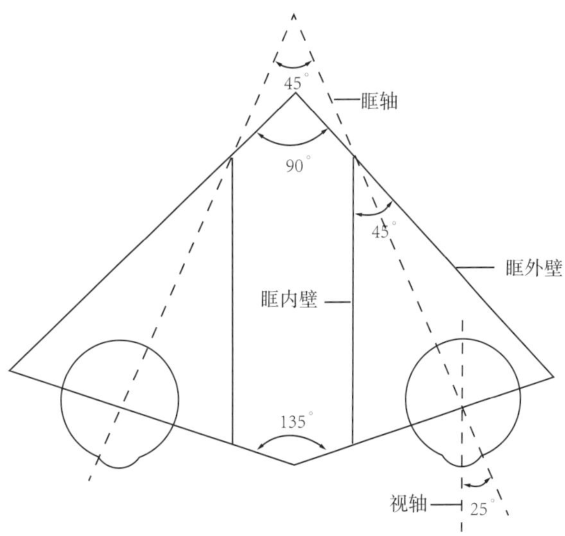

图 2-36 框轴的解剖性外展与视轴的生理性内收

（2）调节因素 双眼的调节与集合不协调引发的眼位异常称为动态性隐性斜视。调节过度常发生隐性内斜视，见于中度以上的远视未加光学矫正，早期老视、正视眼阅读时间过长或距离过近等。调节不足常发生隐性外斜视，如近视未加光学矫正或双眼屈光参差等。

（3）矫正因素　屈光不正是隐性斜视的诱因，光学透镜对于屈光不正的干预同样是隐性斜视的诱因。矫正眼镜即使适度也会发生一过性隐性斜视，近视眼初戴镜，可因调节张力紧张形成一过性隐性内斜视，远视眼初戴镜可因调节张力松弛形成一过性隐性外斜视。眼镜误矫则诱发持续性隐性斜视，近视过矫发生隐性内斜视，近视欠矫发生隐性外斜视，远视过矫发生隐性外斜视，远视欠矫发生隐性内斜视（表2-1）。为了鉴别被测眼的隐性斜视是初戴镜的一过性反应还是确系眼镜的焦度误矫，建议新配眼镜者在持续戴镜4周后，戴着矫正眼镜进行隐性斜视测试，若仍然存在异常隐性斜视，应考虑适当调试眼镜的处方。

表 2-1　眼镜因素导致的隐性斜视

初戴眼镜		近视误矫		远视误矫	
近视	远视	过矫	欠矫	过矫	欠矫
隐性内斜视	隐性外斜视	隐性内斜视	隐性外斜视	隐性外斜视	隐性内斜视

（4）神经支配因素　核上神经障碍也可招致性隐性斜视，如年老、体弱、工作紧张、睡眠不足或酗酒嗜烟等，多发生动态性隐性外斜视。

（二）隐斜视的分类

1. 隐性内斜视（esophoria）

双眼的眼位有向内侧偏斜的倾向，但被双眼融像机能所控制，因而不表现出来。

（1）临床表现

① 见于青少年调节力较强者，女性多于男性。

② 轻症无症状，重症眼球有向鼻侧牵拉感，可见球结膜充血，视力常不能矫正到正常水平，立体视觉功能较差。

③ 患者常取下颏内收，双眼位向上，以减轻症状。

④ 发展到双眼融像机能破坏时，出现双眼复视，演化为显性内斜视，则症状缓解。

（2）矫治原则

① 矫正屈光不正，采用睫状肌麻痹检影测试，远视屈光处方焦度给足，近视则给予能够维持正常视力的最低屈光处方焦度。

② AC/A过强者，可试在看近时加用正焦度镜片。

③ 采用 2 倍隐性内斜视测试值的底向内棱镜进行外展肌训练，或采用立体镜外展训练，增加外展幅度，可收到改善症状的效果。

④ 斜视量＜15^{Δ}者可试用底向外的缓解棱镜，根据融像储备定量矫正棱镜参考值，将矫正棱镜平均分至双眼镜片，可望减轻症状。但需注意棱镜矫正量值大于隐性内斜视测试值的1/2有可能导致集合中枢兴奋性增强，使隐性内斜视进一步加重。

2. 隐性外斜视（exophoria）

双眼的眼位有向外侧偏斜的倾向，但被双眼融像机能所控制，因而不表现出来。

（1）临床表现

① 隐性外斜视刺激集合中枢，诱使内直肌及其协同肌张力增加，症状较隐性内斜视显著，表现为额部、眼球后部疼痛，恶心，上睑沉重。

② 由于集合近点移远，近读时目标发生模糊、互相重叠，近读时间过长发生调节痉挛。

③ 由于双眼有生理性外斜的倾向，且疲劳体弱均可诱发外斜倾向，故临床认为隐性外斜视 $<6^{\Delta}$ 无矫正价值。

④ 隐性外斜视演化为间歇性显性外斜视、显性外斜视，发生双眼复视，则症状缓解。

（2）矫治原则

① 矫正屈光不正，采用睫状肌麻痹检影测试，远视给予最低屈光处方焦度，近视屈光处方焦度给足。

② 集合训练，将推进板视标向双眼逐步移近，尽量克服复视；或将双眼试镜架置入底向外棱镜，逐量递增训练棱镜量值，嘱患者尽量克服复视，以锻炼内直肌。

③ 年龄低于15岁的患者不考虑采用缓解棱镜矫治，因底向内的棱镜替代可限制内直肌发育，使隐性外斜视进一步加重。15岁以上的患者，若斜视量 $<20^{\Delta}$ 可考虑采用底向内的缓解棱镜减轻症状，根据融像储备定量矫正棱镜参考值，将矫正棱镜平均分至双眼镜片。

3. 隐性上斜视（hyperphoria）

双眼视轴有高低差异的倾向，但被双眼融合机能所控制，因而不表现出来。垂直向隐性斜视可分为隐性上斜视和隐性下斜视（hypophoria），因眼位高低是相对的，通常仅讨论隐性上斜视。隐性上斜视人群正常值为 $1^{\Delta}\pm1^{\Delta}$。

（1）临床表现

① 隐性上斜视因眼位异常的程度较小，常不被测试发现，实则人群检出率多达30%，隐性水平斜视中有45%合并发生隐性上斜视，故垂直隐性斜视是屈光定量测试处方不能适应的一大致因。

② 人眼的垂直向融像范围小，易于发生症状，3^{Δ}以上的隐性上斜视即可产生症状，表现为头痛、恶心。

③ 注视远目标时因双眼视差较大，患眼视觉被迫抑制，故症状较轻，久之发生患眼弱视；注视近目标时因视差较小，因努力融像则易产生症状，但闭上一眼注视目标症状立刻缓解，故隐性上斜视典型主诉为用单眼注视比用双眼注视省力。

④ 通常隐性上斜视无复视，因可取代偿头位，头位向下斜侧倾斜，下斜侧眉上挑，见抬头纹。因头位向眼位低的一侧倾斜，可促使上斜侧眼位降低，下斜侧眼位升高。

（2）矫治原则

① 矫正屈光不正，采用睫状肌麻痹检影测试。

② 由于隐性上斜视的量值相对稳定，$<10^{\Delta}$的患眼缓解棱镜矫正效果较好，通常根据测试结果全量矫正，将矫正棱镜分到双眼镜片上，上斜侧棱镜底向下，下斜侧棱镜底向上。有验配师主张欠矫 $0.5^{\Delta}\sim1^{\Delta}$，有利于患眼适应。

4. 隐性旋转斜视（cyclotropia）

双眼围绕矢状轴旋转时有幅度差异，但被双眼融合机能所控制，因而不表现出来。

（1）分类　隐性旋转斜视按临床表现可分为隐性内旋转斜视和隐性外旋转斜视，角膜垂直子午线上端向颞侧转，称为隐性外旋转斜视；角膜垂直子午线上端向鼻侧转，称为隐性内旋转斜视，如图2-37所示。

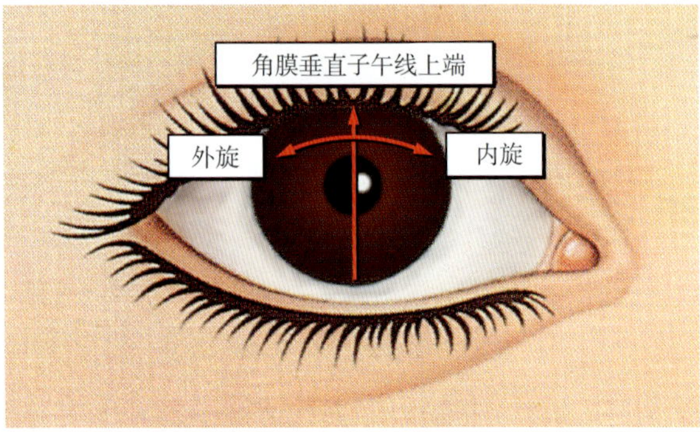

图 2-37　隐性旋转斜视的方位定性

（2）病因　可分为光学性隐性旋转斜视或特发性隐性旋转斜视

① 光学性隐性旋转斜视为眼的斜向散光酿成，视网膜上的水平和垂直标像有向散光主子午轴位倾斜的倾向，为了使注视目标保持直立，斜肌的张力反射性增高。例如，在正视右眼前放置+2.00×150柱镜，即可诱发光学性隐性旋转斜视。

② 特发性隐性旋转斜视的诱因主要为眼外肌的亢进或麻痹，肌上点位置异常，球筋膜或节制韧带解剖结构异常，或原因不明的神经支配因素等。

（3）临床表现

① 有眼涨、头痛、恶心和眩晕等症状。

② 注视目标倾斜，被迫取代偿头位以减轻症状，头向与患眼旋转向相反的方向倾斜。例如右眼隐性外旋转斜视，头向左倾，头位左倾时，右眼停留在外旋休息位上，左眼正常内旋后，可维持双眼角膜垂直子午线互为平行（图2-38）。

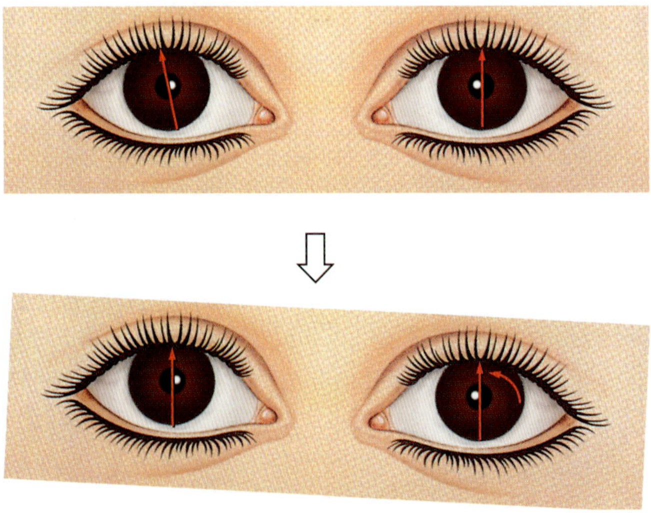

图 2-38　隐性旋转斜视的代偿头位

（4）矫治原则

① 矫正屈光不正，可适当向中心子午向（180°或90°）调整斜向柱镜试片透镜的轴位

或适量降低斜向柱镜试片透镜的焦度，从而减轻眼镜因素导致的光学性隐性旋转斜视。

② 特发性隐性旋转斜视无有效的矫治方法，经验证实用棱镜矫正患眼合并存在的垂直隐斜有望减轻症状。

5. 多向性隐性斜视

合并两种或两种以上不同性质的隐性斜视称为多向隐性斜视，例如右侧上斜肌不全性麻痹，上斜肌的功能为内旋、下转和外展，因此发生右眼隐性外旋转斜视，隐性上斜视和隐性内斜视。

二、隐性斜视的主观测试方法

（一）马氏杆辅镜测试（Maddox rod testing）

测试原理

1. 马氏杆辅镜和马氏杆视标

马氏杆辅镜背面为平面，前表面为呈平行排列的细条状等面棱镜，马氏杆视标为5m距离或40cm距离白色圆形点状视标，透过马氏杆辅镜观察白色点视标时，由于棱镜可以使光线单向传递性折射，使点视标形成与马氏杆棱镜排列轴向相垂直的线条像（图2-39）。

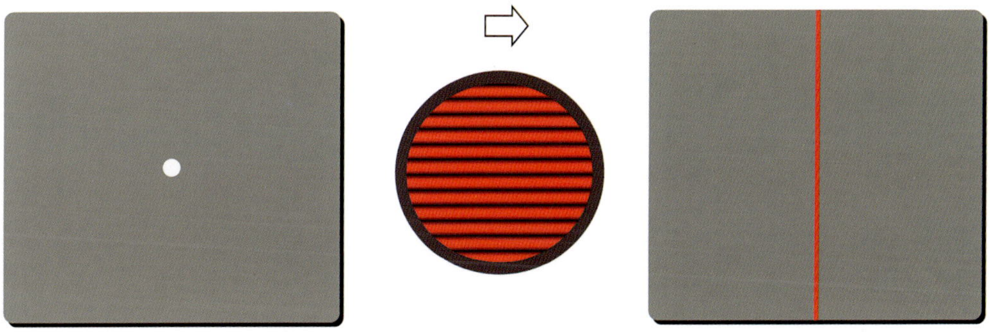

图 2-39 透过水平马氏杆辅镜看到的点视标形成一条纵向线状视标像

2. 隐性水平斜视的测试

（1）准备工作

① 综合验光仪右侧内置辅镜备有水平向红色马氏杆辅镜RMH［图2-40（a）］，左侧内置辅镜备有水平向无色马氏杆辅镜WMH，均可用于测试水平隐斜视。

② 将右侧视孔置入水平向红色马氏杆辅镜［图2-40（b）］，左测视孔置入旋转棱镜，将棱镜刻度盘0位调整到垂直向。

③ 投放马氏杆投影视标，确认被测右眼看见红色纵向线状视标像［图2-40（c）］，左眼看到白色点状视标像［图2-40（d）］。此时双眼看到的视标像虽然形态不同，但因发自同一个光源，仍有水平向融像的倾向，故在测试前须用遮盖板先将右眼马氏杆辅镜视孔遮盖3-5s，移去遮盖板后迅即问被测者红色纵向线状视标像与白色点状视标像是否重合。

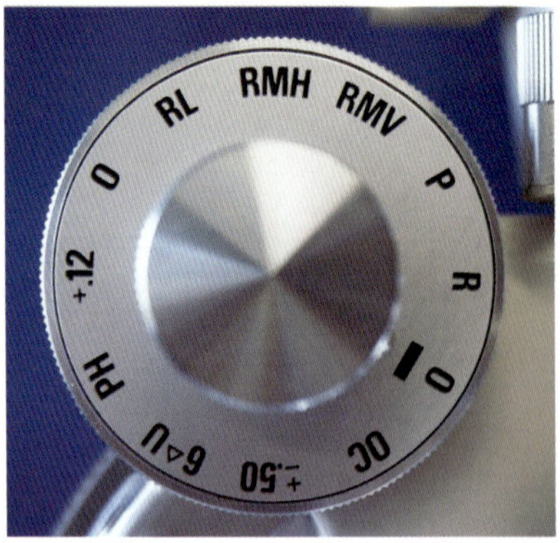

（a）水平向红色马氏杆辅镜手轮标记

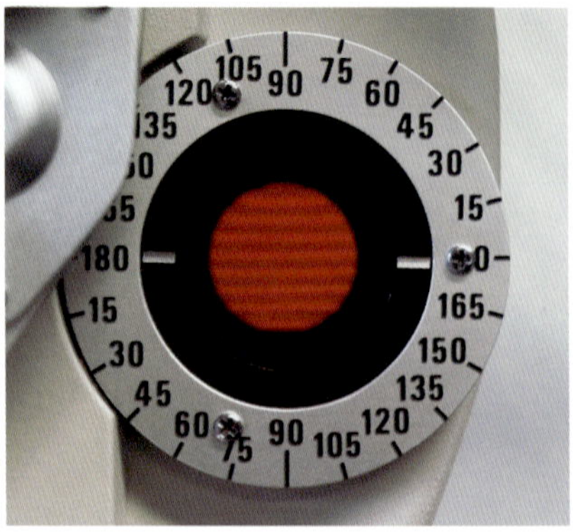

（b）水平向红色马氏杆辅镜

（c）右眼看见红色纵向线状视标像

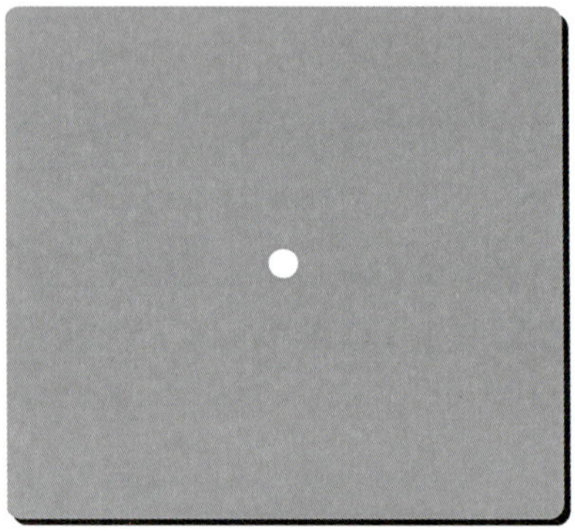

（d）左眼看到白色点状视标像

图 2-40　水平向红色马氏杆辅镜的测试方法

（2）定性分析

① 若双眼所见的视标像重合（图2-41），证实被测眼无水平向隐性斜视；被测者诉双眼所见的视标像不重合，则证实被测者有水平向隐性斜视。

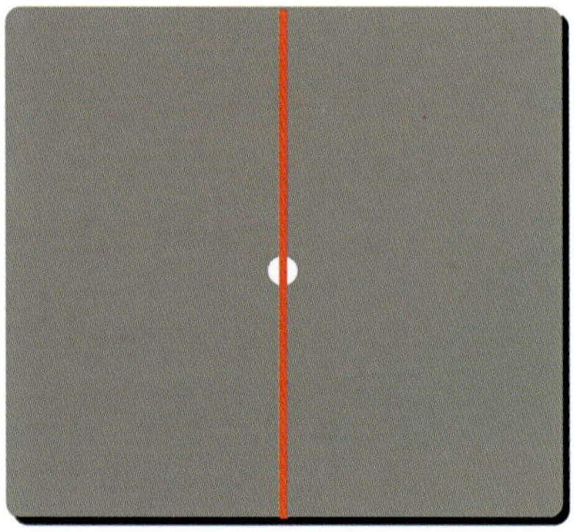

图 2-41　双侧马氏杆视标像重合证实被测眼无水平向隐性斜视

② 若右眼所看到的红色纵向线状视标像在右，左眼所看到的白色点视标像在左，双眼显示同侧性复视，由于被测者所感受到的影像经过空间反向投射恰与视网膜所接收到的像位颠倒，故此时右眼所接收到的目标像在视网膜黄斑左侧，左眼所接收到的目标像在视网膜黄斑右侧，证实被测双眼为隐性内斜视［图2-42（a）］。

③ 相反若被测者诉右眼看到的红色纵向线状视标像在左，左眼看到的白色点视标像在右，双眼显示交叉性复视，则右眼所接收到的目标像在视网膜黄斑右侧，左眼所接收到的目标像在视网膜黄斑左侧，证实被测双眼为隐性外斜视［图2-42（b）］。为了便于分析和记忆，上述检测结果的规律可总结为：影不交叉眼交叉，眼不交叉影交叉。

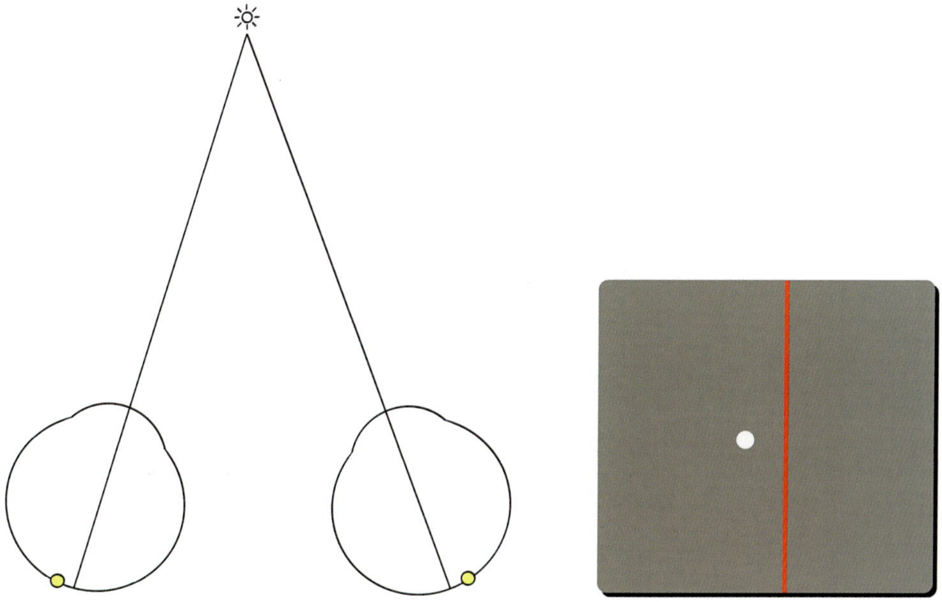

（a）双眼显示同侧性复视，证实被测双眼为隐性内斜视

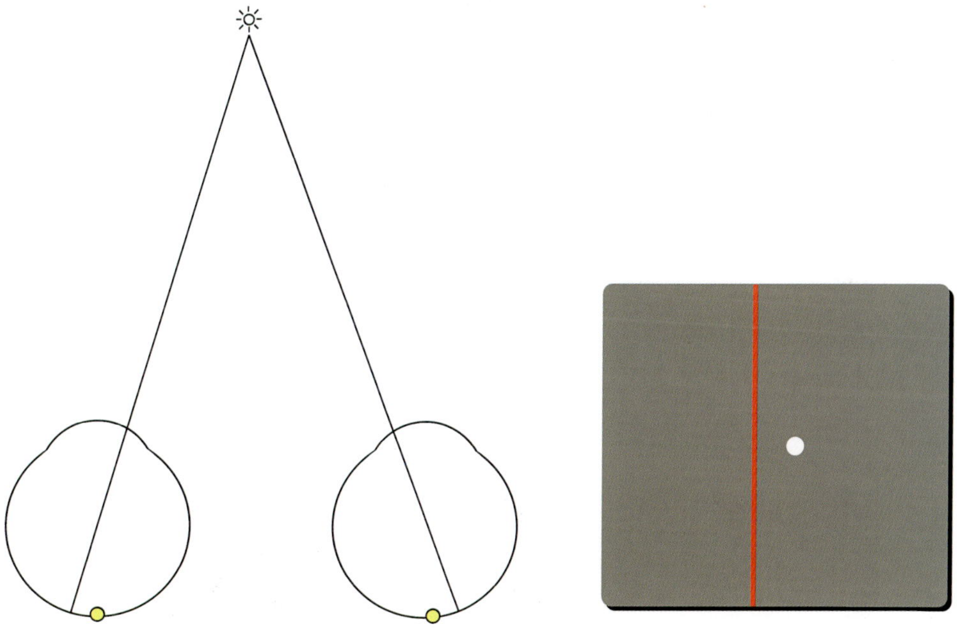

（b）双眼显示交叉性复视，证实被测双眼为隐性外斜视

图 2-42 视网膜影像通过空间反向投射使被测者产生相反的像位觉

（3）定量分析

① 双眼显示同侧性复视，被测眼诊为隐性内斜视时，将左侧旋转棱镜的定量游标向外侧转动，被测者可见点视标像逐渐向红色纵向线状视标像移动，直至点视标像与红色纵向线状视标像重合，读出旋转棱镜所显示的量值，为被测眼的隐性内斜视量值［图2-43（a）］。

② 双眼显示交叉性复视，被测眼诊为隐性外斜视时，则将左眼旋转棱镜的游标向内侧转动，用相同的方法测试被测眼隐性外斜视的量值［图2-43（b）］。在决定棱镜底向的移动方向时应分析左眼看到的点视标像偏移位置的方向，将棱镜的底向转向点视标像的偏移的方向，故棱镜底向调试的规律可总结为：底向跟着影像跑。

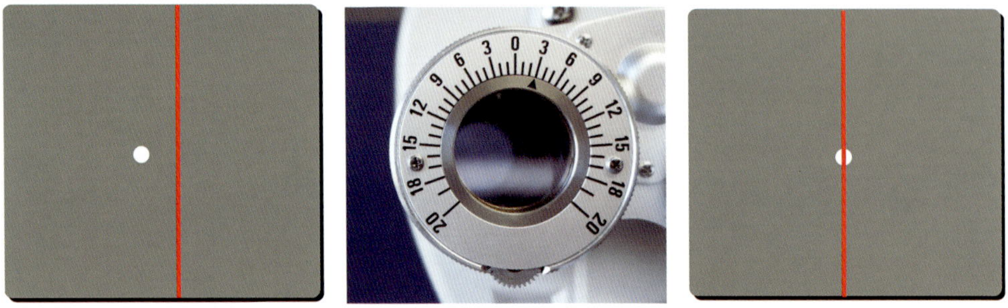

（a）旋转棱镜的定量游标向外侧转动，测试隐性内斜视量值

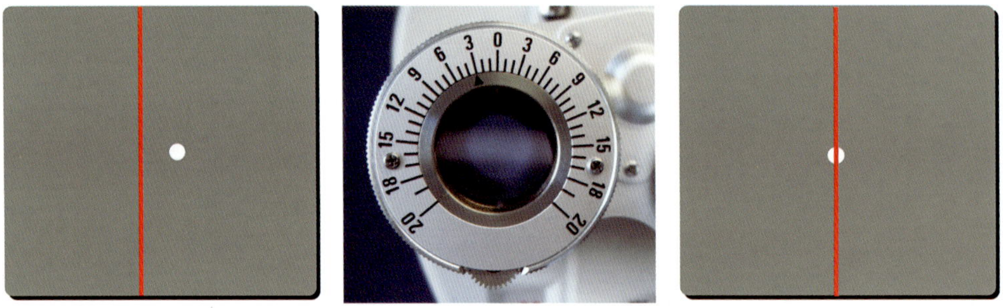

（b）旋转棱镜的定量游标向内侧转动，测试隐性外斜视量值

图 2-43　采用马氏杆辅镜和旋转棱镜定量分析隐性水平斜视

3. 隐性垂直斜视的测试

（1）准备工作　综合验光仪右侧内置辅镜备有垂直向红色马氏杆辅镜RMV，左侧内置辅镜备有垂直向无色马氏杆WMV，均可测试垂直向隐性斜视。将右侧内置辅镜调整为垂直向红色马氏杆辅镜，左侧外置旋转棱镜，将棱镜刻度盘0位调整到水平向，测试方法同隐性水平向斜视（图2-44）。

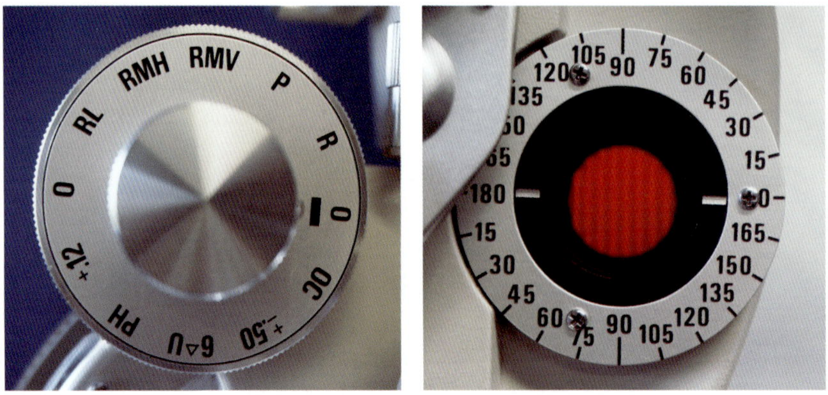

（a）垂直向红色马氏杆辅镜手轮标记　　（b）垂直向红色马氏杆辅镜

图 2-44　垂直向红色马氏杆辅镜

（2）定性定量测试　被测者诉红色横向线状视标像在上，白色点视标像在下时，诊为隐性左上斜视，将旋转棱镜的定量游标向下调整［图2-45（a）］；若红色横向线状视标像在下，白色点视标像在上时，诊为隐性右上斜视，将旋转棱镜的定量游标向上调整，直至点视标像与红色横向线状视标像重合，测试值即为隐性垂直斜视的量值［图2-45（b）］。

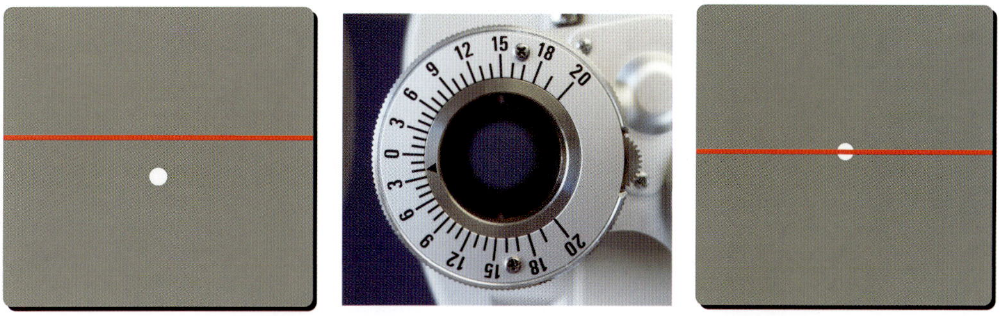

（a）旋转棱镜的定量游标向下方转动，测试隐性左上斜视量值

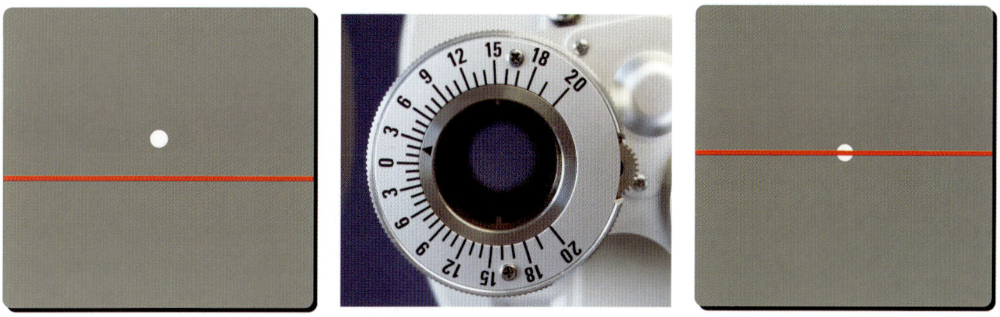

（b）旋转棱镜的定量游标向上方转动，测试隐性右上视量值

图 2-45　采用马氏杆辅镜和旋转棱镜定量分析隐性垂直斜视

4. 近距离隐性斜视测试

采用40cm近距离白色点状发光视标（如笔试电筒）可以测试近距离隐性斜视，测试方法同于远距离隐性斜视。

测试方法

（1）双眼投放屈光定量测试所得的远用处方试片透镜。

（2）右侧视孔内置红色水平马氏杆辅镜RMH。

（3）左侧视孔外置旋转棱镜辅镜，将棱镜刻度盘0位调试到垂直向。

（4）投放远距离白色点状马氏杆测试视标。

（5）交替遮盖被测双眼，确认被测右眼看到红色纵向线状视标像，左眼看到白色点状视标像。

（6）用遮盖板遮盖右侧视孔3～5s。

（7）移去遮盖板，询问被测者看到红色纵向线状视标像与白色点状视标像是否重合，若两者重合诊为无隐性水平斜视，若两者分离则诊为隐性水平斜视。

（8）若被测者诉红色纵向线状视标像在右侧，白色点状视标像在左侧，诊为隐性内斜视，将左侧旋转棱镜的定量游标以0.5^{Δ}为梯度向外调试，直到白色点状视标像与红色纵向线状视标像两者重合，记录被测眼隐性内斜视的量值。

（9）若被测者诉红色纵向线状视标像在左侧，白色点状视标像在右侧，诊为隐性外斜视，则将左侧旋转棱镜的定量游标以0.5^{Δ}为梯度向内调试，定量被测眼隐性外斜视的量值。

（10）将右侧视孔内置辅镜调试为垂直红色马氏杆辅镜RMV。

（11）将左侧视孔外置旋转棱镜的刻度盘0位调整到水平向。

（12）嘱被测者辨认双眼所看到的视标，确认被测者右眼看到红色横向线状视标像，左眼看到白色点状视标像。

（13）用遮盖板遮盖右侧视孔3～5s。

（14）移去遮盖板，询问被测者看到的红色横向线状视标像与白色点状视标像是否重合，若两者重合诊为无隐性垂直斜视，若两者分离则诊为隐性垂直斜视。

（15）若被测者诉红色横向线状视标像在上方，白色点状视标像在下方，诊为左眼隐性上斜视，将左侧旋转棱镜的定量游标以0.5^{Δ}为梯度向下调试，直到白色点状视标像与红色横向线状视标像两者重合，记录被测左眼隐性上斜视的量值。

（16）若被测者诉红色横向线状视标像在下方，白色点状视标像在上方，诊为右眼隐性上斜视，将左侧旋转棱镜的定量游标以0.5^{Δ}为梯度向上调试，定量被测右眼隐性上斜视的量值。

（17）将白色点状马氏杆视标改为40cm笔式电筒视标，采用同样的方法测试双眼近距离隐性斜视的性质和量值。

（18）为了便于分析和记忆，马氏杆辅镜测试隐性斜视的定性和定量方法见表2-2。

表 2-2　马氏杆辅镜测试隐性斜视的定性和定量分析

视标像	定性分析	定量分析
线条在点视标右侧	隐性内斜视	旋转棱镜底向外侧转动
线条在点视标左侧	隐性外斜视	旋转棱镜底向内侧转动
线条在点视标下方	隐性右上斜视	旋转棱镜底向上方转动
线条在点视标上方	隐性左上斜视	旋转棱镜底向下方转动

注意事项

（1）因屈光不正矫正前后所测得的隐性斜视量值有较大差异，故通常基础测试状态选择投放远用屈光处方试片透镜。

（2）左侧内置无色马氏杆辅镜同样用于测试隐性斜视，测试方法同于右侧红色马氏杆辅镜，结果分析也同于右侧红色马氏杆辅镜，若左侧无色马氏杆与右侧红色马氏杆测试的结果不同，可能为操作上的误差所致。

（二）十字环形视标测试（cross & ring target testing）

测试原理

1. 十字环形视标

十字环形视标外周为绿色双环形（或单环形）视标，中心为红色十字形视标，测试距离

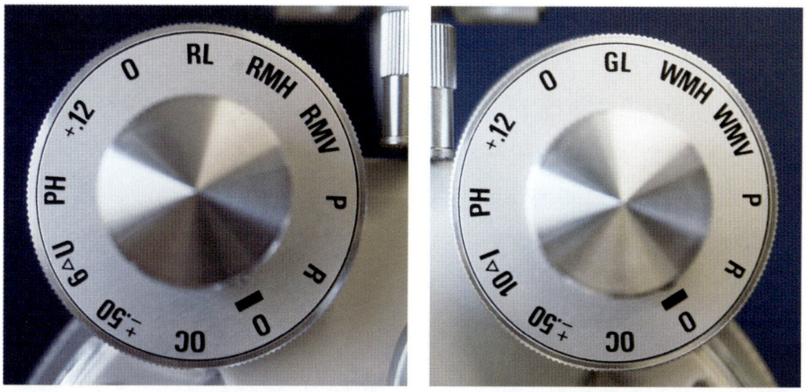

（a）红色滤光镜辅镜和绿色滤光镜辅镜手轮标记

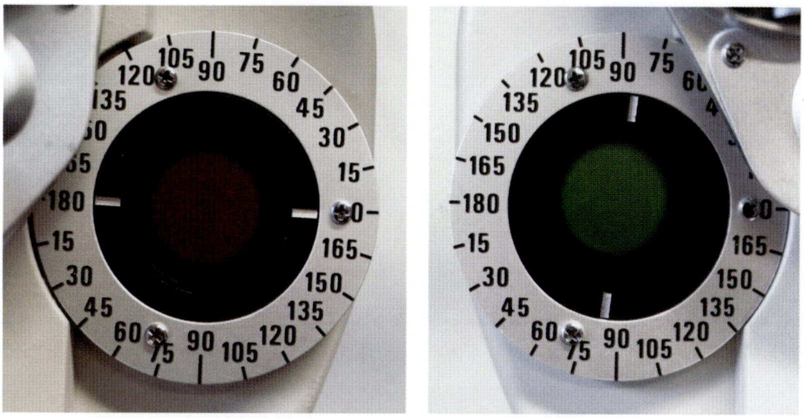

（b）红色滤光镜辅镜和绿色滤光镜辅镜

图 2-46 右眼置入红色滤光镜，左眼置入绿色滤光镜

为5m，右眼置入红色滤光镜，左眼置入绿色滤光镜（图2-46）。

由于光谱拮抗的原理，配戴滤光镜辅镜后右眼只能看到红色十字形视标像，所见绿色视标像因与视标板背景色相同而隐匿，左眼只能看到绿色双环形视标像，所见红色视标像因与视标板背景色相同而隐匿，故形成了双眼局部视标分视（图2-47）。

（a）红绿分视后右眼所见　（b）红绿分视后左眼所见　（c）十字环形视标

图 2-47 十字环形视标

2. 定性分析

（1）双眼所见视标分离后，双眼融像充分消除，若被测者看到红色十字像位于绿色双环像的中心，证实被测眼无隐性斜视［图2-48（a）］。

（2）被测者诉红色十字视标像在右，绿色环形视标像在左，双眼呈同侧性复视，诊为隐性内斜视［图2-48（b）］，其原理同马氏杆检测。

（3）若红色十字视标像在左，绿色环形视标像在右，双眼呈交叉性复视，诊为隐性外斜视［图2-48（c）］。

（4）若红色十字视标像在下，绿色环形视标像在上，诊为隐性右上斜视［图2-48（d）］。

（5）若红色十字视标像在上，绿色环形视标像在下，诊为隐性左上斜视［图2-48（e）］。

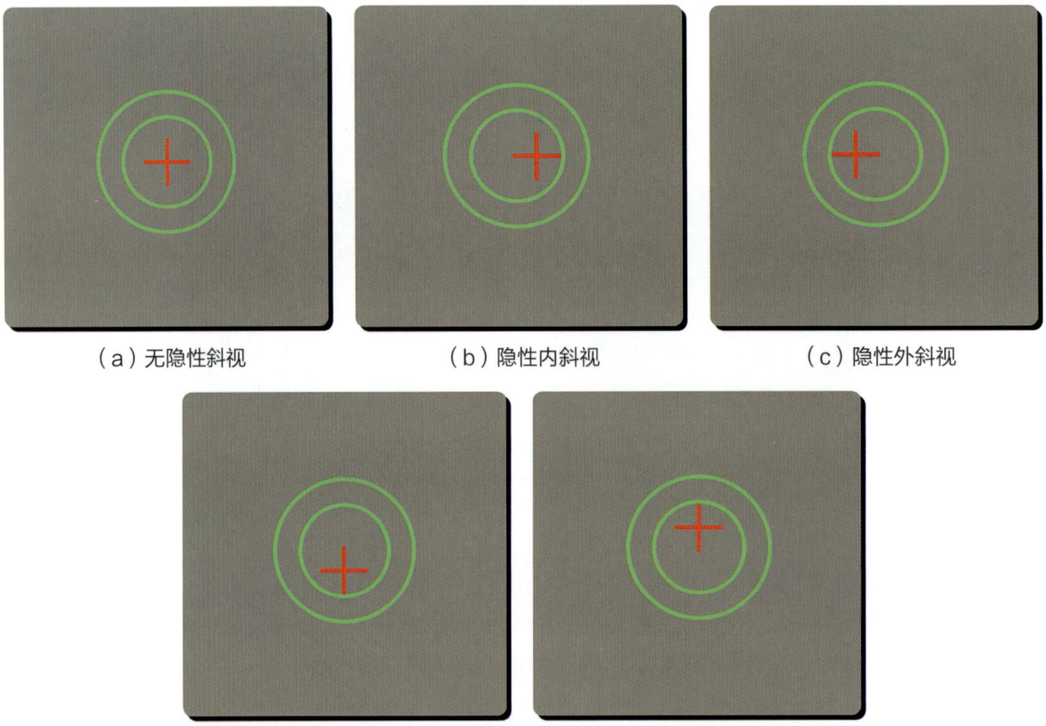

（a）无隐性斜视　（b）隐性内斜视　（c）隐性外斜视

（d）隐性右上斜视　（e）隐性左上斜视

图2-48　十字环形视标测试对隐性斜视的定性分析

3. 定量分析

十字环形视标测试可无需借助旋转棱镜对隐性斜视的量值进行较为粗略的定量分析，故多用于筛选普查，以隐性内斜视为例分析如下。

（1）若红色十字视标像位于绿色视标像外环以外，红色十字左端触及绿色外环右缘［图2-49（a）］，诊为4^{Δ}隐性内斜视。

（2）若红色十字的交叉点与绿色外环右缘相交［图2-49（b）］，诊为3^{Δ}隐性内斜视。

（3）红色十字的交叉点与绿色内环右缘相交［图2-49（c）］，诊为2^{Δ}隐性内斜视。

（4）红色十字位于绿色内环以内，右端触及绿色内环右缘［图2-49（d）］，诊为1^{Δ}隐性内斜视。

（5）隐性外斜视及隐性垂直斜视的定量分析可参照上述隐性内斜视的方法进行定量。

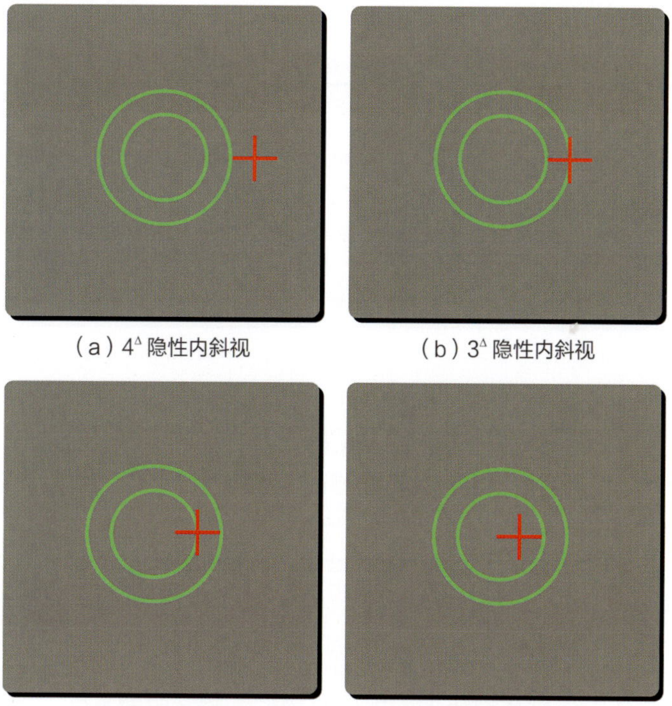

（a）4^{Δ} 隐性内斜视　（b）3^{Δ} 隐性内斜视

（c）2^{Δ} 隐性内斜视　（d）1^{Δ} 隐性内斜视

图 2-49　十字环形视标测试对隐性斜视的定量分析

测试方法

（1）双眼投放屈光定量测试所得的远用处方试片透镜。

（2）右侧视孔内置红色滤光透镜RL，左侧视孔内置绿色滤光透镜GL。

（3）投放十字环形投影视标。

（4）嘱被测者注视双眼所看到的视标，若红色十字视标像位于绿色环形视标像的中心，诊为双眼无隐性斜视。若红色十字视标像偏离绿色环形视标像的中心位置则诊为隐性斜视。

（5）红色十字视标像位于绿色环形视标像右侧诊为隐性内斜视，红色十字视标像位于绿色环形视标像左侧诊为隐性外斜视，红色十字视标像位于绿色环形视标像下方诊为隐性右上斜视，红色十字视标像位于绿色环形视标像上方诊为隐性左上斜视（表2-3）。

表 2-3　十字环形视标测试隐性斜视的定性分析

视标像	定性分析	视标像	定性分析
十字视标右偏	隐性内斜视	十字视标下偏	隐性右上斜视
十字视标左偏	隐性外斜视	十字视标上偏	隐性左上斜视

（6）红色十字视标像位于绿色环形视标像以外，端点与外环相触，定量为隐性斜视4^{Δ}；红色十字视标像交叉点与绿色环形视标像外环相交，定量为隐性斜视3^{Δ}；红色十字视标像交

叉点与绿色环形视标像内环相交，定量为隐性斜视2$^{\triangle}$；红色十字视标像位于绿色环形视标像以内，端点与内环相触定量为隐性斜视1$^{\triangle}$（表2-4）。

表 2-4 十字环形视标测试隐性斜视的定量分析

视标像	定量分析
十字视标位于外环外，端点与环形视标外环相触	隐性斜视 4$^{\triangle}$
十字视标交叉点与环形视标外环相交	隐性斜视 3$^{\triangle}$
十字视标交叉点与环形视标内环相交	隐性斜视 2$^{\triangle}$
十字视标位于内环内，端点与环形视标内环相触	隐性斜视 1$^{\triangle}$

注意事项

（1）十字环形视标测试隐性斜视的定量范围仅为4$^{\triangle}$，对于较大的隐性斜视不能定量。

（2）对于辨色力异常的被测者，有可能测试不成功。

（三）偏振十字视标测试（polarized cross target testing）

测试原理

1. 偏振十字视标

偏振十字视标为中心区断离的十字形线条视标。测试距离为5m，右眼内置135°偏振滤镜，左眼内置45°偏振滤镜，视标光线通过双眼偏振滤镜后，形成不同径向振动的线偏振光，右眼只能看到中心断离的纵线视标像，左眼只能看到中心断离的横线视标像（图2-50）。

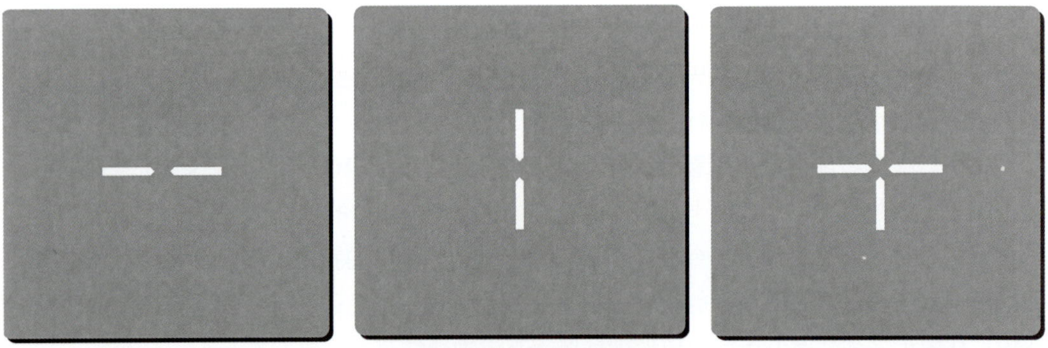

（a）偏振分视后左眼所见　（b）偏振分视后右眼所见　（c）偏振十字视标

图 2-50 偏振十字视标

2. 定性分析

（1）单向隐性斜视

① 双眼偏振分视后，融像充分消除。若被测者诉十字形线条像上下左右对称，断离区位于十字形中心，证实被测眼没有隐性斜视［图2-51（a）］。

② 若水平线条像向左偏移，诊为隐性内斜视［图2-51（b）］；若水平线条像向右偏移，诊为隐性外斜视［图2-51（c）］。

③ 若水平线条像向上偏移，诊为隐性右上斜视［图2-51（d）］；若水平线条像向下偏移，诊为隐性左上斜视［图2-51（e）］。

（2）多向隐性斜视

① 若水平线条像向上偏移的同时向左偏移，形成类似右上十字图形，诊为隐性内斜视合并隐性右上斜视［图2-51（f）］。

② 若水平线条像向下偏移同时向左偏移，形成类似右下十字图形，诊为隐性内斜视合并隐性左上斜视［图2-51（g）］。

③ 若水平线条像向上偏移同时向右偏移，形成类似左上十字图形，诊为隐性外斜视合并隐性右上斜视［图2-51（h）］。

④ 若水平线条像向下偏移同时向右偏移，形成类似左下十字图形，诊为隐性外斜视合并隐性左上斜视［图2-51（i）］。

⑤ 若垂直线条像暗淡或消失，诊为右眼黄斑抑制［图2-51（j）］；若水平线条像暗淡或消失，诊为左眼黄斑抑制［图2-51（k）］。

3. 定量分析

（1）单向隐性斜视　若被测双眼为单纯性的隐性水平斜视或隐性垂直斜视，可将旋转棱镜移放于左眼视孔。

① 测试隐性水平向斜视，将旋转棱镜的棱镜刻度盘0位放置于垂直向。诊为隐性内斜视，将棱镜游标向外侧转动，直至左眼看到的水平线条像向右移到视标中心位置，此时棱镜定量游标所指的棱镜度为被测眼隐性内斜视的量值［图2-52（a）］；诊为隐性外斜视，则将棱镜游标向内侧转动，直至左眼看到的水平线条像向左移到视标中心位置，此时棱镜定量游标所指的棱镜度为被测眼隐性外斜视的量值。

② 测试隐性垂直向斜视时，将左侧旋转棱镜的刻度0位放置于水平向，诊为隐性右上斜视，将棱镜游标向上方转动，直至左眼看到的水平线条像向下移到中心位置，棱镜定量游标所指向的棱镜度为被测眼隐性右上斜视的量值［图2-52（b）］。诊为隐性左上斜视，将棱镜游标向下方转动，直至左眼看到的水平线条像向上移到中心位置。棱镜定量游标所指向的棱镜度为被测眼隐性左上斜视的量值。

（2）多向隐性斜视　若被测眼为隐性水平斜视合并隐性垂直斜视的多向隐性斜视，可将旋转棱镜分别移放右眼和左眼的视孔，右侧旋转棱镜刻度0位放置于水平向，用于测试隐性垂直斜视；左侧旋转棱镜的刻度0位放置于垂直向，用于测试隐性水平斜视，测试方法同单向隐性斜视［图2-52（c）］，兹不赘述。

测试方法

（1）双眼投放屈光定量测试所得的远用处方试片透镜。

（2）右侧视孔内置135° 偏振滤镜，左侧视孔内置辅镜45° 偏振滤镜。

（3）投放偏振十字视标。

（4）嘱被测者注视双眼所看到的视标像，若十字形线条像上下左右对称，诊为双眼无隐性斜视；若垂直线条像与水平线条像的交叉点不在十字形视标的中心位置则诊为隐性斜视。

（5）若水平线条像向左右偏移，将旋转棱镜移放左侧视孔，棱镜刻度0位调试到垂直

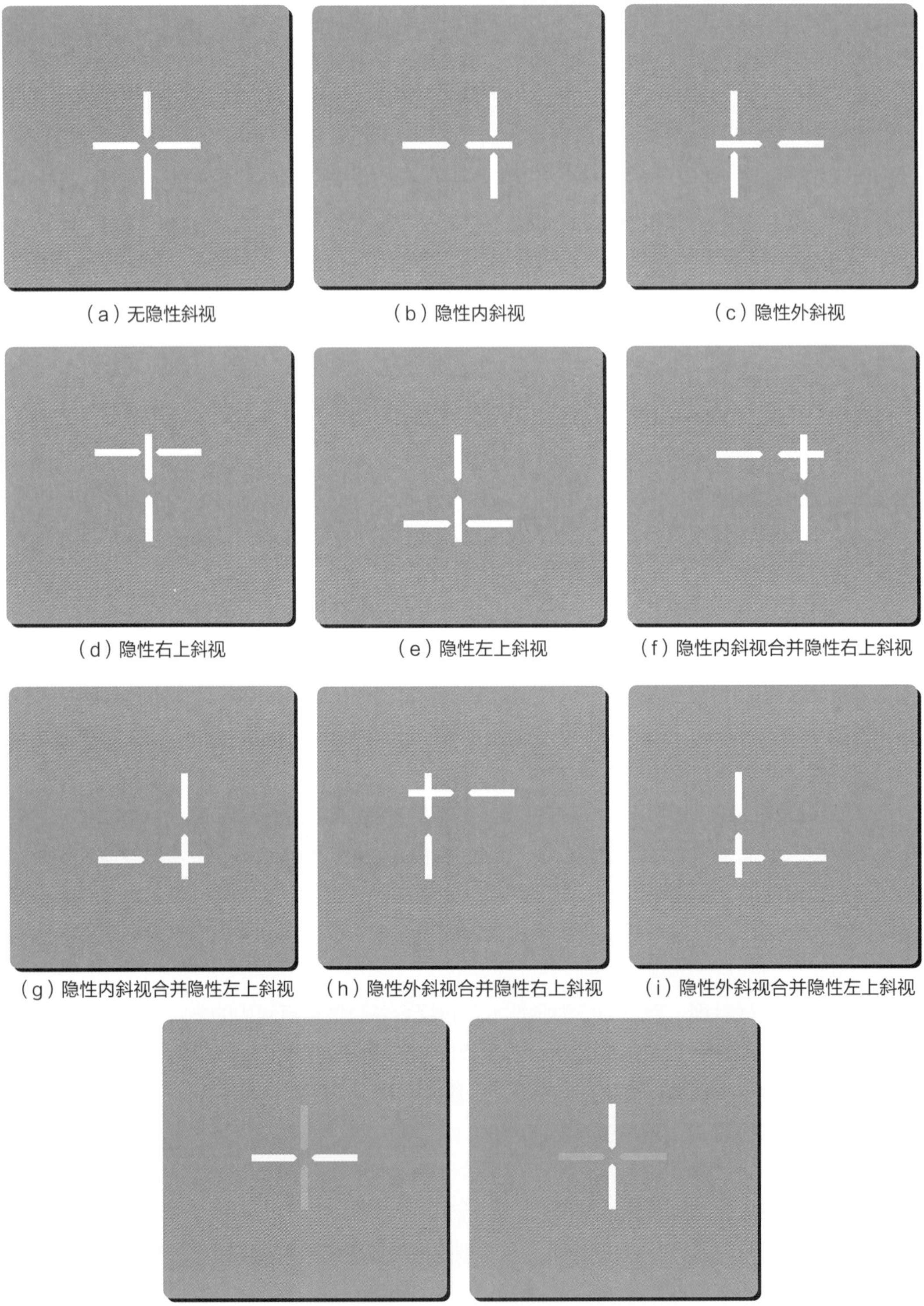

（a）无隐性斜视　（b）隐性内斜视　（c）隐性外斜视

（d）隐性右上斜视　（e）隐性左上斜视　（f）隐性内斜视合并隐性右上斜视

（g）隐性内斜视合并隐性左上斜视　（h）隐性外斜视合并隐性右上斜视　（i）隐性外斜视合并隐性左上斜视

（j）右眼黄斑抑制　（k）左眼黄斑抑制

图 2-51　偏振十字视标测试隐性斜视的定性分析

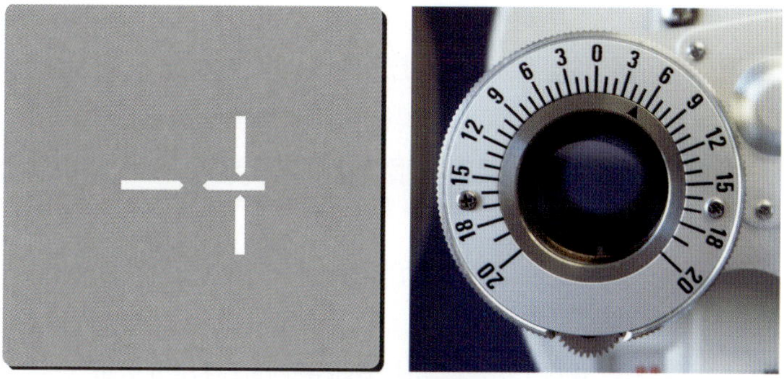

（a）测试隐性水平斜视

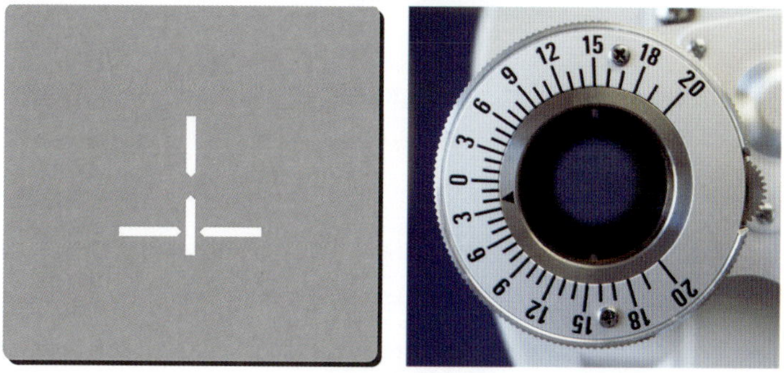

（b）测试隐性垂直斜视

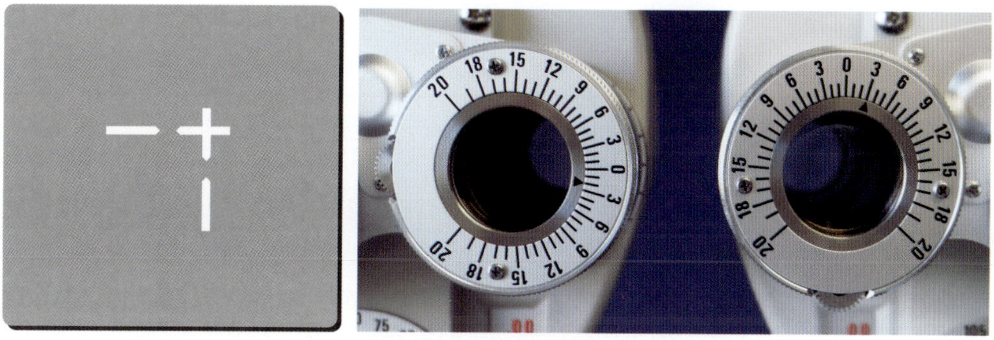

（c）测试隐性多向斜视

图 2-52　偏振十字视标测试对隐性斜视的定量分析

位，水平线条像向左偏移诊为隐性内斜视，将旋转棱镜定量游标向外调试，水平线条像向右偏移诊为隐性外斜视，将旋转棱镜定量游标向内调试。直至水平线条像水平向移动到与垂直线条像中心对齐的位置，旋转棱镜外移棱镜度为隐性内斜视量值，旋转棱镜内移棱镜度为隐性外斜视量值。

（6）若水平线条像向上下偏移，将旋转棱镜移放左侧视孔，棱镜刻度0位调试到水平位，水平线条像向上偏移诊为隐性右上斜视，将旋转棱镜定量游标向上调试，水平线条像向下偏移诊为隐性左上斜视，将旋转棱镜定量游标向下调试，直至水平线条像垂直向移动到与垂直线条像中心对齐的位置，旋转棱镜上移棱镜度为隐性右上斜视量值，旋转棱镜下移棱镜度为隐性左上斜视量值。

（7）若水平线条像向左右偏移的同时伴有向上下偏移，将旋转棱镜移放于双侧视孔，右侧棱镜刻度0位调试到水平位，左侧棱镜刻度0位调试到垂直位，调试双侧旋转棱镜的定量游标，直至水平线条像和垂直线条像移动到上下左右对称的位置，记录旋转棱镜的底向和量值，为被测眼隐性水平斜视合并隐性垂直的斜视的测试结果。

（8）若垂直线条像暗淡或消失，诊为右眼黄斑抑制；若水平线条像暗淡或消失，诊为左眼黄斑抑制。

（9）偏振十字视标测试隐性斜视的定性和定量分析方法见表2-5。

表 2-5　偏振十字视标测试隐性斜视的定性和定量分析

视标像	定性分析	定量分析
水平线条左偏，同侧性复视	隐性内斜视	左侧旋转棱镜底向外侧转动
水平线条右偏，交叉性复视	隐性外斜视	左侧旋转棱镜底向内侧转动
水平线条上偏	隐性右上斜视	左侧旋转棱镜底向上方转动
水平线条下偏	隐性左上斜视	左侧旋转棱镜底向下方转动
水平线条向左向上，右上十字	隐性内斜合并隐性右上斜视	左棱镜向外侧转，右棱镜向下转
水平线条向左向下，右下十字	隐性内斜合并隐性左上斜视	左棱镜向外侧转，右棱镜向上转
水平线条向右向上，左上十字	隐性外斜合并隐性右上斜视	左棱镜向内侧转，右棱镜向下转
水平线条向右向下，左下十字	隐性外斜合并隐性左上斜视	左棱镜向内侧转，右棱镜向上转
垂直线条暗淡	右眼黄斑抑制	
水平线条暗淡	左眼黄斑抑制	

注意事项

（1）综合验光仪偏振辅镜若标定为“P”，没有注明偏振径向，则通常右侧偏振径向默认135°，左侧偏振径向默认45°。

（2）水平向隐性斜视合并垂直向隐性斜视，棱镜定量的方向判断较为困难，试总结以下规律：右外左内，下上上下。提示棱镜的调试方向为左侧棱镜：右十字向外，左十字向内；右侧棱镜：上十字向下，下十字向上。

（四）Von Graefe 法测试（Von Graefe testing）

测试原理

1. 测试水平向隐性斜视

（1）远距离视标板投放0.6单行视力视标。

（2）右侧视孔内置6^{Δ}U辅镜，作为分离棱镜［图2-53（a）］，视标光线通过底向上的棱镜向上方折射，被测右眼看到的视标像向下方移位。

（3）左侧视孔移放旋转棱镜，棱镜刻度0位放置于垂直向，作为测试棱镜。将左侧旋转棱镜的定量游标向内旋动12^{Δ}［图2-53（b）］，视标光线通过底向内的棱镜向内侧折射，左侧被测眼看到的视标像向外侧移位。

（4）被测双眼应该见到右下方和左上方两行分离视标像［图2-53（c）］。将左侧旋转棱镜的定量游标由内侧向棱镜刻度0位方向转动，直至被测者确认左上方单行视标像向右移到与右下方单行视标像垂直向对齐［图2-53（d）］。

（5）棱镜定量游标测试值为被测眼隐性水平斜视的量值，底向外为隐性内斜视，底向内为隐性外斜视［图2-53（e）］。

2. 测试垂直向隐性斜视

（1）在远距离视标板投放0.5～0.7单列视力视标。

（2）左侧视孔内置10$^{\Delta}$I辅镜，作为分离棱镜［图2-54（a）］，视标光线通过底向内的棱镜向内侧折射，左侧被测眼看到的视标像向外侧移位。

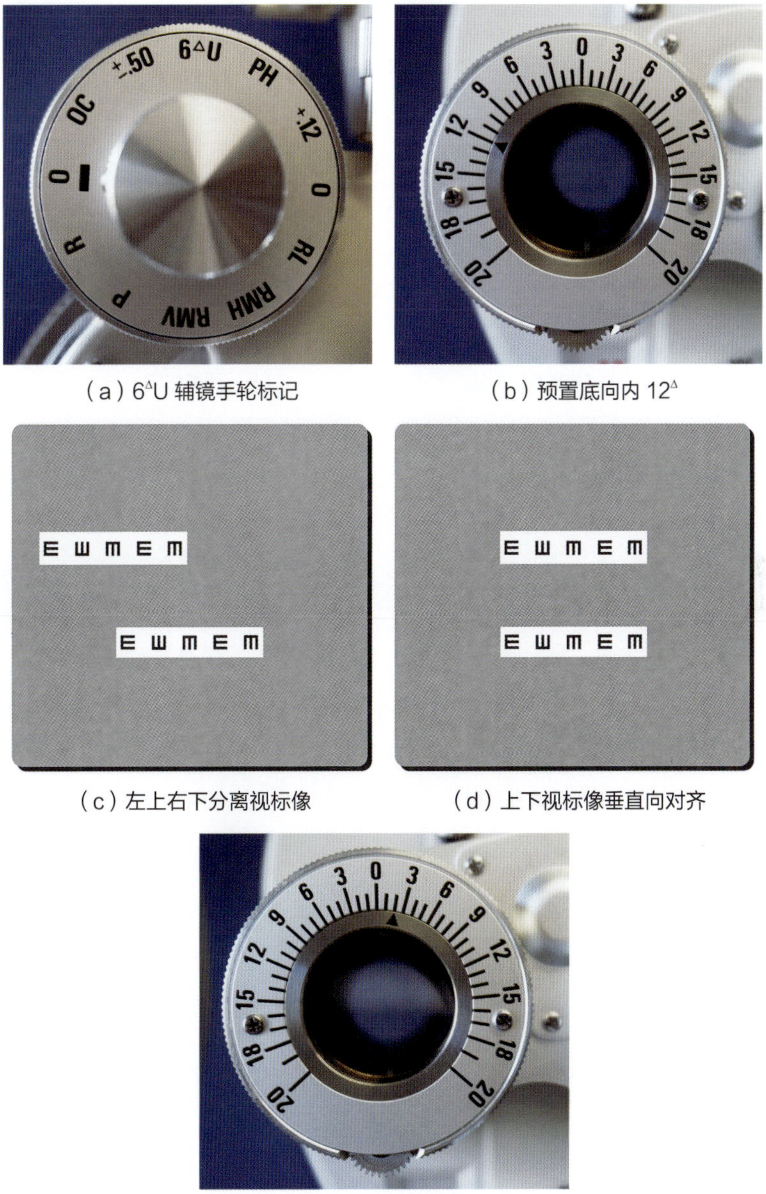

（a）6$^{\Delta}$U 辅镜手轮标记

（b）预置底向内 12$^{\Delta}$

（c）左上右下分离视标像

（d）上下视标像垂直向对齐

（e）隐性水平斜视的测试值

图 2-53 Von Graefe 法测试远距离隐性水平斜视

（3）右侧视孔移放旋转棱镜，棱镜刻度0位放置于水平向，作为测试棱镜。将右侧旋转棱镜的定量游标向上旋动6$^{\Delta}$［图2-54（b）］，视标光线通过底向上的棱镜向上方折射，右侧被测眼看到的视标像向下方移位。

（4）被测双眼应该见到右下方和左上方两列分离视标像［图2-54（c）］。将右侧旋转棱镜的定量游标向下方0位向转动，直至被测者确认右下方单列视标像向上移到与左上方单列视标像水平向对齐［图2-54（d）］。

（5）旋转棱镜的定量游标测试值为被测眼垂直向隐性斜视的量值［图2-54（e）］，底向下为隐性右上斜视，底向上为隐性左上斜视。

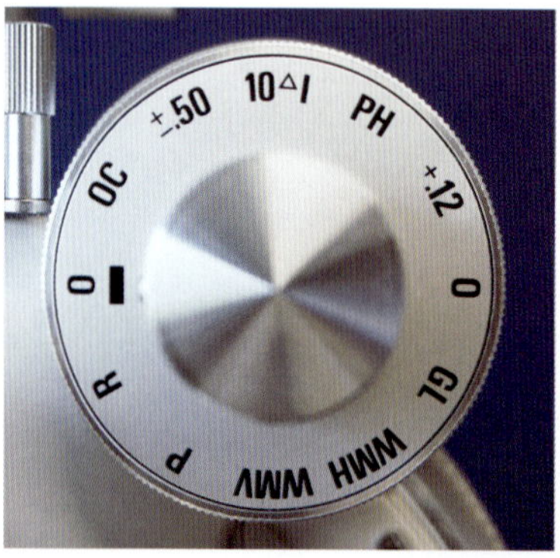

（a）10$^{\Delta}$I 辅镜手轮标记

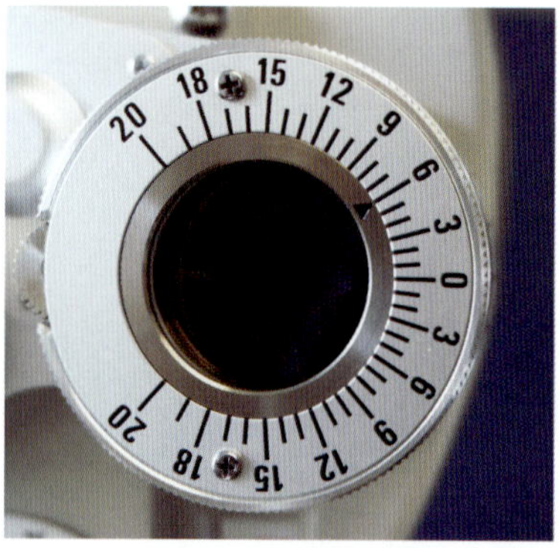

（b）预置底向上 6$^{\Delta}$

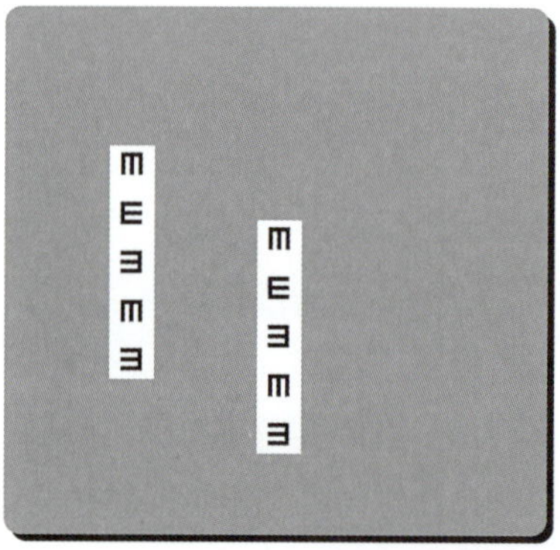

（c）左上右下分离视标像

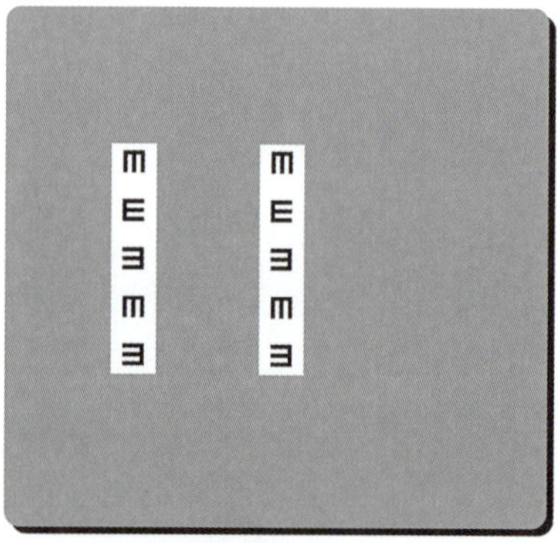

（d）左右视标像水平向对齐

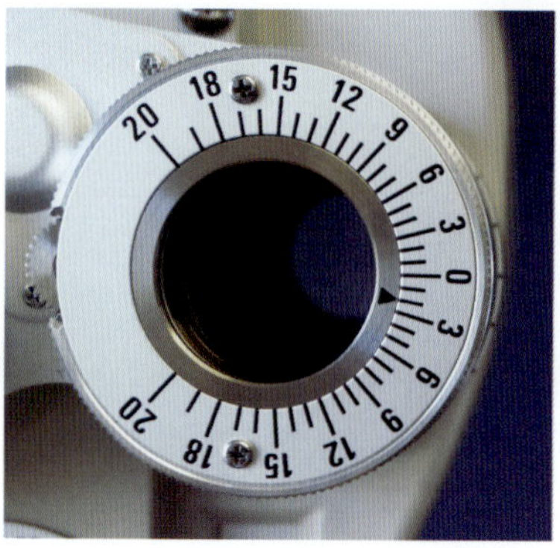

（e）隐性垂直斜视的测试值

图 2-54　Von Graefe 法测试远距离隐性垂直斜视

3. 测试近距离隐性斜视

在测试距离为0.4m的近视标卡移放0.6单行视标，采用上述方法进行 Von Graefe 法测试，可测得近距离隐性水平斜视量值［图2−55（a）］；在测试距离为0.4m的近视标卡移放0.6单列视标，采用上述方法进行 Von Graefe 法测试，可测得近距离隐性垂直斜视量值［图2−55（b）］。

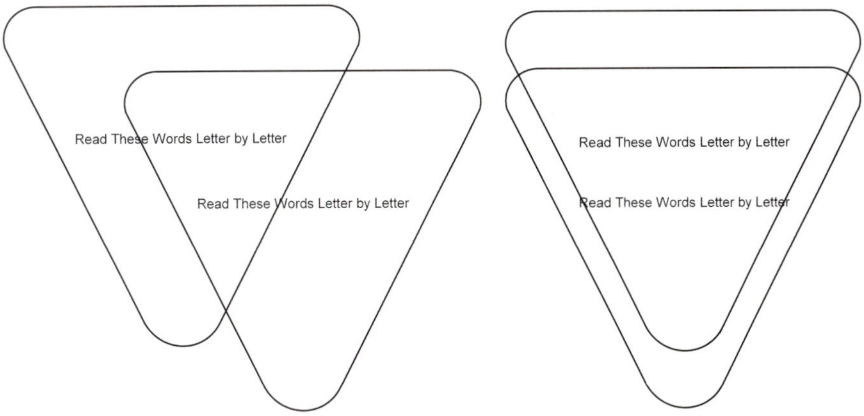

（a）测试近距离水平向隐性斜视

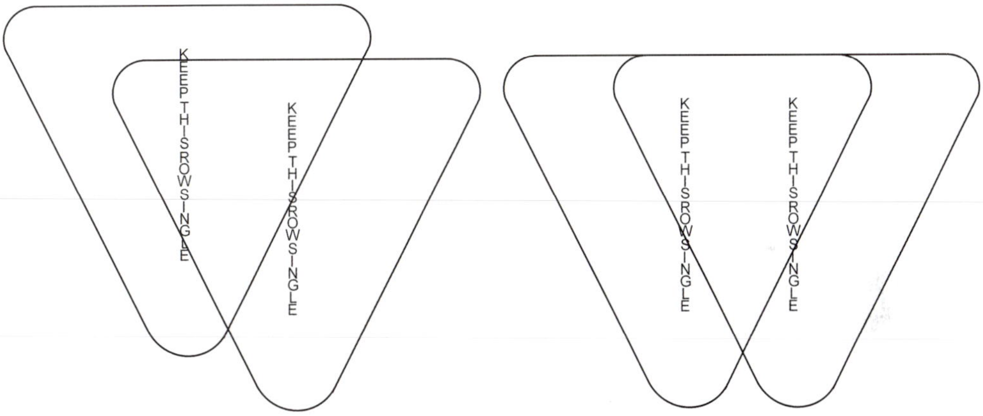

（b）测试近距离垂直向隐性斜视

图 2−55　Von Graefe 法测试近距离隐性斜视

测试方法

（1）测试水平向隐性斜视

① 双眼投放屈光定量测试所得的远用处方试片透镜。

② 远距离视标板投放0.6单行视力视标。

③ 右侧视孔内置6^{Δ}U辅镜。

④ 左侧视孔移放旋转棱镜，棱镜刻度0位放置于垂直向，将定量游标向内侧旋动12^{Δ}。

⑤ 确认被测双眼见到右下方和左上方两行分离视标像。

⑥ 向外侧调试左侧旋转棱镜的定量游标，直至被测者确认左上方单行视标像向右移到与右下方单行视标像垂直向对齐，定量游标底向外测试值为隐性内斜视量值，定量游标底向内测试值为隐性外斜视量值。

（2）测试垂直向隐性斜视

① 双眼投放屈光定量测试所得的远用处方试片透镜。

② 远距离视标板投放0.5～0.7单列视力视标。

③ 左侧视孔内置10^{Δ}I辅镜。

④ 右侧视孔移放旋转棱镜，棱镜刻度0位放置水平向，将定量游标向上方旋动6^{Δ}。

⑤ 确认被测双眼见到右下方和左上方两列分离视标像。

⑥ 向下方调试右侧旋转棱镜的定量游标，直至被测者确认右下方单列视标像向上移到与左上方单列视标像水平向对齐，棱镜定量游标底向下测试值为隐性右上斜视量值，棱镜定量游标底向上测试值为隐性左上斜视量值。

（3）测试近距离隐性斜视

① 投放40cm单行视标，测试双眼近距离隐性水平斜视，测试方法同上。

② 投放40cm单列视标，测试双眼近距离隐性垂直斜视，测试方法同上。

注意事项

（1）测试隐性水平斜视预置12^{Δ}测试棱镜，测试隐性垂直斜视预置6^{Δ}测试棱镜，是为了避免验配师以棱镜刻度0位为测试参考值。

（2）Von Graefe 法测试是测试近距离主观眼位的主要方法，故为测试融像储备、AC/A比率的主要手段。

（五）钟形盘视标测试（clock dials target testing）

测试原理

1．钟形盘视标

钟形盘视标中心有一小视标环，外周有一大视标环，小视标环伸出呈十字形对称正交的指针，大视标环内缘周边部3、6、9、12点钟处有若干刻度，刻度格值为5°。钟形盘视标用于测试双眼隐性旋转斜视，测试距离为5m，右眼内置135°偏振滤镜，左眼内置45°偏振滤镜。双眼偏振分视后，右眼单独注视可见十字形指针、中心视标环和周边视标环；左眼单独注视可见周边刻度、中心视标环和周边视标环（图2–56）。

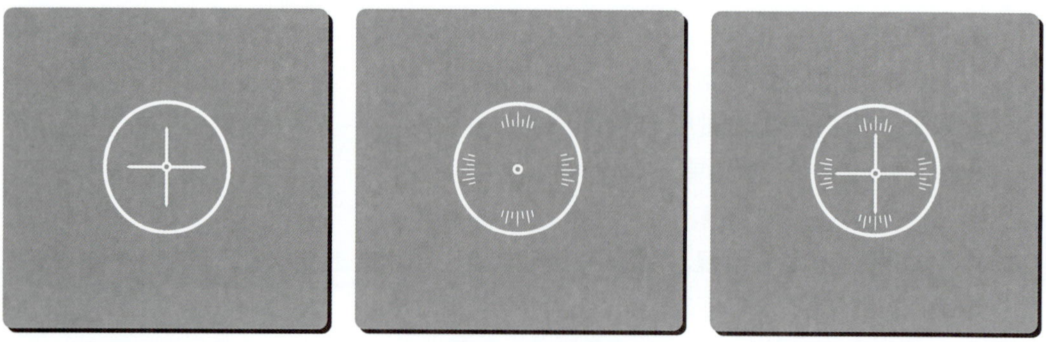

（a）偏振分视后右眼所见　（b）偏振分视后左眼所见　（c）钟形盘视标

图 2–56　钟形盘视标

钟形盘视标测试保留被测双眼中心和外周融像，仅消除了双眼视网膜旁中心区域的融像。双眼同时注视时，融像机能仅锁定了双眼影像在水平轴和垂直轴的对应位置，由于中心视标环和周边视标环均为正圆，无任何参照特征，在双眼视网膜旁中心区视标融像消除后，仍然可以沿矢状轴发生旋转性眼位偏斜。

2. 定性分析

（1）光学性隐性旋转斜视　被测者诉十字形指针视标与周边刻度视标的中心刻度线恰好对齐，诊为无隐性旋转斜视［图2-57（a）］；若十字形指针视标不相垂直，诊为右光学性隐性旋转斜视［图2-57（b）］；若周边刻度不相对称，诊为左光学性隐性旋转斜视［图2-57（c）］。

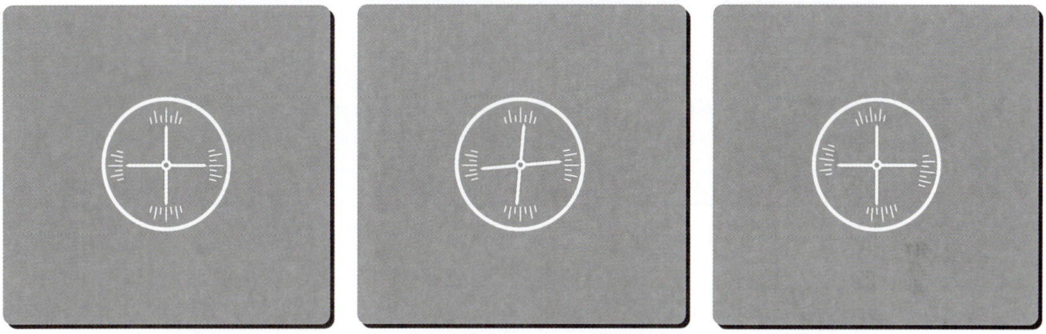

（a）无隐性旋转斜视　（b）右光学性隐性旋转斜视　（c）左光学性隐性旋转斜视

图 2-57　钟形盘视标测试光学性隐性旋转斜视

（2）特发性隐性旋转斜视　如图2-58所示，当右眼球围绕矢状轴向内旋偏时，目标影像不会随着眼球旋偏，停留在与眼球旋向相反的位上，故被测眼感到影像旋偏的方向与眼球旋偏的方向相反。

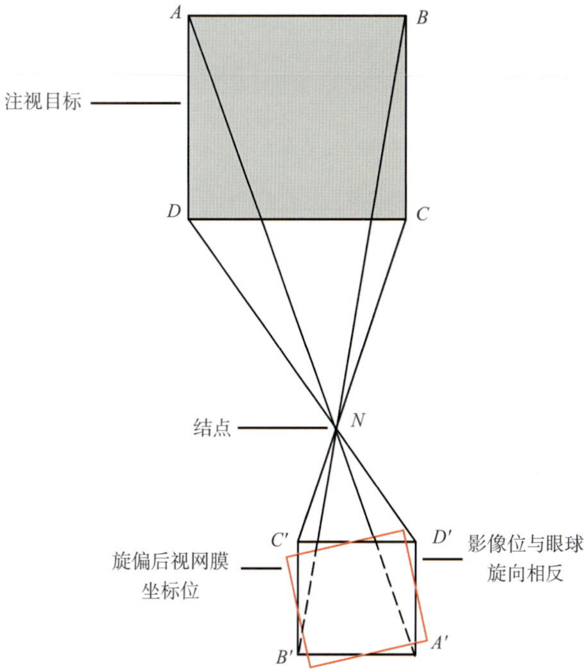

图 2-58　钟形盘视标测试特发性隐性旋转斜视的原理

因此若被测右眼见十字指针视标像呈顺时针旋转偏移，诊为右眼特发性隐性内旋转斜视[图2-59（a）]；若被测右眼见十字指针视标像呈逆时针旋转偏移[图2-59（b）]，诊为右眼特发性隐性外旋转斜视；同理，若被测左眼见周边刻度视标像顺时针旋转偏移[图2-59（c）]，诊为左眼特发性隐性外旋转斜视；若被测左眼见周边刻度视标像逆时针旋转偏移[图2-59（d）]，诊为左眼特发性隐性内旋转斜视。

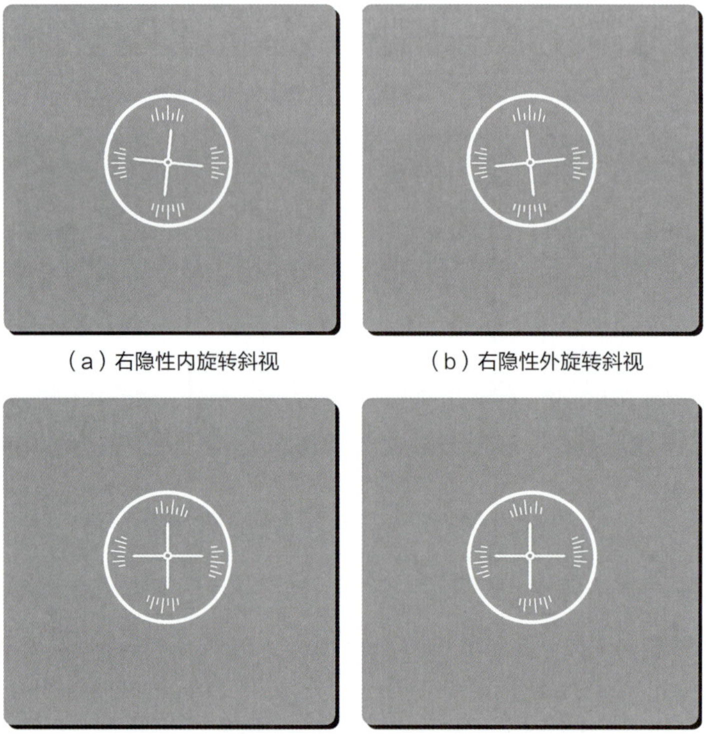

（a）右隐性内旋转斜视　（b）右隐性外旋转斜视

（c）左隐性外旋转斜视　（d）左隐性内旋转斜视

图 2-59　根据钟形盘视标像诊断特发性隐性旋转斜视的方法

3. 定量分析

钟形盘视标测试可用于对隐性旋转斜视的定量分析，十字指针与周边刻度每错位1小格诊为5°，通常情况下，被测者可耐受2.5°的隐性旋转斜视，即错位半小格，超过2.5°则诱发临床症状和代偿头位。

测试方法

（1）双眼投放屈光定量测试所得的远用处方试片透镜。

（2）右侧视孔内置135°偏振滤镜，左侧视孔内置45°偏振滤镜。

（3）投放钟形盘视标。

（4）嘱被测者注视视标，若十字形指针视标像与周边刻度视标像的中心刻度线恰好对齐，诊为双眼无隐性旋转斜视；若十字形指针视标像与周边刻度视标像的中心刻度线不能对齐，诊为特发性隐性旋转斜视。

（5）十字形指针视标像顺时针旋偏为右眼隐性内旋转斜视，十字形指针视标像逆时针旋偏为右眼隐性外旋转斜视，周边刻度视标像顺时针旋偏为左眼隐性外旋转斜视，周边刻度视标像逆时针旋偏为左眼隐性内旋转斜视（表2-6）。

（6）十字形指针视标像与周边刻度视标像每错位1小格诊为5°隐性旋转斜视。

表 2-6 钟形盘视标测试的结果分析

视标像	诊断
十字形指针不相垂直	右眼光学性隐性旋转斜视
周边刻度不相对称	左眼光学性隐性旋转斜视
十字形指针顺时针旋转偏移	右眼隐性内旋转斜视
十字形指针逆时针旋转偏移	右眼隐性外旋转斜视
周边刻度顺时针旋转偏移	左眼隐性外旋转斜视
周边刻度逆时针旋转偏移	左眼隐性内旋转斜视

注意事项

（1）由于隐性旋转斜视与单眼斜肌的功能异常相关，故常为单眼罹病。

（2）斜肌除了内、外旋之外还有上、下转和外展等功能，且旋转斜视与垂直斜视的代偿头位相近，故当测试到明显的垂直向隐性斜视伴有隐性外斜视，并有代偿头位时，提示应测试并排除隐性旋转眼位异常。

（六）双马氏杆测试（double Maddox rod test）

测试原理

1. 双马氏杆透镜

由于综合验光仪多不设钟形盘视标，可试采用双马氏杆透镜测试隐性旋转斜视。事先在右侧视孔投放旋转棱镜，置入2^{Δ}底向下的棱镜。然后在右侧视孔置入红色垂直马氏杆透镜，左侧视孔置入无色垂直马氏杆透镜（图2-60），嘱被测试者双眼注视远距离点状马氏杆视标。

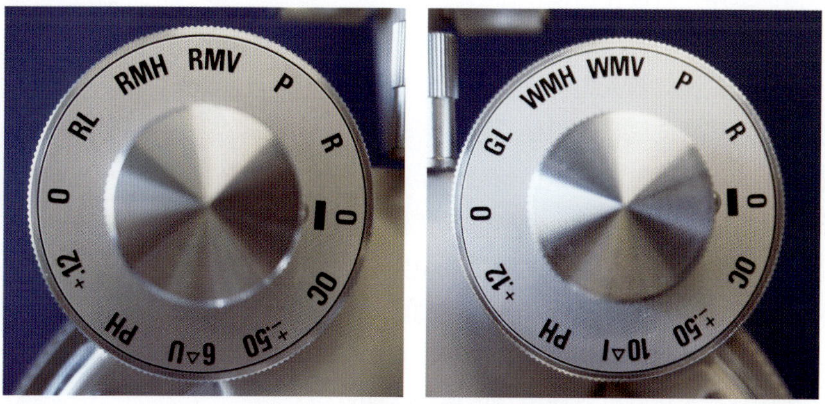

图 2-60 双眼置入垂直马氏杆透镜

2. 定性测试

此时被测试者右眼受底向下棱镜的折射应该见到上红下白两条横向的线状视标像，若两条线状视标像平行，诊为无隐性旋转斜视［图2-61（a）］，若两条线状视标像不平行，则诊为有隐性旋转斜视。红线视标像右高左低，诊为隐性右外旋转斜视［图2-61（b）］；红线视标像右低左高，诊为隐性右内旋转斜视［图2-61（c）］；白线视标像右低左高，诊为隐性左外旋转斜视［图2-61（d）］；白线视标像右高左低，诊为隐性左内旋转斜视［图2-61（e）］。

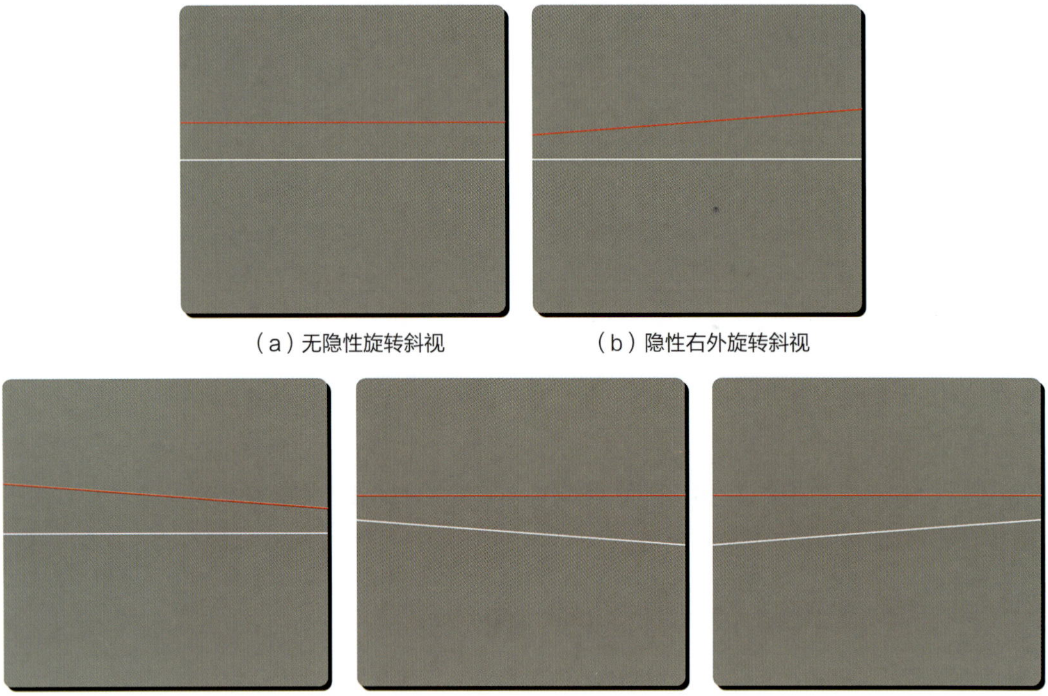

（a）无隐性旋转斜视　（b）隐性右外旋转斜视

（c）隐性右内旋转斜视　（d）隐性左外旋转斜视　（e）隐性左内旋转斜视

图 2-61　双马氏杆透镜定性测试旋转斜视

3. 定量测试

被测者配戴调试合适的试镜架，双眼投放屈光定量测试所得的远用处方试片透镜，在右侧后镜槽置入2^{Δ}底向下的棱镜，前镜槽置入红色垂直马氏杆透镜试片，在左侧前镜槽置入无色垂直马氏杆透镜试片。判断双眼所见横向线状视标像是否平行，若诊为隐性右旋转斜视，调试右侧试镜架轴向手轮，将红色马氏杆透镜轴向微量旋转，使横向线状视标像平行；诊为隐性左旋转斜视，调试左侧试镜架轴向手轮，将无色马氏杆透镜微量旋转，使横向线状视标像平行。可以从马氏杆辅镜的径向标记所指向的试镜架子午向刻度读出隐性旋转斜视的量值（图2-62）。

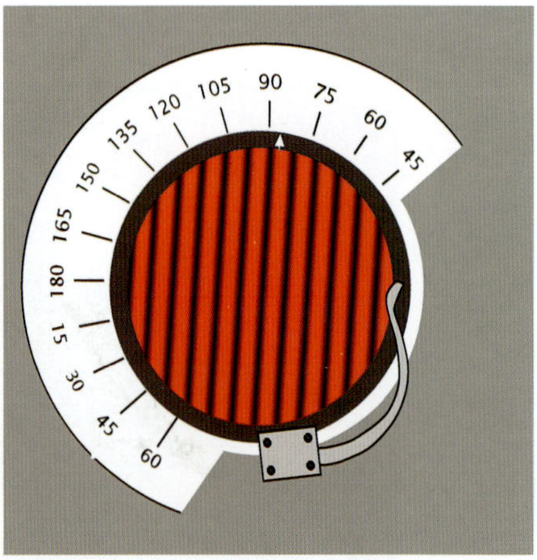

图 2-62　双马氏杆透镜定量测试旋转斜视

测试方法

1. 定性测试

（1）双眼视孔投放屈光定量测试所得的远用处方试片透镜。

（2）将旋转棱镜移放右侧视孔，棱镜刻度盘0位放置于水平向，调试棱镜定量游标，置入2^{Δ}底向下的棱镜。

（3）右侧视孔内置红色垂直马氏杆透镜，左侧视孔内置无色垂直马氏杆透镜。

（4）投放马氏杆视标。

（5）嘱被测试者判断上红下白两条横向线状视标像是否平行。若两线状视标像平行，诊为无隐性旋转斜视；若线状视标像不平行，则诊为有隐性旋转斜视。

（6）红色线状视标像右高左低诊为隐性右外旋转斜视，右低左高诊为隐性右内旋转斜视；白色线状视标像右高左低诊为隐性左内旋转斜视，右低左高诊为隐性左外旋转斜视。

2. 定量测试

（1）若诊为有隐性旋转斜视，为被测者戴上试镜架，适当调试远用光心距、镜眼距、瞳高和前倾角，并投放屈光定量测试所得的远用处方试片透镜。

（2）在右侧后镜槽投放2^{Δ}底向下的棱镜。

（3）右侧前镜槽投放红色垂直马氏杆透镜，左侧前镜槽投放无色垂直马氏杆透镜。注意马氏杆透镜的轴向对准试镜架90°轴位。

（4）投放马氏杆视标。

（5）诊为隐性右旋转斜视，嘱被测者自行调试右侧试镜架轴向手轮，旋转红色马氏杆辅镜，使两线状视标像平行；诊为左隐性旋转斜视，调试左侧试镜架轴向手轮，旋转无色马氏杆辅镜，使两线状视标像平行，并从马氏杆透镜的轴位读出隐性旋转斜视量值。例如：右侧马氏杆透镜轴位对准80°，诊为隐性右内旋转斜视10°（表2–7）。

表2–7 双马氏杆辅镜测试隐性旋转斜视的定性和定量分析

图 形	定性分析	定量分析
红色线条左倾	右隐性外旋转性斜视	右侧红色马氏杆向内旋转
红色线条右倾	右隐性内旋转性斜视	右侧红色马氏杆向外旋转
白色线条右倾	左隐性外旋转性斜视	左侧白色马氏杆向内旋转
白色线条左倾	左隐性内旋转性斜视	左侧白色马氏杆向外旋转

注意事项

（1）在双马氏杆透镜定性隐性旋转斜视的测试中，被测者发现双眼所见线状视标像不平行，往往不能判断是哪一条线状视标像发生了倾斜，必须结合隐性垂直斜视的测试结果进行判断。

（2）经验证实，采用双马氏杆透镜定量隐性旋转斜视，马氏杆透的镜轴位应向着线状视标像低的方向旋转。

三、注视差异

（一）注视差异的概述

1. Panum 空间和融像区

位于双眼单视圆以外的微距物点，在双眼视网膜上非对应点所分别形成的像点也能被双眼所融像。或者说双眼单视圆上的物点在一只眼的视网膜上成像，另一只眼可取微量偏斜的眼位，利用视网膜对应点以外的微径区域内的任意点与对侧眼形成双眼融像。双眼单视圆以外的微距单视空间称为Panum 空间，视网膜对应点以外的微径融像区域称为Panum融像区（图2-63）。

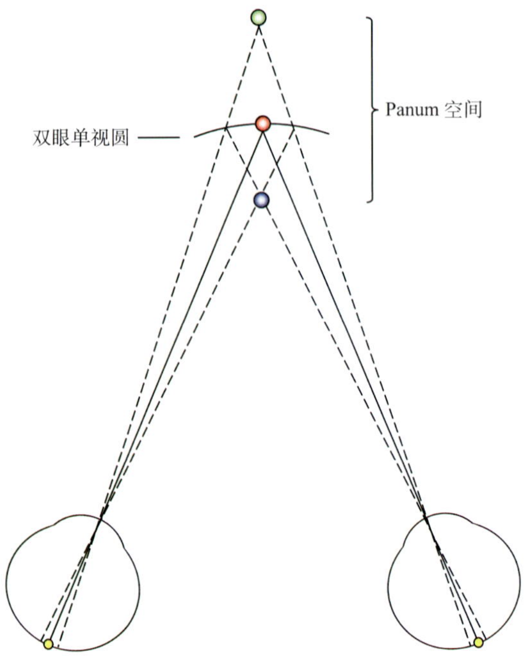

图 2-63 Panum 空间

由于双眼垂直向融像的自由度很小，故 Panum 空间和融像区均呈水平向；又由于黄斑区的融像自由度很小，Panum 空间和融像区均呈哑铃状分布。

2. 注视差异的定义

由于有着panum融像区的存在，双眼在注视同一个目标时，可以取微量集合不足，称为外向注视差异；取微量集合过度，称为内向注视差异。若将双眼结点与黄斑中心凹连线的延长线作为生理视轴，双眼的聚散误差可诱使双眼生理视轴并不对准注视目标，而另有双眼实际视轴的交点对准注视目标，实际视轴与生理视轴之间就会产生视差夹角，双眼生理视轴与实际视轴之间的视差夹角的和值称为双眼注视差异（fixation disparity）（图2-64）。

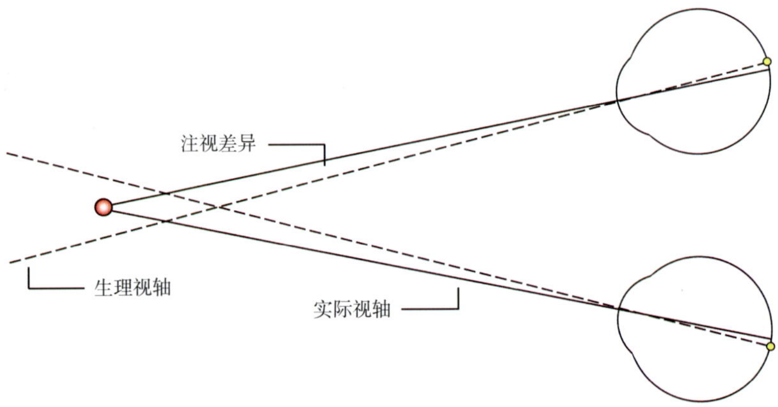

图 2-64 双眼注视差异分析

3. 相联性斜视的定义

常规隐性斜视的测试采用彻底的双眼分视视标，故测试所得的眼位偏斜结果称为分离性隐性斜视。注视差异的测试视标具有双眼融像视标，因此测试是在双眼融像的条件下进行的，在融像的状态下双眼因注视差异导致的眼位偏斜称为相联性斜视（associated phoria）。

4. 相联性斜视与分离性隐性斜视比较

（1）定性定量比较　正常情况下相联性斜视与分离性隐性斜视的偏斜性质相同，且与量值多寡高度相关。即在融像的情况下，双眼仍有向着偏斜位移动的倾向，既要满足双眼对于共同注视视标的融像需求，又要兼顾双侧眼位最大限度的向偏斜位移动，则只有以Panum融像区相互对应融像。但由于Panum融像区毕竟范围很小，故相联性斜视的量值通常小于分离性隐斜视。

（2）悖理性注视差异　偶然可测得相联性斜视与分离性隐斜视的偏斜方向相反，多发生于双眼视功能训练的患者，棱镜的干预改变了正、负融像性集合的幅度。例如对于分离性隐性外斜视进行底向外的棱镜功能训练，可测出内向注视差异和相联性内斜视。

（二）注视差异和相联性斜视的测试

测试原理

1. 注视差异的测试

（1）注视差异定性视标　注视差异的测试采用远距离注视差异视标，该视标有一中心注视环，为双眼都能看到的目标，称为双眼融像锁（binocular fusion lock）。外周有四条呈十字形对称正交的短线，通过偏振滤镜右眼可见上方、右侧短线和中心注视环；左眼可见下方、左侧短线和中心注视环（图2-65）。测试时由于双眼都能看到中心注视环，双眼所见的中心注视环影像发生充分融像，若双眼存在着注视差异，并未采用黄斑中心凹注视中心注视环，而是取微量集合不足或集合过度，则作为参照目标的周边短线的位置就会发生相应变化。因双眼在垂直向的注视差异机能微弱，故视标水平线的测试价值不大。

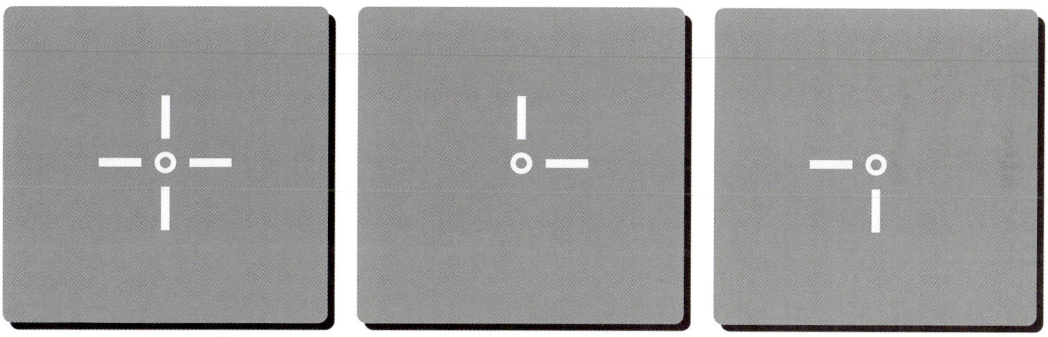

（a）注视差异视标　（b）偏振分视后右眼所见　（c）偏振分视后左眼所见

图 2-65　注视差异视标

（2）结果分析

① 被测者诉十字形各方位线条对称正交，证实被测者没有双眼注视差异[图2-66（a）]。

② 若上方的短线向右偏移，下方的短线向左偏移[图2-66（b）]，诊为内向注视差异。

③ 若上方的短线向左偏移，下方的短线向右偏移[图2-66（c）]，诊为外向注视差异。

2. 相联性斜视的测试

（1）注视差异与相联性斜视的相关性　相联性斜视是由双眼融像状态下的注视差异所形成，理应与注视差异正相关，然而单位注视差异能够诱发相联性斜视的量值存在着个体差异。故在定性测试注视差异的同时还应该定量测试相联性斜视。

（2）相联性斜视的测试　在做注视差异测试以后将旋转棱镜移放左测试孔，零位对准垂

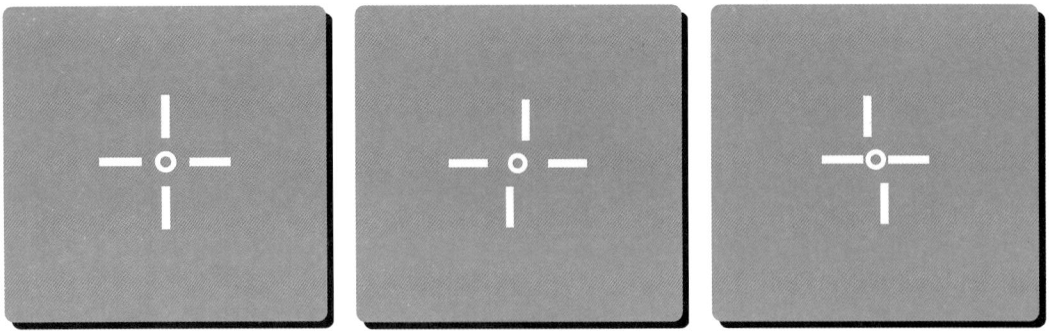

（a）无双眼注视差异　　（b）内向注视差异　　（c）外向注视差异

图 2-66　注视差异定性分析

直向。若视标下方的短线向右偏位，诊为外向注视差异，将旋转棱镜定量游标向内转动，使下方短线与上方短线垂直向对齐；若视标下方的短线向左偏位，诊为内向注视差异，则将旋转棱镜定量游标向外转动，使下方短线与上方短线垂直向对齐，旋转棱镜定量游标所指向的棱镜度即为相联性斜视的测试值。上述测试方法与分离性隐斜视测试方法基本相同。

3. 注视差异的曲线分析

（1）注视差异定量视标　双眼内置偏振滤镜后，右眼见到上方垂直向短线和中心融像锁注视环；左眼可见到系列间隔相等的垂直向短线和中心融像锁注视环，下方的短线视标的间隔单位为分弧度，格值为2.5′（图2-67）。

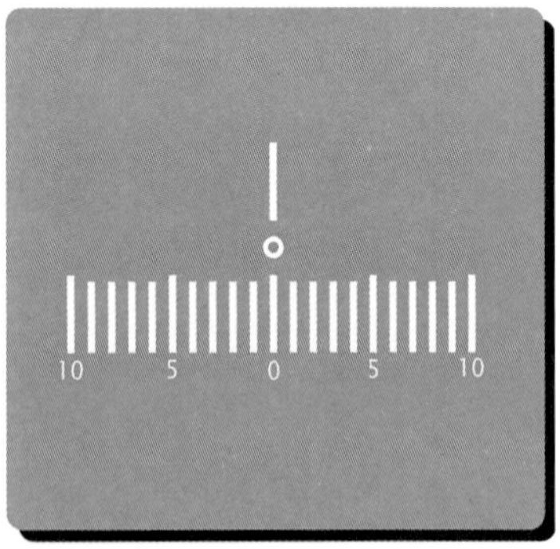

图 2-67　注视差异的定量视标

（2）数据收集　左侧旋转棱镜移放视孔，零位对准垂直向。将定量游标依次指向0位、BI 3$^{\triangle}$、BI 6$^{\triangle}$、BI 9$^{\triangle}$、BO 3$^{\triangle}$、BO 6$^{\triangle}$和BO 9$^{\triangle}$，分别测试并记录置入测试棱镜后上方短线所对下方短线的格值，为不同棱镜度所诱发的双眼注视差异量值。

（3）诱发注视差异曲线　图形横坐标为诱发棱镜量值，单位为棱镜度；纵坐标为相应的注视差异量值，单位为分弧度。将上述测试数据在坐标系中标定，用曲线相连，称为诱发注视差异曲线（forced vergence fixation disparity curve，FDC），该曲线表征了相联性斜视与相应的注视差异的函数关系（图2-68）。

（4）关键值

① y轴截距：曲线与y轴的交点为静态注视差异量值，截点位于0位上方为内向注视差异，截点位于0位下方为外向注视差异。

② x轴截距：曲线与x轴交点为静态相联性斜视量值，截点位于0位右侧为相联性内斜视，截点位于0位左侧为相联性外斜视。

③ 斜率：从x轴BI3$^{\triangle}$至BO 3$^{\triangle}$，曲线在y轴发生的相应变化量值称为曲线斜率，计算为$y'/x^{\triangle}$。斜率的大小与视疲劳症状正相关，斜率量值越大症状越明显，人群正常值＜0.4。

④ 水平点：曲线中段相对平坦，斜率近似为0的位置称为水平点。该位置为被测眼发挥双眼视功能的最佳位置点，以该点所指向的x轴的棱镜度量值为双眼视疲劳缓解棱镜的参考值。

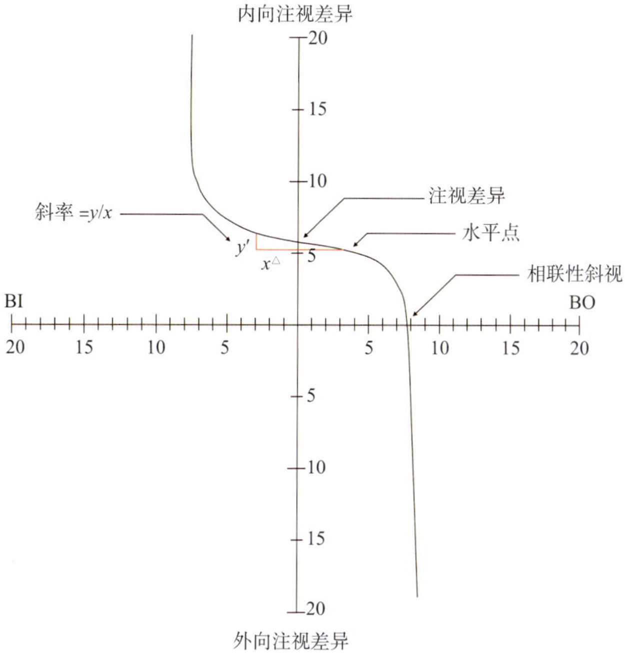

图 2-68 诱发注视差异曲线图

（5）注视差异曲线图形的分型和临床应用

① Ⅰ型曲线：如图2-69（a）所示，增大底向内（BI）的测试棱镜，眼位取不足量的外展，显示出内向注视差异显著增大的趋势，增大底向外（BO）的测试棱镜，眼位取不足量的内收，显示出外向注视差异显著增大的趋势。该型人群检出组成比约占60%。被测者多无症状，若有视疲劳症状，可能为斜率≥0.4所致。采用棱镜反转拍进行集合灵活度功能训练可有效使斜率平坦，缓解视疲劳症状，通常可不用缓解棱镜。

Ⅰ型曲线有两个亚型，y轴截距提示内向注视差异，x轴截距提示相联性内斜视［图2-69（a）］；y轴截距提示外向注视差异，则x轴截距提示相联性外斜视［图2-69（b）］。

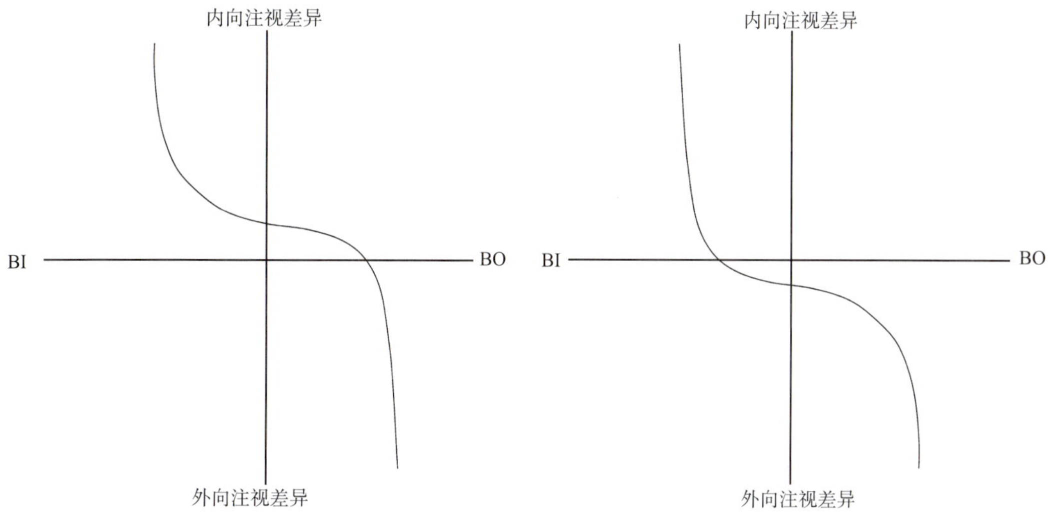

（a）内向注视差异，相联性内斜视　（b）外向注视差异，相联性外斜视

图 2-69 Ⅰ型注视差异曲线

② II 型曲线：如图2-70所示，曲线延伸至测试棱镜底向外（BO）测试棱镜区域，注视差异量值平坦无变化，说明随着测试棱镜的增加，眼位取相应内收，外向注视差异机能缺如。该型人群检出组成比约占25%，多为调节痉挛或隐性内斜视所致，采用底向内的棱镜或正附加球镜进行功能训练可缓解症状。定位曲线水平点，可为底向外缓解棱镜定量参考处方。

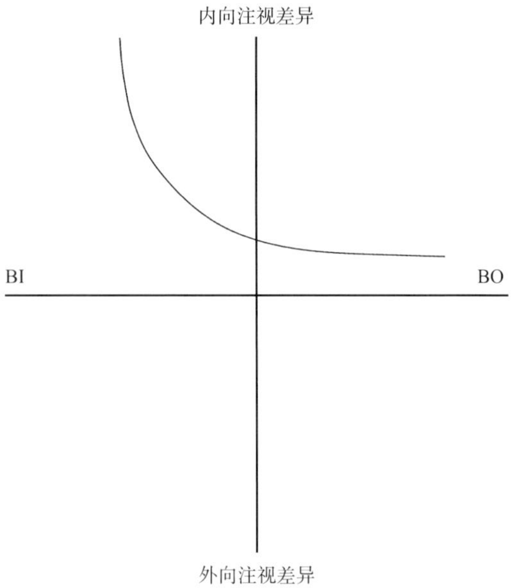

图 2-70 II 型注视差异曲线

③ III 型曲线：如图2-71所示，曲线延伸至测试棱镜底向内（BI）测试区域，注视差异量值平坦无变化，说明随着棱镜的增加，眼位取相应外展，内向注视差异机能缺如。该型人群检出组成比约占10%，多为隐性外斜视所致，可试用底向外的棱镜进行功能训练，然而效果不够显著。定位曲线水平点，可为底向内缓解棱镜定量参考处方。

④ IV 型曲线：如图2-72所示，增大底向内（BI）和底向外（BO）测试棱镜，注视差异量值均平坦无变化，说明随着测试棱镜的增加，眼位取相应内收和外展，外向注视差异机能和内向注视差异机能均缺如。该型患者较为少见，人群检出组成比约占5%。多为感觉性融像异常所致，无有效的矫治方法。

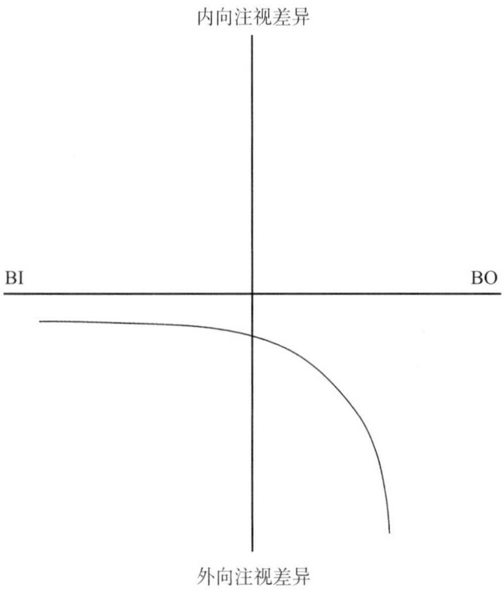

图 2-71 III 型注视差异曲线

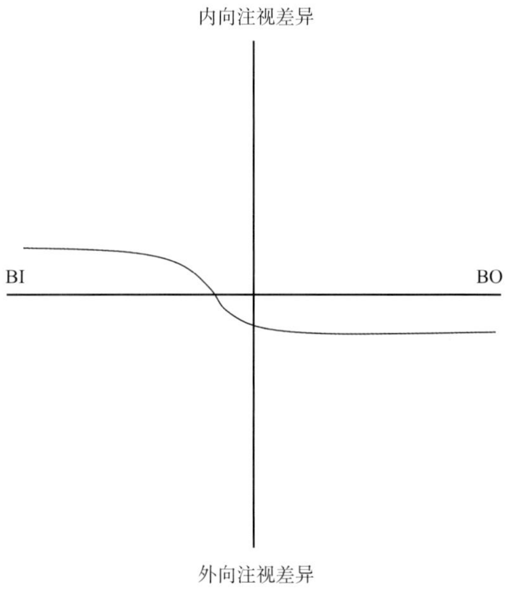

图 2-72 IV 型注视差异曲线

测试方法

1. 注视差异的定性测试

（1）双眼基础状态为裸眼，或已适量置入屈光定量所得的远用矫正试片透镜。

（2）双侧视孔内置偏振滤镜辅镜。

（3）投放远距离定性注视差异视标。

（4）嘱被测双眼注视视标中心注视环。

（5）分析被测双眼所看到的上下短线视标像，上右下左为内向注视差异，上左下右为外向注视差异。

2. 相联性斜视的测试

（1）将左侧旋转棱镜移放视孔，零位置于垂直向。

（2）下方短线视标像在左侧，向外侧旋动定量游标，直至下方短线视标像与上方短线视标像对齐，读出相联内斜视量值；下方短线视标像在右侧，向内侧旋动定量游标，直至下方短线视标像与上方短线视标像对齐，读出相联外斜视量值。

3. 注视差异的定量测试

（1）投放远距离定量注视差异视标。

（2）分析被测双眼所看到的上方短线视标像对应的下方短线视标像位置，从下方短线视标像的刻度读出静态注视差异的量值。上方短线视标像在右侧诊为内向注视差异，量值取正值；上方短线视标像在左侧诊为外向注视差异，量值取负值。

4. 绘制并分析注视差异曲线

（1）旋动左侧旋转棱镜定量游标，依次测试0位、BI 3$^{\triangle}$、BI 6$^{\triangle}$、BI 9$^{\triangle}$、BO 3$^{\triangle}$、BO 6$^{\triangle}$和BO 9$^{\triangle}$7个测试棱镜位诱发的注视差异量值，将注视差异测试量值依次填入表2-8。

表 2-8　诱发棱镜引出的注视差异测试值

x 轴	BI 3$^{\triangle}$	BI 6$^{\triangle}$	BI 9$^{\triangle}$	0	BO 3$^{\triangle}$	BO 6$^{\triangle}$	BO 9$^{\triangle}$
y 轴							

（2）将系列注视差异测试数据与相应的测试棱镜的函数位点在坐标系中标定，用曲线相连。

（3）分析曲线测试参数

① 曲线y轴截距为静态注视差异量值。

② 曲线x轴截距为静态相联性斜视量值。

③ 计算曲线斜率，方法为以BI 3$^{\triangle}$注视差异量值与BO 3$^{\triangle}$注视差异量值差值的绝对值除以6。正常值<0.4。

④ 定位曲线水平点，并根据曲线水平点向x轴引垂线，定量缓解棱镜的底向和量值参考值。

（4）分析曲线类型　根据曲线类型判断被测眼的注视差异性质，制定必要的矫治方案。

① 曲线向上下延伸为 I 型曲线，多数注视差异无异常。

② 曲线左侧向上延伸，右侧向右平缓延伸为 II 型曲线，为外向注视差异机能缺如。须适量采用底向外的棱镜缓解视疲劳。

③ 曲线右侧向下延伸，左侧向左平缓延伸为III型曲线，为内向注视差异机能缺如。须适量采用底向内的棱镜缓解视疲劳。

④ 曲线右侧向右平缓延伸，左侧向左平缓延伸为IV型曲线，为注视差异机能缺如，诊为感觉性融像异常。

注意事项

在眼位主观测试发现较大的隐性斜视时，可考虑实施注视差异、相联性斜视的测试和曲线分析，为双眼视异常的矫治提供备选方案。

四、眼的调节

（一）调节的概述

1. 定义

眼的晶状体屈光焦力根据视觉需要发生改变的生理反应，称为调节。

2. 调节的诱因分类

（1）离焦性调节　眼在注视远目标时，目标光线入眼后成像于眼屈光系统的焦面，若眼的焦面恰与眼的视网膜重合，目标物可在视网膜上清晰成像。当目标物向注视眼移近时，目标物对于注视眼发出的光线呈散开状态，若眼的屈光系统不改变原来的焦力状态，则目标光线必然会在视网膜的后方聚焦。由于目标光线到达视网膜没有聚焦，形成弥散圆，故注视眼看到模糊影像。模糊影像作为反馈性刺激因素，诱使支配睫状肌的神经发生适量冲动，晶状体发生反射性屈光焦力增强，近目标光线入眼后发生适量会聚，影像焦点自视网膜后方移到视网膜上，使注视眼看清近目标（图2-73）。以近目标模糊影像诱发的调节称为离焦性调节，为调节机能的基本诱因。

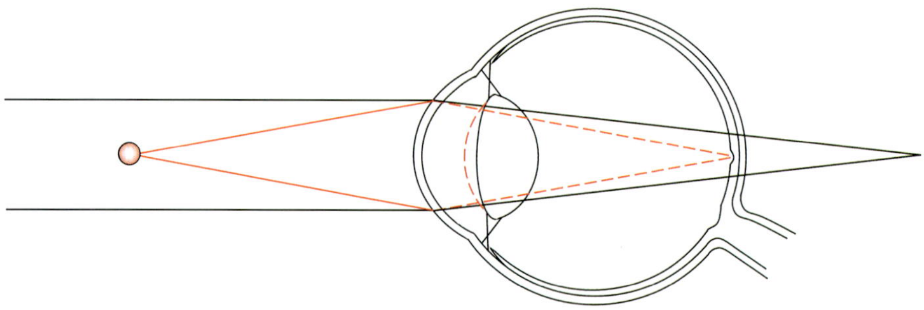

图 2-73　正视眼看清近目标的过程

（2）集合性调节　双眼视孔预置适宜的远用矫正试片透镜，注视0.4m近十字视标，移放旋转棱镜，并逐量递增底向外棱镜，可诱使近十字视标模糊。证实在棱镜导致眼位内收集合的过程中可以增加相应的调节量值，使近注视目标影像脱离视网膜，发生影像模糊。伴随双眼集合所产生的调节变化称为集合性调节。

（3）张力性调节　在注视无限远时，双眼处于调节静息状态，实际上此时眼的调节并不为零，这种静息调节称为张力性调节。张力性调节被认为是双眼维持生理性静息眼位所付出集合的同步调节反应。临床并不常规测试张力性调节，因为测试难度较大。张力性调节的测试须营造眼调节静息状态，被称为“开环”测试条件，即打开睫状肌环形纤维的收缩限制。通常为全暗环境、低对比环境、虚空视野或小孔辅镜等开环测试条件，在开环条件下，应无导致调节刺激或集合刺激近注视目标。测试眼预置适宜的远用矫正试片透镜，采用红外线验光仪进行测试。

3. 调节的生理

（1）调节之前　晶状体具有一定程度的可塑性，外表包裹着弹性良好的囊膜，囊膜的赤道部较厚，前、后两极部较薄。睫状韧带从睫状突延伸至囊膜的赤道部，将晶状体悬挂在房水和玻璃体之间的视觉通道中心。在注视远目标时，由于睫状韧带的牵拉，晶状体前表面处于扁平状态，睫状韧带和晶状体囊膜均处于紧张状态。

（2）调节之后

① 在注视近目标时，由于睫状肌收缩使睫状韧带松弛，放松了对晶状体的牵拉张力，晶状体前表面恢复原有隆起形态，故前曲率焦度增大，睫状韧带和晶状体囊膜均处于适量的松弛状态。

② 在注视近目标时，晶状体后表面同样有曲率焦度增大的倾向，但因初始状态受睫状韧带的牵拉张力较弱，加之后方受玻璃体的限制，故曲率焦度变化的空间较小。

③ 除了上述睫状韧带松弛的因素，睫状肌收缩同时向前牵拉脉络膜，将玻璃体向前推移，力的传递使晶状体前极部囊膜最薄的部分形成凸起。

4. 调节的神经支配

（1）副交感神经　近目标在视网膜上形成离焦性模糊影像，作为调节反射的刺激灶诱发离心性神经冲动，自视觉中枢传递到调节中枢的动眼神经内侧核（Edinger-Westphal核），调节冲动自动眼神经副交感支行走至睫状神经节，发出节后纤维支配双眼睫状肌的环形纤维成分（Müller肌）适量收缩，调节张力增加使得睫状体内径缩小，从而导致睫状韧带牵拉张力下降，晶状体前表面曲度变弯，焦力增加。

近目标造成的模糊影像撤离后，调节反射的兴奋性下降，副交感神经张力下降，睫状肌的环形纤维成分舒张使得睫状体内径扩张，导致睫状韧带牵拉张力增高，晶状体前表面曲度被拉平，焦力下降。

（2）交感神经　在注视远目标时，还不仅仅是调节张力下降“复原”那么简单。同时还伴有交感神经兴奋，通过β-肾上腺素受体支配双眼睫状肌经线纤维（Brücke肌）收缩，参与睫状体内径扩张的协同运动。睫状肌张力增高称为调节紧张，睫状肌张力降低称为调节放松，又称为负向调节。无论调节紧张抑或调节放松均为睫状肌纤维协同舒缩所完成的，注视不同距离的目标仅为副交感神经和交感神经不同的兴奋水平的动态变化的结果（图2-74）。然而副交神经张力下降快，交感神经张力升高慢，故通常认为副交神经张力程度在调节过程中起着主导作用。

5. 物理性调节和生理性调节

（1）物理性调节　晶状体的形态变化称为物理性调节，用焦度（D）来表示，物理性调节异常主要为晶状体核质硬化，可塑性下降，通常用于定量分析老视。

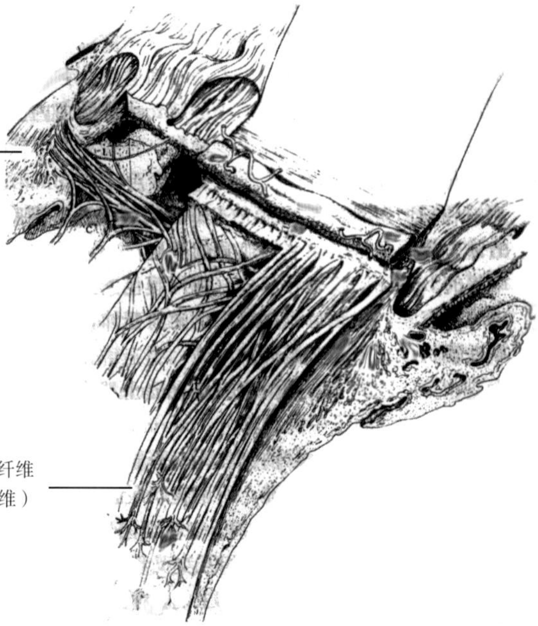

图 2-74　睫状肌纤维的解剖结构

（2）生理性调节　睫状肌的收缩力称为生理性调节，用肌度表示，由于睫状肌的收缩导致晶状体发生1.00D的调节，称为1肌度。生理性调节异常可发生于多种原因，可能为老视眼睫状肌收缩张力下降或收缩空间受限，也可能为睫状肌的菲薄无力，或副交感神经兴奋张力异常，从而影响生理性调节。

6. 调节导致的晶状体变化

（1）形态变化　调节之前，晶状体前表面曲度较平，曲率半径约为10.0mm；后表面曲度较弯，曲率半径约为6.0mm，前后表面均大致为球面形态。调节之后，晶状体厚度增加，直径缩小，前表面曲率变弯，接近于后表面曲率弯度，曲率半径约为5.3mm。由于囊膜厚度的不均匀，前表面中心部呈锥状隆起，向赤道部渐次变平，形成双曲线状弧面，偏心率$e>1$（图2-75）。

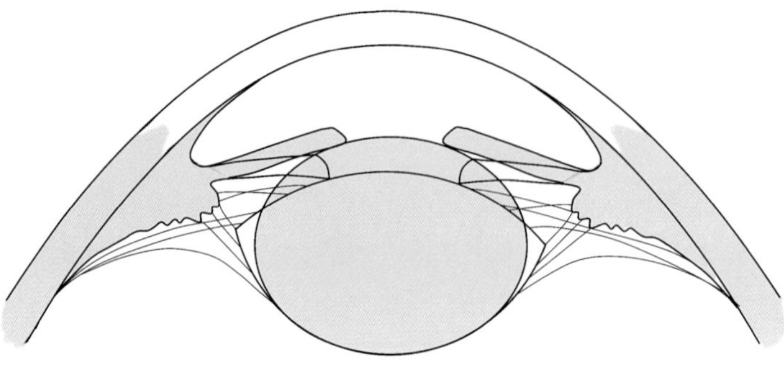

图 2-75　调节前后晶状体形态的对照

（2）屈光变化 调节导致晶状体和眼的屈光状态均发生了较大的变化，最大限度可使晶状体的焦力从19.11D增加至33.06D，同时可使眼的屈光系统从58.64D增加至70.57D。调节的幅度与年龄相关，人群调节幅度正常值低限为15.00D减去1/4年龄。

（二）调节功能的评估

1. 调节幅度

（1）调节幅度的相关参数

① 调节远点：在调节静态时，视网膜黄斑中心凹的共轭焦点为眼的调节远点。调节远点至眼的主点间距为调节远点距离，调节远点距离的倒数为眼的静态焦度。

$$R=\frac{1}{r} \tag{2-1}$$

式中 r —— 调节远点距离，m；

R —— 眼的静态焦度。

② 调节近点：调动最大的调节，视网膜黄斑中心凹的共轭焦点为眼的调节近点，调节近点至眼的主点间距为调节近点距离，调节近点距离的倒数为眼的动态焦度。

$$P=\frac{1}{p} \tag{2-2}$$

式中 p —— 调节近点距离，m；

P —— 眼的动态焦度。

③ 调节范围：调节远点至调节近点的距离为调节范围，又称为明视范围。

$$a=r-p \tag{2-3}$$

式中 a —— 调节范围，m。

④ 调节幅度：眼的动态焦度与静态焦度的差值为调节幅度。

$$A=P-R \tag{2-4}$$

式中 A —— 调节幅度。

⑤ 眼的屈光状态对调节幅度的影响：眼的基础屈光状态对调节的影响颇大，试举例如下。

例2-2 设正视眼的调节远点距离为∞，调节近点距离为0.1m。求该正视眼的调节幅度［图2-76（a）］。

解：静态焦度（R）=1/∞≈0

动态焦度（P）=1/0.10=10.00（D）

调节幅度（A）=10.00−0=10.00（D）

例2-3 设近视眼的静态焦度为3.00D，调节近点距离为0.07m。求该近视眼的调节幅度［图2-76（b）］。

解：静态焦度（R）=3.00（D）

动态焦度（P）=1/0.07=14.25（D）

调节幅度（A）=14.25−3.00=11.25（D）

例2-4 设远视眼的静态焦度为−3.00D，近点距离为0.16m。求该远视眼的调节幅度［图2-76（c）］。

解：静态焦度（R）=−3.00（D）

动态焦度（P）=1/0.16=6.25（D）

调节幅度（A）=6.25−(−3.00)=9.25（D）

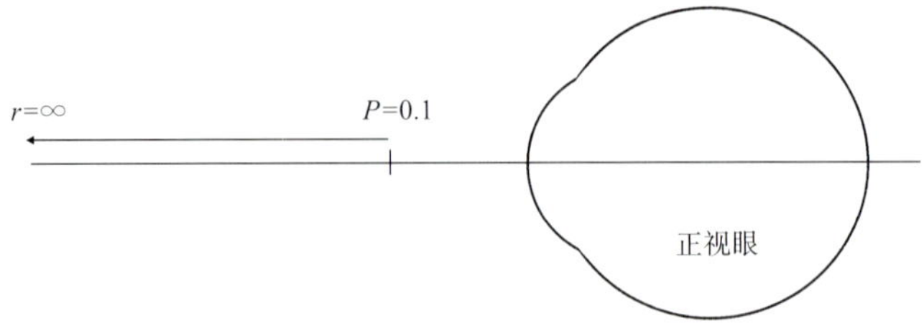

（a）正视眼的调节范围

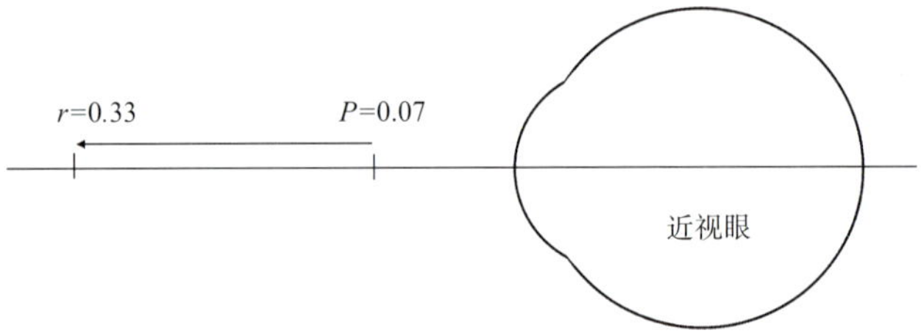

（b）近视眼的调节范围

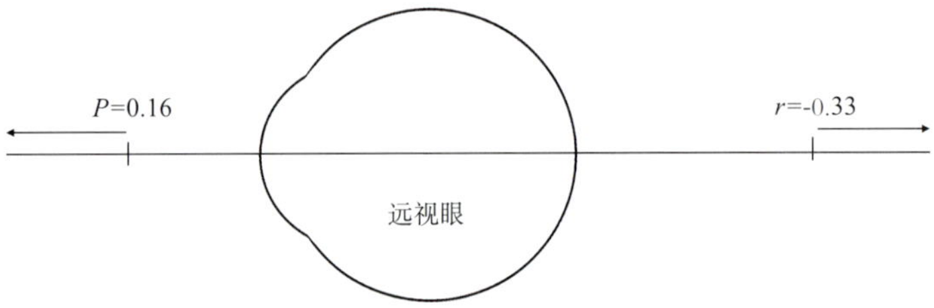

（c）远视眼的调节范围

图 2-76 屈光状态对于调节范围的影响

（2）调节幅度的测试

① 移近法/移远法：

测试原理

设正视眼或在配戴合适的远用矫正眼镜的条件下，眼的静态焦度近似为0。取近十字视标［图2-77（a）］沿测试尺缓慢向被测眼移动［图2-77(b)］，至视标的模糊界限，读出视标至眼的主点（角膜后1.35mm）间距，为调节近点距离。计算眼的动态焦度和移近调节幅度。将近视标移到调节近点以内，缓慢向远离被测眼移动，至视标清晰界限。再次读出被测眼的调节近点距离，并计算出眼的移远调节幅度。通常移近法调节幅度略大于移远法调节幅度，是睫状肌的收缩极点与睫状肌的松弛起点不同步使然，可取两者的均值。

测试方法

a. 双眼基础状态为裸眼，或已适量置入屈光定量所得的远用矫正试片透镜。

b. 开启近读灯，将近十字视标卡设置在40cm，嘱被测眼注视视标。

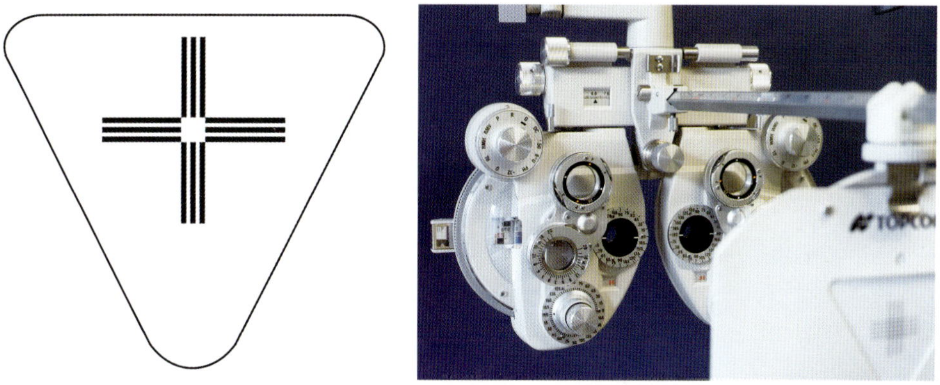

（a）近十字视标　　（b）近视标沿测试尺缓慢向被测眼移动

图 2-77　调节幅度的测试

c. 以1cm/s的速度将近视标卡向被测眼移近，接近调节近点时速度应更慢，直至视标的线状间隙达到模糊临界。

d. 记录近测试尺上视标卡的位置读数，为移近调节近点距离。

e. 计算移近调节近点距离的倒数，为移近调节幅度。

f. 将视标移到移近调节近点以内，以0.5cm/s的速度将近视标卡向远离被测眼移动，至视标的线状间隙达到清晰临界。

g. 记录近测试尺上视标卡的位置读数，为移远调节近点距离，并换算成移远调节幅度。

h. 计算移近调节幅度与移远调节幅度的中值，为被测眼调节幅度测试值。

例2-5　设移近调节近点距离为0.160m，移远调节近点距离为0.175m，求被测眼的调节幅度。

解：移近调节幅度=1/0.16=6.25（D）

移远调节幅度=1/0.175=5.71（D）

调节幅度=（6.25+5.71）/2≈6.00（D）

注意事项

a. 综合验光仪近测试尺以眼镜后顶点计量近视标距离，在进行调节幅度计算时，调节近点距离应加上眼镜后表面至眼的前主点的间距1.35cm。

b. 对于老视眼，调节近点距离可能大于近测试尺的量程，测定时可预置+3.00D球面透镜，测试完毕后在近点距离的测定值上加0.33m；对于年轻人，调节近点可能距眼很近，微量移动即可影响测试结果，测定时可预置-3.00D球面透镜，测试完毕后在调节近点距离的测定值上减0.33m。

c. 对于年幼的测试者，须在事先训练被测试者理解测试视标的模糊临界和清晰临界。

② 负镜法：

测试原理

取近视标卡放置于近测试尺0.4m位置，嘱被测双眼注视近视标，被测眼为了看清近视标，须付出调节抵消近视标的散开度，近视标散开度的焦力量值为0.4m的倒数2.50D。然后在双侧视孔逐量增加负透镜，至近视标达到模糊极限，在增加负透镜的过程中，被测眼必须付出调节消解负透镜的焦力才能维持近视标的清晰度，直至被测眼调节耗尽。被测眼调节幅度由两部分测试值组成，首先是0.4m近目标所诱发的2.50D调节，然后是耗尽调节力的负透镜总量。

测试方法

a. 双眼基础状态为裸眼，或已适量置入屈光定量所得的远用矫正试片透镜。

b. 开启近读灯，将近十字视标卡设置在40cm，嘱被测眼注视近视标。

c. 在视孔逐量增加负透镜，至近视标达到模糊临界。

d. 用增量负透镜绝对值加上0.4m近视标所诱发的2.50D，即为调节幅度。

例2-6 设采用0.4m负镜法测得增量负透镜绝对值为4.25D，求被测眼的调节幅度。

解：调节幅度=4.25+2.5=6.75（D）

注意事项

a. 若被测眼不能看清40cm近视力视标，证实被测眼调节幅度<2.50D，可在视孔预置+3.00球镜，测试完毕后，将所测得的调节幅度减去+3.00即可。

b. 通常负镜法所测定的调节幅度较移近法/移远法平均大约低2.00D。

（3）影响调节幅度测试的因素

① 双眼融像：单眼调节的启动因素仅为视网膜的模糊影像，双眼调节的启动因素除模糊影像之外，尚有保持双眼融像的集合性调节因素。故双眼的调节近点距离比单眼调节近点距离略短，双眼调节幅度较单眼调节幅度略大。

② 屈光状态：在被测眼的屈光不正已经获得矫正的情况下，通常远视眼的调节近点距离较正视眼长，调节幅度较正视眼略小；近视眼的调节近点距离较正视眼短，调节幅度较正视眼略大。若双眼存在较大的屈光参差，可能失去集合性调节的增量，且双眼调节近点距离可能不同，可双眼分别测试，取调节幅度较小的量值为测试值。

③ 注视角度：由于习惯于向下注视近目标，故通常向下注视时调节幅度较向上注视时的调节幅度略大（图2-78）。

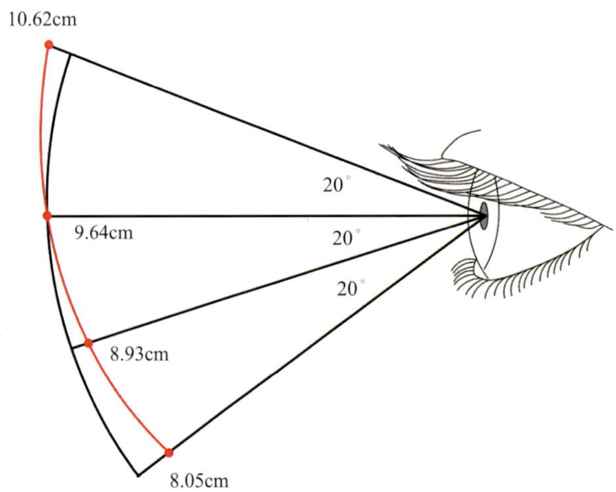

图 2-78 注视角度对调节近点的影响

④ 视标大小：视标尺寸与调节幅度呈正相关关系，与随着视标增大注视眼在分辨视标

时可不付出足够的调节有关（图2-79）。

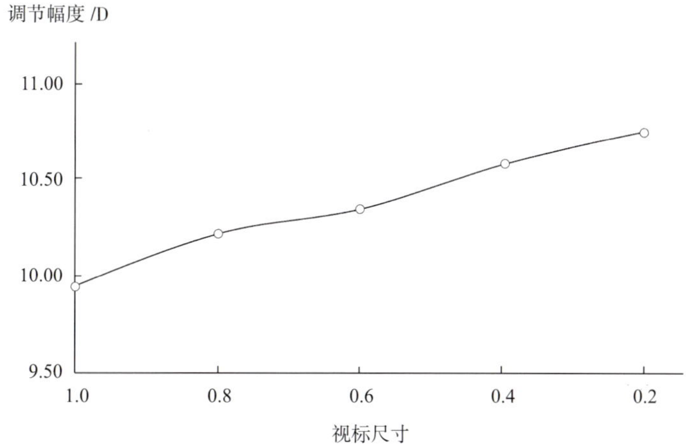

图 2-79 视标大小对调节幅度的影响

2. 调节反应（accommodation reaction）

（1）调节刺激量 能够诱发眼的调节反应的近目标称为调节刺激物，理论上注视眼付出的调节量必须使黄斑中心凹与调节刺激物共轭才能看清近目标，故调节刺激物距离被测眼主点轴面距离（以m为单位）的倒数称为调节刺激量。调节刺激量是客观存在的物理量值。

（2）调节反应量 被测眼对调节刺激物所付出的实际调节冲动量值称为调节反应量。调节反应量是否精确的等于调节刺激量是衡量被测眼的调节功能的标准之一，调节反应量低于调节刺激量称为调节滞后（lag of accommodation），调节反应量高于调节刺激量称为调节超前（lead of accommodation）。

（3）调节反应的测试

① MEM动态检影：

测试原理

视孔预置被测眼适宜的远用矫正试片透镜，在视网膜检影镜的窥孔上方粘贴0.6单行近视标（图2-80）。

验配师在距视孔透镜0.4m处实施检影测试，嘱被测眼注视近视标卡，观察被测眼视网膜反射光移动性质。若被测眼矫正为正视眼，注视0.4m近视标，视网膜反射光移动性质有如下几种可能。

a. 若被测眼注视0.4m处恰好付出了2.50D调节，视网膜反射光呈中和，提示调节反应量与调节刺激量契合。

b. 若被测眼注视0.4m处付出的调节低于2.50D，视网膜反射光呈顺动。酌量递增视孔的正透镜补偿调节不足的量值，直至视网膜反射光中和，正透镜

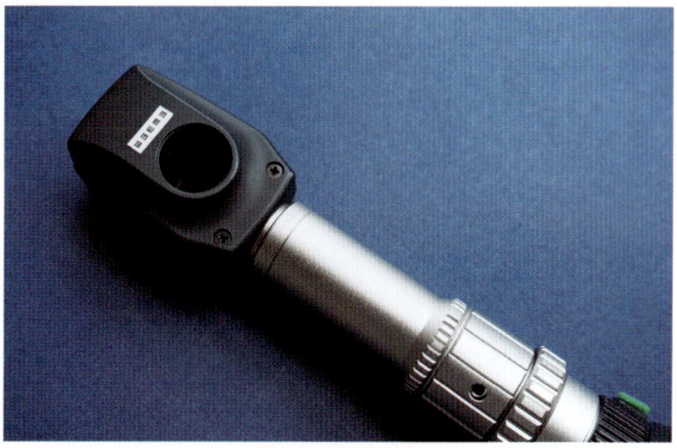

图 2-80 附带近视标卡的视网膜检影镜

增量即为调节滞后量值。

c. 若被测眼注视0.4m处付出的调节高于2.50D，视网膜反射光呈逆动。酌量递增视孔的负透镜，抵消调节过度的量值，直至视网膜反射光中和。负透镜增量的绝对值即为调节超前量值。

对于相同的调节刺激量值，调节反应量值存在着个体差异，故调节反应为因人而异的生物量值。通常黄斑中心凹的共轭焦点稍远于近距离的调节刺激物，即眼的调节反应量大多数略低于调节刺激量，表现为调节滞后，调节滞后的正常值为（+0.50±0.25）D，调节超前者较为少见（图2-81）。调节滞后也可理解为是目标物所释放出的调节信息落后于调节刺激量的结果。

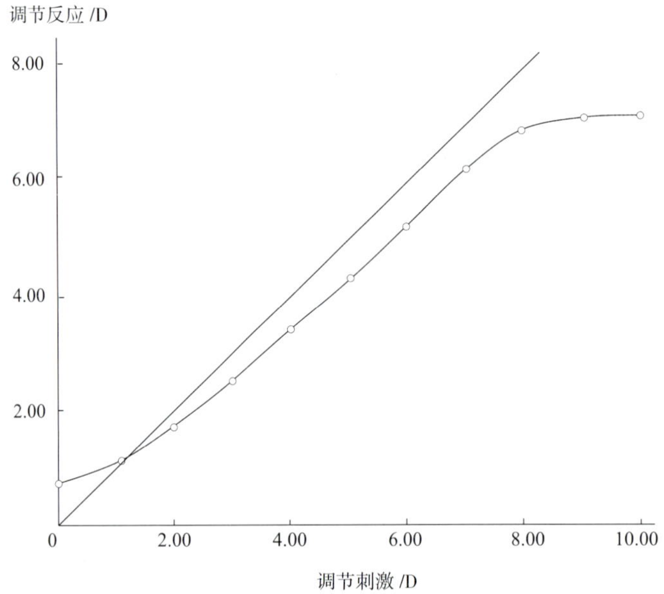

图 2-81 调节刺激与调节反应的相关性曲线

测试方法

a. 双眼基础状态为裸眼，或已适量置入屈光定量所得的远用矫正试片透镜。

b. 设置近测试尺，摘下常规近视标卡，将检影镜窥孔置于近测试尺0.4m处。

c. 开启近读灯，使光线投照检影镜窥孔，嘱被测眼注视窥孔上方单行近视标。

d. 实施检影测试，反射光顺动，递增视孔正试镜透镜，直至反射光中和，正透镜增量为调节滞后量值；反射光逆动，递增视孔负试镜透镜，直至反射光中和，负透镜增量的绝对值为调节超前量值。

例2-7 设MEM动态检影结果为视网膜反射光顺动，递加正透镜至0.75D，视网膜反射光呈中和。求调节反应量值和调节滞后量值。

解：近视标的调节刺激量值为2.50D，调节滞后量值为0.75D。

调节反应量值=2.50−0.75=1.75（D）

例2-8 设MEM动态检影结果为视网膜反射光逆动，递增负透镜至−0.50D，视网膜反射光呈中和。求调节反应量值和调节超前量值。

解：近视标的调节刺激量值为2.50D，调节超前量值为0.50D。

调节反应量值=2.50+0.50=3.00（D）

② Nott动态检影：

测试原理

视孔预置被测眼适宜的远用矫正试片透镜，验配师在距视孔透镜0.4m处实施检影测试。若被测眼被矫正为正视眼，注视0.4m近视标，视网膜反射光移动性质有如下几种可能。

a. 视网膜反射光呈中和，提示调节反应量与调节刺激量契合。

b. 视网膜反射光顺动，提示被测眼调节滞后，黄斑中心凹的共轭焦点位于窥孔后方，在被测眼保持注视0.4m近视标的情况下，逐量延长测试距离，直至反射光中和，使窥孔工作面与黄斑中心凹的共轭焦点重合，计算检影距离的倒数，即为调节反应量值。以2.50D减去调节反应量值即为调节滞后量值。

c. 视网膜反射光逆动，提示被测眼调节超前，黄斑中心凹的共轭焦点位于窥孔前方，在被测眼保持注视0.4m近视标的情况下，逐量缩短测试距离，直至反射光中和，使窥孔工作面与黄斑中心凹的共轭焦点重合，计算检影距离的倒数，即为调节反应量值。以调节反应量值减去2.50D即为调节超前量值。

测试方法

a. 双眼基础状态为裸眼，或已适量置入屈光定量所得的远用矫正试片透镜。

b. 设置近测试尺，将0.6近视力视标投放于0.4m位置。

c. 开启近读灯，使光线投照近视标。

d. 将检影镜窥孔置于近测试尺0.4m工作面实施检影测试，反射光顺动，嘱被测眼保持注视近视标，逐步向后移动检影工作面，直至反射光中和，记录近测试尺检影工作面的测试距离。

e. 计算调节反应量值和调节滞后量值。

例2-9 设Nott动态检影结果为视网膜反射光顺动，延长测试距离至0.5m处，视网膜反射光呈中和。求调节反应量值和调节滞后量值。

解：近视标的调节刺激量值为2.50D

调节反应量值=1/0.5=2.00（D）

调节滞后量值=2.50−2.00=0.50（D）

f. 若检影镜窥孔置于近测试尺0.4m工作面实施检影测试，反射光逆动，嘱被测眼保持注视近视标，逐步向前移动检影工作面，直至反射光中和，记录近测试尺上检影工作面的测试距离。

g. 计算调节反应量值和调节超前量值。

例2-10 设Nott动态检影结果为视网膜反射光逆动，缩短测试距离至0.33m处，反射光中和。求调节反应量值和调节超前量值。

解：近视标的调节刺激量值为2.50D

调节反应量值=1/0.33=3.00（D）

调节超前量值=3.00−2.50=0.50（D）

注意事项

a. 由于动态屈光状态不够稳定，动态检影须快速判断视网膜反射光带的移动性质，快速增减试片焦度，要求验配师有一定的测试经验。

b. 采用Nott动态检影，因近视力表遮挡检影镜窥孔，给操作带来不便，若将常规近视力表摘去，加上一张0.6近视标的小纸片作为注视视标，则更容易成功。

3. 相对调节

（1）定义 双眼注视固定的近目标，在聚散不变的情况下，能够放松的最大调节量值，称为负相对调节（negative relative accommodation, NRA）；能够增加的最大调节量值，称为正相对调节（positive relative accommodation, PRA）。在双眼聚散不变的情况下，单独增减眼的调节量值，由融像性聚散代偿调节性聚散来维持双眼融像，称为相对调节。

（2）相对调节的临床意义 对于配戴眼镜后诉有注视性疲劳，不耐持久近读者，可测试其相对调节。若正负相对调节均低于正常值，或正相对调节的绝对值小于负相对调节，则调节因素可能为注视性疲劳的主要诱因。纠正的方法为调节功能训练、采用双焦眼镜或渐变多焦眼镜，适量附加眼镜近读区的正焦度，原则上使被测眼的正相对调节大于或等于负相对调节。计算公式如下。

$$S_r=(NRA+PRA)/2 \qquad (2\text{-}5)$$

式中 S_r——缓解球镜参考值。

例2-11 设被测者注视0.4m近视标时，负相对调节测试值为2.75D，正相对调节测试值为-2.00D。问戴镜眼有无注视性疲劳？怎样调整？

解：本例正相对调节-2.00D的绝对值＜负相对调节2.75D，戴镜眼持久近读可能产生注视性疲劳。

$$S_r=(-2.00+2.75)=0.375\ (D)$$

试将眼镜近读区附加+0.50D，使近用时正相对调节增加为-2.50D，同时负相对调节减为2.25D，使戴镜眼的近读质量获得改善。可以理解为采用光学透镜对戴镜眼的正相对调节和负相对调节的量值进行重新分配（图2-82）。

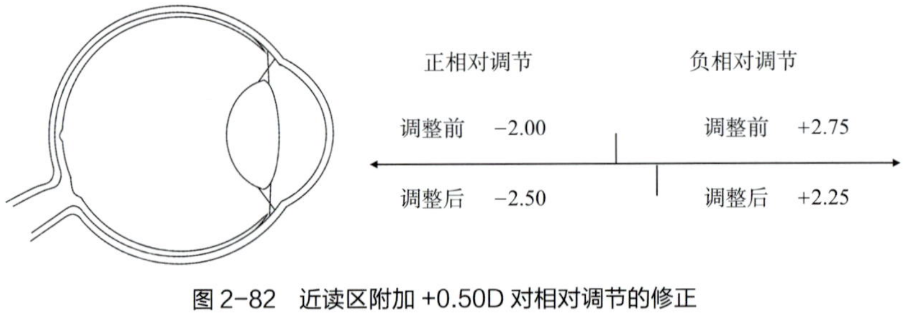

图2-82 近读区附加+0.50D对相对调节的修正

（3）相对调节的测试

测试原理

视孔预置被测眼适宜的远用矫正试片透镜，注视0.4m近视标，双眼同时加等量凸透镜至视标模糊极限，在增加凸透镜的过程中，被测眼为了看清近视标必须减少与凸透镜等量的调节量值，为负相对调节。退回至远用矫正试片透镜，双眼同时加等量凹透镜至视标模糊极限，在增加凹透镜的过程中，被测眼为了看清近视标必须增加与凹透镜等量的调节量值，为正相对调节。在没有老视因素的干扰的条件下，人群正常值：正相对调节为（−2.37±1.00）D，负相对调节为（+2.00±0.50）D。

测试方法

① 双眼基础状态为裸眼，或已适量置入屈光定量所得的远用矫正试片透镜。

② 设置近测试尺，将近十字视标设置于0.4m的位置。

③ 开启近读灯，使光线投照近视标，嘱被测眼注视视标。

④ 调试球镜焦度轮盘，逐量增加正球镜焦度，直至被测眼达到模糊临界，所加的正球镜焦度为负相对调节（NRA）测试值。

⑤ 将视孔球镜焦度调回初始矫正处方。

⑥ 调试球镜焦度轮盘，逐量增加负球镜焦度，直至被测眼达到模糊临界，所加的负球镜焦度为正相对调节（PRA）测试值。

注意事项

① 操作时必须先测试负相对调节，后测试正相对调节，遵循先抑制后刺激的测试原则，避免先期负透镜诱发的调节张力改变调节零位。

② 相对调节的测试常用于验证远用眼镜或老视眼镜的矫正球镜是否适度。

4. 调节灵活度（accommodation facility）

（1）定义 在定量的调节刺激下，作出调节反应所需的时间称为调节速度。测定单位时间内，被测眼对于定量增减调节刺激作出完全性调节反应的次数称为调节灵活度。由于调节速度存在着个体差异，故调节灵活度是衡量眼调节功能的标准之一。

（2）调节灵活度的测试

① 距离切换法：

测试原理

视孔预置被测眼适宜的远用矫正试片透镜，设置0.6远视力视标。在注视远视标时，被测眼处于调节静止状态，嘱被测眼改为注视近视标，当被测眼注视近视标时，需付出看清近视标相应的调节量值，然后嘱被测眼再一次注视远视标，使注视眼恢复调节静止状态，使被测眼的调节量值在0与2.50D之间反复切换。由于不同的被测眼调节速度有差异，测定1min内被测眼完成几个调节切换周期，在一定程度上反映了被测眼控制调节功能的能力，采用距离切换法测试，调节灵活度正常值应≥25次/min。

测试方法

a. 双眼基础状态为裸眼，或已适量置入屈光定量所得的远用矫正试片透镜。

b. 设置0.6单行远视力视标。

c. 设置近测试尺，将近十字视标设置于0.4m的位置。

d. 开启近读灯，使光线投照近视标。

e. 将近测试尺向上抬起，嘱被测眼注视远视标。

f. 移放近视标，嘱被测者注视近视标，同时开始计时。

g. 至被测者诉看清近视标，立即将近测试尺向上抬起，嘱被测眼注视远视标。

h. 从开始注视近视标开始，至再次看清远视标为1个调节切换周期。

i. 计数1min内被测眼完成几个调节切换周期。

注意事项

a. 采用距离切换法测试调节灵活度，须事先让被测者明确远视标和近视标由模糊转为清晰的界限。

b. 在被测眼注视远目标时，须迅速移开近视标卡，并注意不能使近视标进入被测眼视野，避免干扰调节的放松。

② 透镜切换法：

测试原理

如图2-83所示，将一副+2.00D的眼镜和一副-2.00D的眼镜固定在同一个手柄的两侧，称为球镜反转拍（spherical flipper）。

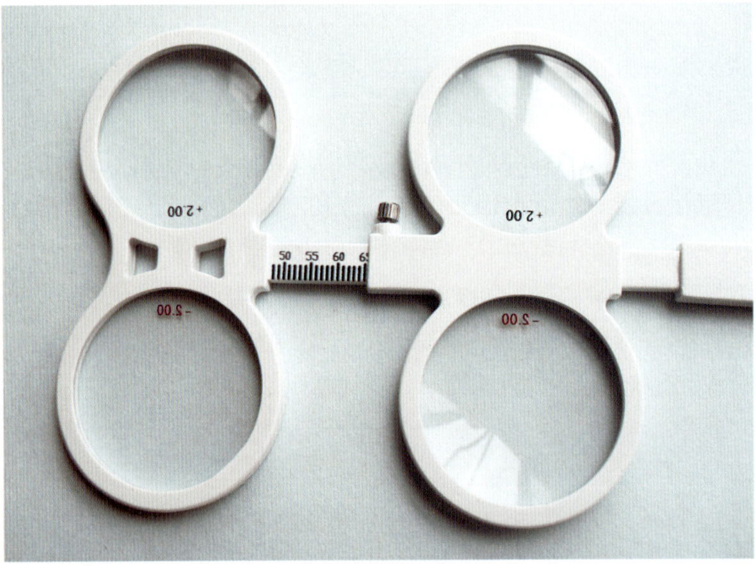

图 2-83 球镜反转拍

视孔预置被测眼适宜的远用矫正试片透镜，嘱被测眼注视0.4m近视标，将反转拍+2.00D透镜移放视孔前，使被测眼放松2.00D调节，尔后将反转拍-2.00D透镜移放视孔前，使被测眼收缩2.00D调节，为了看清近视标，被测眼的调节水平在0.50D与4.50D之间切换反复切换。由于不同的被测眼调节速度有差异，测定1min内被测眼完成几个调节切换周期，在一定程度上反映了被测眼控制调节功能的能力。

可采用上述透镜切换法测试被测者单眼或双眼调节灵活度，人群正常值：单眼调节灵活度应≥12次/min，双眼调节灵活度为（10±5）次/min。

为了进一步分析调节功能异常的性质，可分别定量调节灵活度正透镜向和负透镜向的耗时比例。负透镜向调节耗时≥45s则诊为调节灵活度负向延缓，若正透镜向调节时间≥30s则诊为调节灵活度正向延缓。

测试方法

a. 双眼基础状态为裸眼，或已适量置入屈光定量所得的远用矫正试片透镜。

b. 设置近测试尺，将近十字视标设置于0.4m的位置。

c. 调试反转拍光心距，使之符合被测者远用瞳距。

d. 将反转拍+2.00D透镜放置于视孔前方，嘱被测眼注视近十字视标，确认近视标清晰（图2-84）。

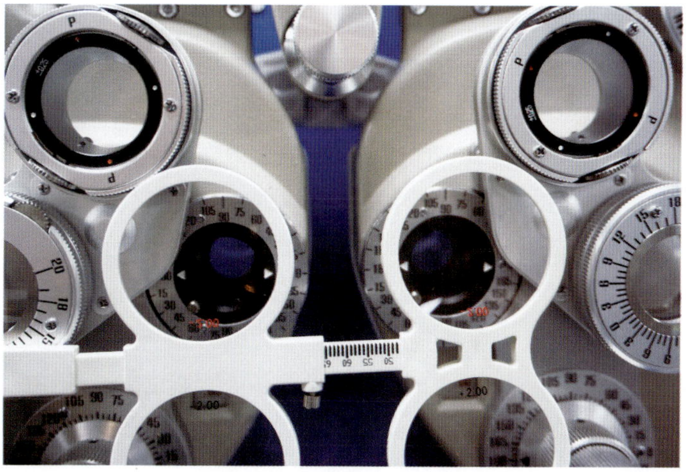

图 2-84 球镜反转拍测试

e. 将反转拍-2.00D透镜放置于视孔前方，开启1min计时器，用于记录调节切换周期次数；同时揿下秒表，用于记录负透镜向调节耗时。

f. 被测者诉视标清晰，立即将反转拍+2.00D透镜放置于视孔前方，同时停止秒表。

g. 从投放反转拍-2.00D透镜开始，至切换反转拍+2.00D透镜被测眼再次看清近视标为一个调节切换周期。计时器发出1min报时鸣音时，记录调节切换周期次数。

h. 每次反转拍-2.00D透镜放置于视孔前方，同时启动秒表，累计记录负透镜向调节耗时。

i. 记录调节灵活度的测试结果，右眼单独测试记录为OD：13cpm，左眼单独测试记录为OS：12cpm，双眼同时测试记录为OU：9cpm。

注意事项

a. 反转拍的光心距调试、近十字视标距离的设置、反转拍距离视孔的距离均对测试结果有影响，须尽量减少误差。

b. 调节灵活度为受疲劳因素影响的定量参数，必要时在第一次测试完成后，可间隔1min连续试测定第二次，若测定值递减则对评价调节功能同样有参考价值。

五、眼的聚散

（一）聚散的概述

1. 定义

双眼视轴的夹角根据视觉需求发生改变的生理反射称为聚散（vergence）。

2. 聚散的诱因分类

（1）张力性集合（tonic convergence） 双眼从解剖性静息眼位转为生理性静息眼位的过程中，内直肌付出持续性内收张力以抵消解剖上的外展，实现对远目标的双眼融像，称为张力性集合。张力性集合的量值多寡常是隐性斜视的主要致因。

（2）调节性聚散（accommodation vergence）

① 调节可以诱发聚散：伴随调节增减所发生的聚散变化称为调节性聚散。采用远距离马氏杆透镜消除双眼融像功能；采用旋转棱镜使双眼所见的点视标像与线视标像水平向重合，消除了初始的隐性斜视，此时双眼无论置入正透镜试片还是负透镜试片，都会使点视标像与线视标像沿着水平向分离，证实增减调节可以打破聚散的平衡状态，增减调节可以诱发一定量聚散。

② 调节性聚散不足以融像：先期采用棱镜消除了被测眼远距离的隐性斜视，尔后改为注视0.4m单行近视标，在右眼视孔内置$6^{\triangle}$底向上的棱镜，发现采用棱镜消除融像性聚散后，上下两行视标像呈水平向交叉性分离，证实调节性聚散并不足以实现近距离双眼融像，正常情况下，单靠调节性聚散来控制眼位，可留下$4^{\triangle}\sim6^{\triangle}$的隐性外斜视。

（3）近感知性集合（proximal convergence） 由于注视眼受到近目标的距离暗示，产生心理性集合反应称为近感知性集合。先期实施双眼睫状肌麻痹，消除调节性集合的作用，尔后遮盖左眼，消除融像性聚散的作用，嘱被测者右眼注视目标物，将目标物由远而近逐渐移动，发现右眼的眼位保持不动，而被遮盖的左眼有内收的倾向，证实的确存在着近感知性集合反应的存在（图2-85）。

（4）融像性聚散（fusional vergence） 双眼在注视5m以外的点目标时，目标光线通过双眼的屈光系统分别聚焦于双眼的视网膜黄斑中心凹，在视觉中枢形成单一完整的影像。

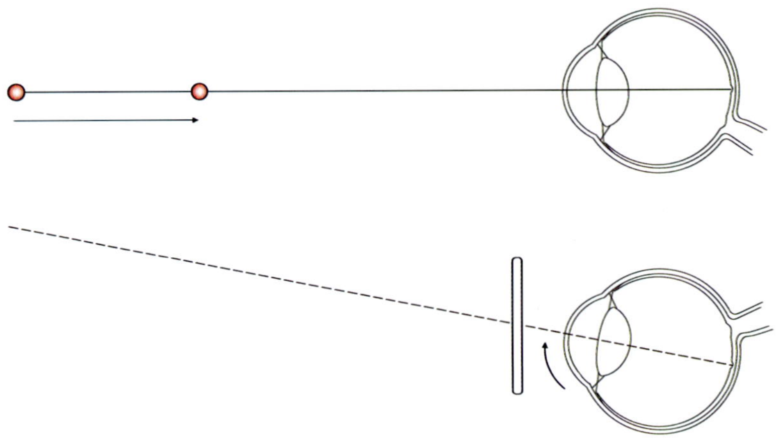

图 2-85 近感知性聚散的测试

当目标物向注视双眼移近时，若双眼保持原眼位不变，则目标光线的焦点自双眼视网膜黄斑中心凹分别同步向颞侧视网膜移位，进入双眼视网膜颞侧的非对应区，诱发双眼复视。复视影像作为刺激因素诱发集合神经冲动，使双眼视轴转向注视目标，近目标光线的焦点回到双眼视网膜黄斑中心凹，双眼影像由分离恢复重合为单一影像（图2-86），同样，隐性斜视导致的复视影像也会启动眼位的聚散，故复视影像诱发的聚散称为融像性聚散。

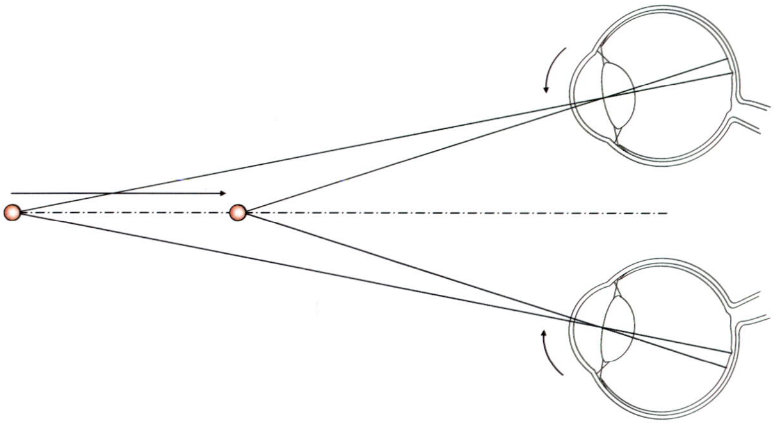

图 2-86 融像性聚散的诱因

3. 聚散的生理

（1）集合和散开 注视目标相对双眼移近为聚散紧张增量的过程，聚散的增量称为集合（convergence）。注视目标相对双眼移远为聚散放松减量的过程，聚散的减量又称为散开（divergence）或负向集合。

（2）聚散诱因的多重性 如上所述，分解聚散神经冲动的诱发因素，可知聚散是由张力性集合、调节性聚散、近感知性集合和融像性聚散等神经兴奋的总和构成的。在其他各种聚散反应的基础上，若双眼影像仍不能实现平面融像，则融像性聚散为以双眼融像为目标的补偿性聚散。

（3）聚散的神经支配 双眼的集合与散开是由双眼内直肌和外直肌协同舒缩完成的。

① 集合反射：双眼向心性神经冲动由内直肌本体感受引起，沿三叉神经上行到作为聚散运动中枢的动眼神经中央核（Perlia核），再发出下行神经纤维支配双眼内直肌同步等量收缩，发生集合。

② 散开反射：起自于第六对脑神经外展神经核，由神经核大型细胞发出节后神经纤维支配外直肌，引起散开。

（二）聚散的定量

1. 集合角

双眼注视同一目标物时，双眼位内收，双眼视轴以目标物为交点所形成的夹角称为集合角，集合角与注视距离呈负相关关系，即目标物距注视眼越近集合角越大。实际测试中，即采用集合角的大小来衡量目标物由远而近移动时双眼集合量值的变化，以及目标物由近而远移动时双眼散开量值的变化。

2. 集合角的定量和单位

（1）米角（meter angle） 双眼注视距离回旋点前方1m处的视标，双视轴所成的集合角定义为1米角。米角定量为自目标物至双眼回旋点连线垂直间距的倒数，注视距离以m为单位，米角以MA为单位。如图2-87所示，双眼注视1m的目标A，集合角为1MA，双眼注视0.5m的目标B，集合角为2MA。由于双眼瞳孔间距对集合角的定量有着不可忽视的影响，然而在米角的定量中未加考虑，故采用米角法定量集合角不够精确，现已不用。

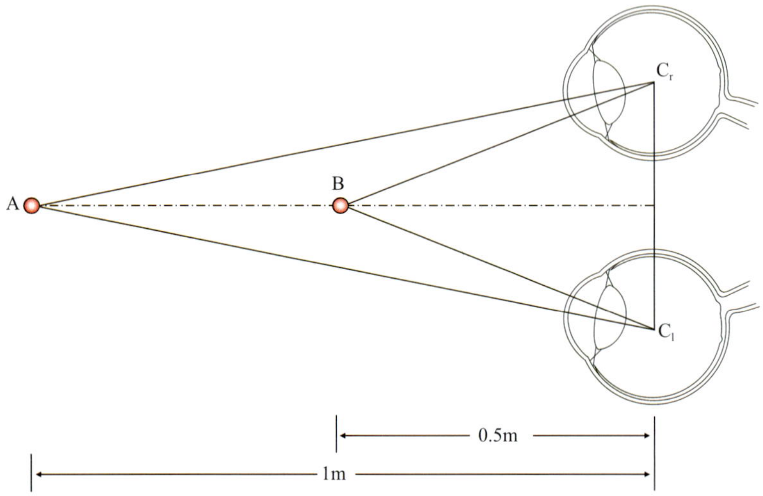

图 2-87 集合的米角定量

（2）棱镜度（prism degree） 视线在回旋点前方1m处偏斜1cm，集合角定义为1棱镜度，单位为$1^{\triangle}$。如双眼远用瞳距为6cm，注视1m的目标，双眼视线须在1m处分别内收3cm，故集合角为$6^{\triangle}$。上述远用瞳距为双眼回旋点间距，注视距离为自目标物至双眼回旋点连线的垂直间距，等于目标物至眼镜平面的间距加上25mm，或等于目标物至角膜前顶点的间距加上13mm（图2-88）。

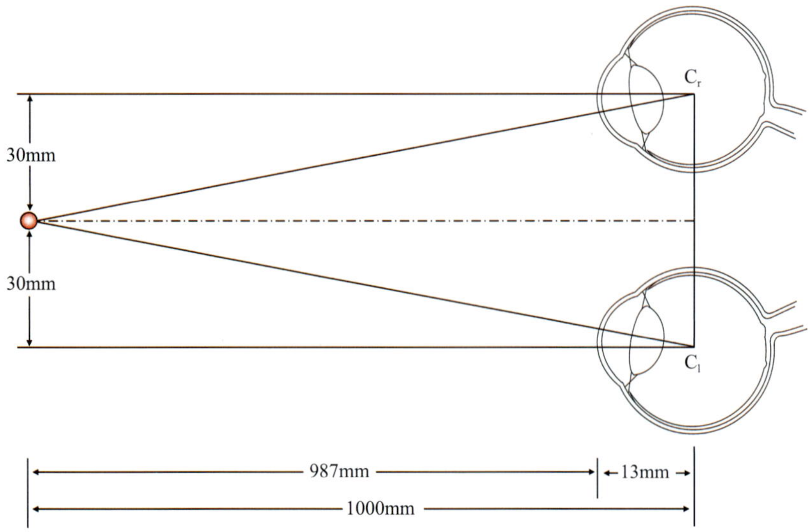

图 2-88 集合的棱镜度定量

集合角C_a可按下式计算：

$$C_a=p/d \quad (2-6)$$

式中 p——远用瞳距，cm；

d——注视距离，m。

例2-12 设双眼远用瞳距为6cm，注视双眼回旋点前方6m的目标，求双眼集合量。

解：$C_a=p/d=6/6=1$（△）

例2-13 设双远用瞳距为6cm，注视双眼回旋点前方0.33m的目标，求双眼集合量。

解：$C_a=p/d=6/0.33=18$（△）

3. 集合需求

从集合角的定量可知，由于双眼的远用瞳距不同，注视距离不同，双眼有着不同的集合需求。现将不同远用瞳距的双眼注视0.40m、0.33m和0.25m目标的集合需求归纳如表2-9。

表2-9 远用瞳距、注视距离与集合需求的关系 单位：（△）

注视距离 /m	远用瞳距 /mm				
	56	60	64	68	72
0.40	14.0	15.0	16.0	17.0	18.0
0.33	17.0	18.2	19.4	20.6	21.8
0.25	22.4	24.0	25.6	27.2	28.8

4. 影响集合需求的因素

（1）注视差异对集合需求量值的影响 如同调节滞后和调节超前一样，在眼位固定不变的情况下，注视目标在Panum空间前后微量移动，使目标影像在眼的黄斑中心凹双鼻侧和双颞侧Panum区成像，双眼可以耐受一定程度的集合不足和集合过度，仍然维持双眼融像。故集合角仅为近注视目标对双眼所发出的集合刺激量，或双眼注视近注视目标时的集合需求量值，双眼实际的集合反应量并不精确的等于集合角。

（2）眼位异常对集合量值的影响 定量集合角的基础条件是假定双眼在注视远目标时，目标物恰好位于双眼视轴的交点上。由于视光学将5m等同于无限远，注视5m以外的目标时集合量值可以忽略，所以集合角的定量应是从0位开始计量。若被测双眼在注视远目标时存在着隐性斜视，则在集合之前为了控制眼位，被测双眼已经动用了一定量的集合或散开，则集合角的定量就不是从0位开始计量，测试结果就会与预期的集合需求发生差异。

例2-14 设双眼注视远目标时存在着4△隐性内斜视，注视近目标集合需求量值为18△，求双眼实际集合需求量值。

解：由于集合之前双眼存在4△外展，故注视近目标的实际集合需求量值=18−4=14（△）

例2-15 设双眼注视远目标时存在着6△隐性外斜视，注视近目标集合需求量值为18△，求双眼实际集合需求量值。

解：由于集合之前双眼存在6△内收，故注视近目标的实际集合需求量值=18+6=24（△）

从上述分析可知，若双眼注视远目标时存在着隐性内斜视，实际集合需求量值须用集合需求量值减去斜视角；若双眼注视远目标时存在着外斜视，实际集合需求量值须用集合需求量值加上斜视角，口诀为：外加内减。

（三）聚散功能的评估

1. 集合幅度

（1）定义　调动最大集合达到复视极限时，双眼视轴的交点为集合近点，集合近点至双眼回旋点连线的垂直间距为集合近点距离，根据被测眼的远用瞳距和集合近点距离可以计算出在维持融像的条件下，双眼所能付出的最大的集合量值，称为集合幅度（amplitude of convergence）。

（2）集合幅度的测试

测试原理

视孔预置被测眼适宜的远用矫正试片透镜，近测试尺投放近单列视标，并将近单列视标匀速向注视双眼移近，为了维持双眼融像，被测双眼必须付出相应的集合，直至双眼集合耗尽，被测者诉近单列视标像达到复视极限，近单列视标的临界距离即为集合破裂点距离。在近单列视标移近的同时监视被测双眼的眼位，若被测双眼发生忽然散开，证实双眼集合耗尽，已放弃集合，眼位散开瞬间近单列视标的临界距离即为集合破裂点距离。可资验证被测者诉近视标像破裂的临界值。

然后将近单列视标移到集合破裂点距离以内，匀速向远离注视双眼移动，记录被测双眼恢复融像时近单列视标的临界距离，同时监视双眼的眼位，若被测双眼忽然发生恢复集合，证实双眼恢复融像，近单列视标的临界距离即为集合恢复点距离。

集合幅度的人群正常值：集合破裂点为（5±2.5）cm，集合恢复点为（7±3）cm。

测试方法

① 双眼基础状态为裸眼，或已适量置入屈光定量所得的远用矫正试片透镜。

② 近测试尺投放近单列视标，并给予近视标合适的照明条件。嘱被测双眼注视近单列视标。

③ 将近视标从大约40cm起，以1cm/s向着注视双眼移近，至近单列视标影像破裂之前宜放缓移近速度。

④ 记录被测者诉近单列视标像发生复视的临界距离。同时监视被测眼的眼位，记录被测双眼发生忽然散开的临界距离，为集合破裂点距离。

⑤ 将近单列视标移放至集合破裂点距离以内，向远离注视双眼缓慢移动，记录被测眼恢复双眼融像的临界距离，同时监视被测眼的眼位，记录被测双眼发生恢复集合的临界距离，为集合恢复点距离。

⑥ 采用瞳距仪测定被测者远用瞳距。

⑦ 根据集合近点距离和远用瞳距测试值计算被测者的集合幅度。

注意事项

① 综合验光仪的近测试尺是以眼镜平面开始定量测试距离的，故集合近点距离的测试结果须加上眼镜平面至双眼回旋点的垂直间距2.5cm。

② 个别年轻测试者在近视标移到近于0刻度时，仍然不能引出视标像破裂，可试采用双

眼交替遮盖法判断测试结果。

2. 融像储备

（1）定义 在双眼注视远目标或近目标的情况下，双眼最大的散开能力称为负融像储备，又称外展储备；双眼最大的集合能力称为正融像储备，又称内收储备。正、负融像储备的合量为称为融像储备（fusional reserve）。

（2）融像储备的测试

测试原理

① 融像的代偿反应：双眼前放置底向内的棱镜，目标光线的焦点自双眼视网膜黄斑中心凹分别同步向鼻侧视网膜非对应区移位，诱发双眼复视，为了避免复视，双眼位必须适量外展，抵消测试棱镜的折射力［图2-89（a）］。同样，双眼前放置底向外的棱镜，目标光线的焦点自双眼视网膜黄斑中心凹分别同步向颞侧视网膜非对应区移位，诱发双眼复视，为了避免复视，双眼位必须适量内收，抵消测试棱镜的折射力［图2-89（b）］。为了使目标物光线的焦点不脱离双眼视网膜对应点，双眼所作出的融像反应称为融像的代偿反应。

② 模糊值：采用棱镜诱发双眼散开或集合，由于聚散与调节的联动，同时发生调节的减量或增量，直至注视目标清晰度下降，临界点称为模糊点（blur point），模糊点的出现提示伴随双眼散开或集合，调节机能的放松或紧张耗尽，目标光线的影像焦点脱离了视网膜，诱发模糊点的棱镜量值表征为模糊值。值得注意的是，正视眼或配戴远用矫正眼镜的眼在注视远目标时，静态调节量值为0，故测试远距离负融像储备时，因无调节可放松，故没有模糊点出现。

③ 破裂值：在模糊点出现以后，继续采用棱镜诱发双眼散开或集合，直至耗尽全部正、负聚散储备，出现不能克服的双眼复视，临界点称为破裂点（break point），破裂点的出现提示双眼付出全部正、负融像储备仍然不能代偿测试棱镜诱发的视网膜异常对应，诱发破裂点的棱镜量值表征为破裂值。

④ 恢复值：在双眼已经复视的情况下，减少诱发双眼散开或集合的棱镜量值，处于复视状态的视标影像并不能立即恢复融像，必须减少一定量值的底向内或底向外的棱镜量值才能恢复双眼融像，临界点称为恢复点（recovery point），恢复点的出现提示必须减少一定量的测试棱镜，才能达到双眼融像所需要的最低限度的启动量，诱发恢复点的棱镜量值表征为恢复值。

⑤ 测试层次和参数：融像储备的测试包括远距离或近距离，负融像储备或正融像储备，模糊值、破裂值或恢复值等三个层次，共计11个参数，如下所示：

- 融像储备
  - 远距离（6m）
    - 负融像储备（棱镜底向内）：破裂值、恢复值
    - 正融像储备（棱镜底向外）：模糊值、破裂值、恢复值
  - 近距离（0.4m）
    - 负融像储备（棱镜底向内）：模糊值、破裂值、恢复值
    - 正融像储备（棱镜底向外）：模糊值、破裂值、恢复值

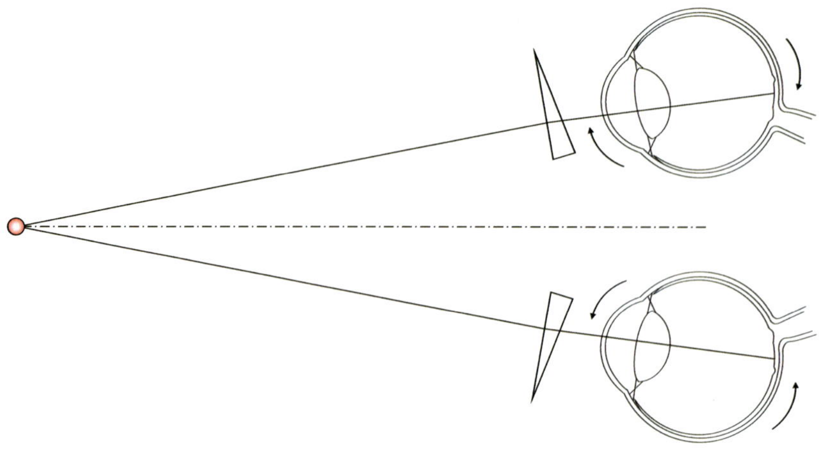

（a）负融像储备的测试

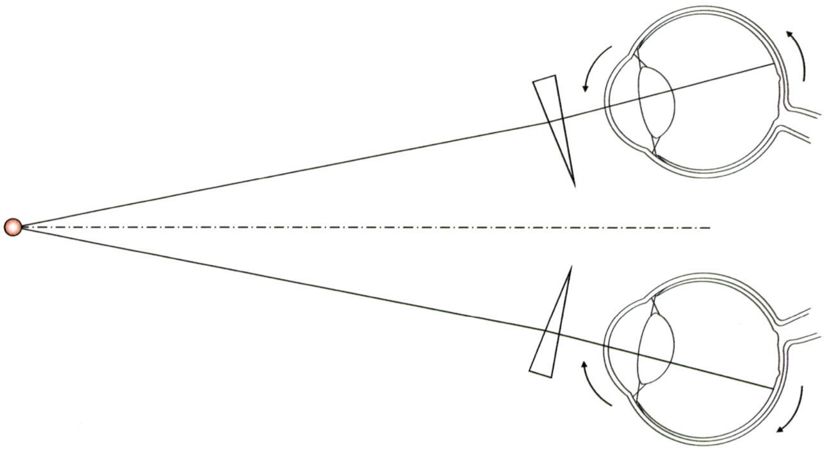

（b）正融像储备的测试

图 2-89　正、负融像储备的测试原理

⑥ 正常参考值：融像储备的测试完成后应分别记录远距离和近距离、棱镜底向内（BI）和棱镜底向外（BO），以及模糊值、破裂值和恢复值的测定值等参数。远距离负向融像储备（BI）的模糊值用×表示。融像储备的人群测试中值如表2-10所示，称为Morgan参考值。

表 2-10　融像储备 Morgan 参考值

测试距离	棱镜底向（融像储备性质）	模糊值 / 破裂值 / 恢复值
远距离	BI（负融像储备）	×/7△ ±3△/4△ ±2△
	BO（正融像储备）	9△ ±4△/19△ ±8△/10△ ±4△
近距离	BI（负融像储备）	13△ ±4△/21△ ±4△/13△ ±5△
	BO（正融像储备）	17△ ±5△/21△ ±6△/11△ ±7△

测试方法

① 双眼基础状态为裸眼，或已适量置入屈光定量所得的远用矫正试片透镜。

② 投放远距离0.6单列视标。

③ 将左侧旋转棱镜移放视孔，零位对准垂直向。

④ 旋动旋转棱镜的定量游标，以1△/s为梯度向内调试，由于远距离负融像储备测试无模糊点，故当视标像发生复视即为破裂值，尔后将旋转棱镜的定量游标向回缓慢调试，至视标影像恢复融像，即为恢复值。记录远距离BI破裂值和恢复值参数，测试完毕后将旋转棱镜的定量游标恢复0位。

⑤ 设置近测试尺，将近单列视标投放至0.4m处。

⑥ 旋动旋转棱镜的定量游标，以1△/s为梯度向内调试，至视标影像清晰度下降即为模糊值，继续调试旋转棱镜的定量游标，依次测试破裂值和恢复值。记录近距离BI模糊值、破裂值和恢复值参数，测试完毕后将旋转棱镜的定量游标恢复0位。

⑦ 依照上述方法，旋动旋转棱镜的定量游标，以1△/s为梯度向外调试，依次测试远距离BO模糊值、破裂值和恢复值参数，以及近距离BO模糊值、破裂值和恢复值参数（图2-90）。

注意事项

① 由于正融像储备的测试可能诱发集合张力，使隐性斜视的零位偏移，为刺激性测试手段，故须先测试负融像储备（测试棱镜底向内），后测试正融像储备（测试棱镜底向外），遵循先抑制后刺激的测试原则。

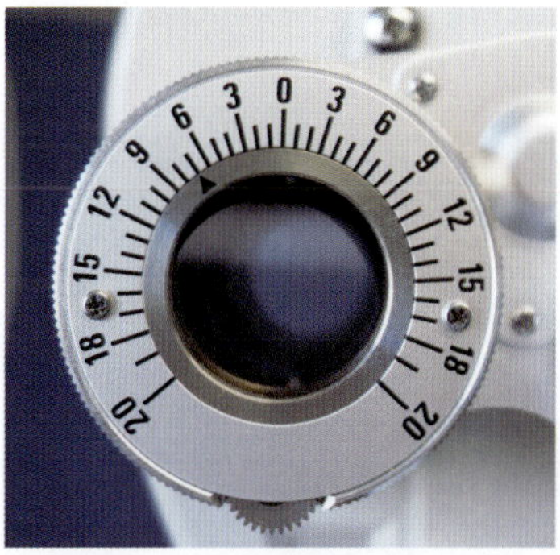

（a）远距离底向内破裂点

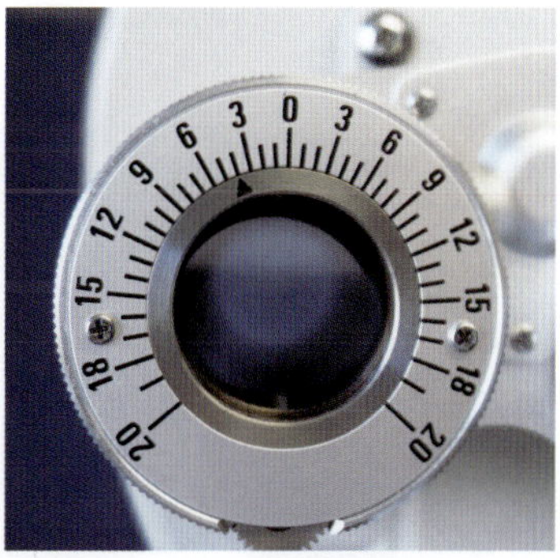

（b）远距离底向内恢复点

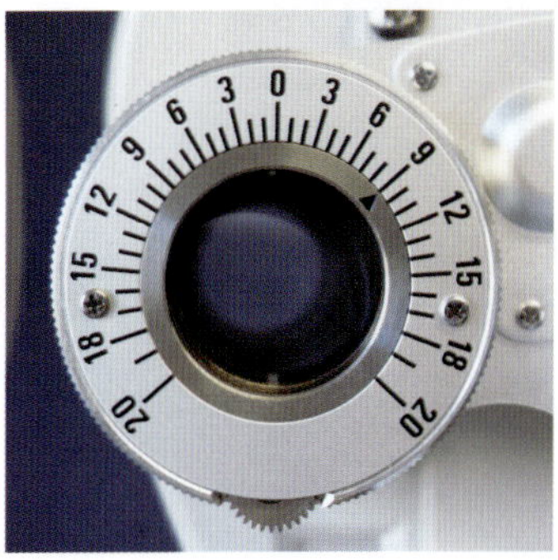

（c）远距离底向外模糊点

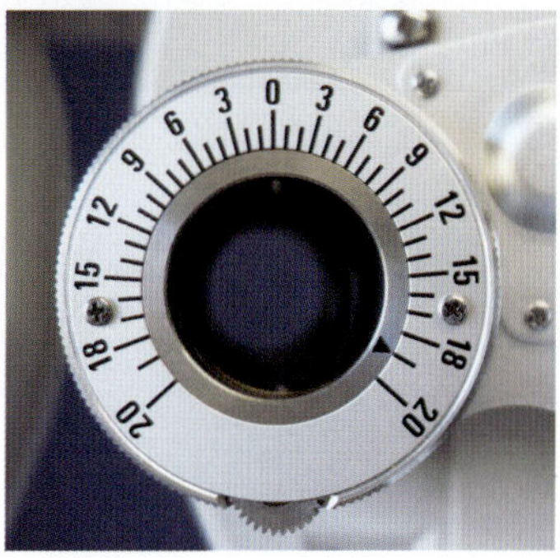

（d）远距离底向外破裂点

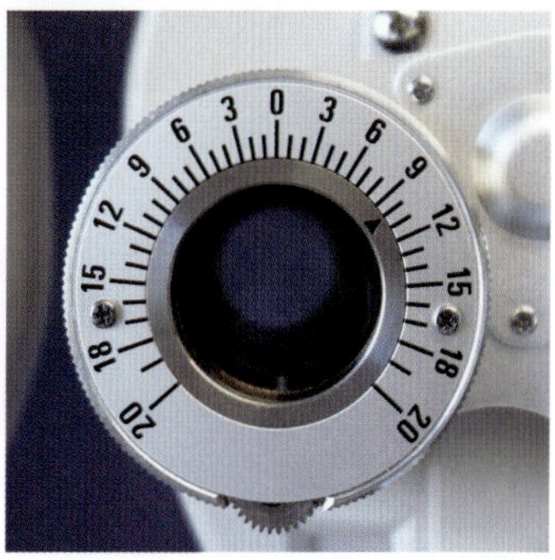

（e）远距离底向外恢复点

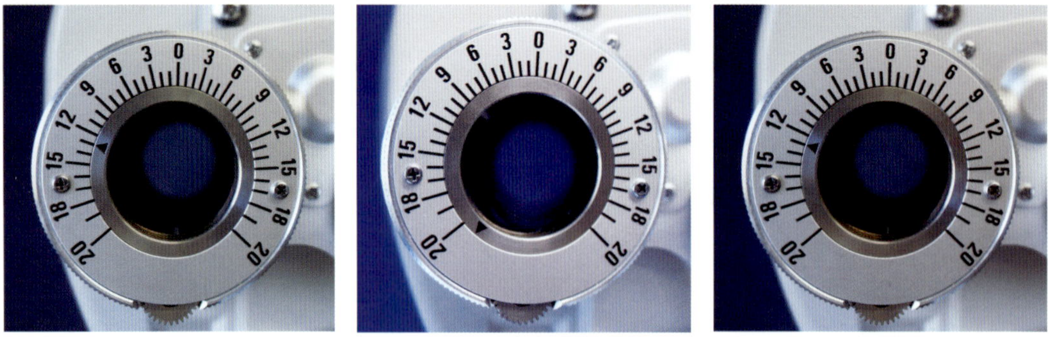

（f）近距离底向内模糊点　（g）近距离底向内破裂点　（h）近距离底向内恢复点

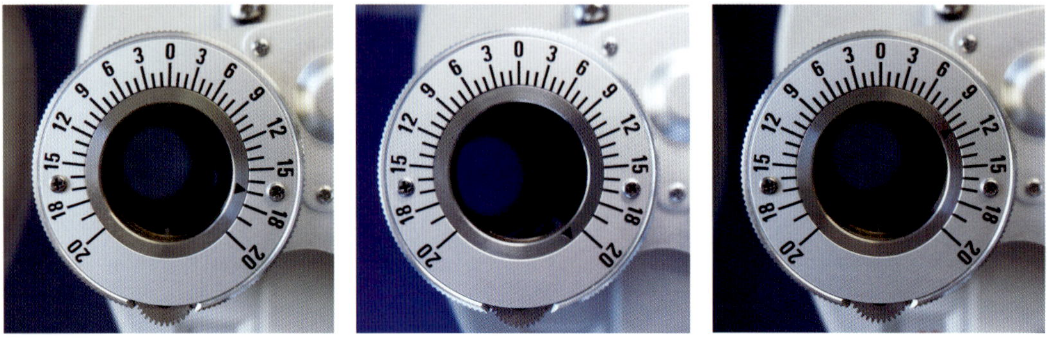

（i）近距离底向外模糊点　（j）近距离底向外破裂点　（k）近距离底向外恢复点

图 2-90　融像储备 Morgan 正常值

② 左侧旋转棱镜的量程为20$^{\triangle}$，若左侧旋转棱镜调试至最大值，仍不能引出测试结果，则须将右侧旋转棱镜移放视孔，向同向调试旋转棱镜的定量游标，补足测试量值（图2-91）。

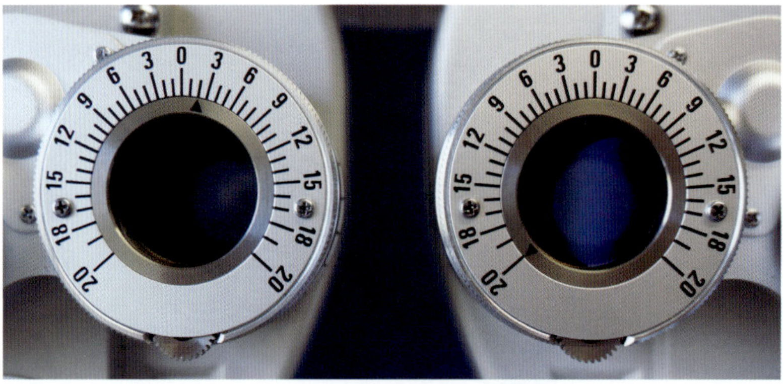

图 2-91　棱镜测试值 > 20$^{\triangle}$的测试方法

③ 值得注意的是，恢复值是定量在融像恢复时旋转棱镜所剩余的棱镜量值，而不是在融像恢复时所减少的棱镜值。

④ 若在旋动旋转棱镜定量游标的过程中发现注视视标像向一侧逐量偏移，证实有一只被测眼黄斑抑制，通常视标像向患侧偏移。

3. 相对集合

（1）定义　已知注视距离的切换可诱发双眼聚散反应，正常情况下正向集合和负向散开的比例相互协调，使近距离工作持久、舒适，目标清晰。在双眼注视近目标且获得融像的情况下，单独增减眼的聚散量值，并通过聚散的增减诱使聚散性调节增减，能够动员的最大聚散性调节增量和聚散性调节减量称为相对聚散。

（2）测试方法　在融像储备的测试过程中，近距离BI模糊点出现时的临界棱镜量值表征负相对集合（negative relative convergence, NRC），近距离BO模糊点出现时的临界棱镜量值表征正相对集合（positive relative convergence, PRC）。测试方法参见融像储备的测试，不再赘述。

4. 融像性集合

（1）定义　相对集合的测试要求被测双眼注视测试目标，产生充分的融像。为了双眼融像，必须启动适量的聚散功能修正隐性斜视，故相对集合是以融像完成以后的眼位为零位进行测试。在消除融像以后，眼位处于隐性斜视的状态，增减眼的聚散量值，并通过聚散的增减诱使聚散性调节增减，能够动员的最大聚散性调节增量和聚散性调节减量称为融像性集合，融像性集合是以隐性斜视修正以前为零位进行测试。

（2）融像性集合的测试

测试原理

事先测试近距离隐性斜视，以近距离隐性斜视的测试棱镜值为零位，进行融像储备的测试，BI模糊点出现时的临界棱镜量值表征负融像性集合（negative fusional convergence, NFC），BO模糊点出现时的临界棱镜量值表征正融像性集合（positive fusional convergence, PFC）。

测试方法

① 双眼基础状态为裸眼，或已适量置入屈光定量所得的远用矫正试片透镜。

② 设置近测试尺，投放0.4m近单行视标。

③ 右视孔内置$6^{\triangle}$U辅镜。

④ 将左侧旋转棱镜移放视孔，零位对准垂直向，使定量游标对准底向内$12^{\triangle}$。

⑤ 旋动棱镜定量游标，测试并记录被测眼隐性斜视的底向和量值。

⑥ 移去内置$6^{\triangle}$U辅镜。

⑦ 改为0.4m近单列视标。

⑧ 在隐性斜视测试棱镜的基础上旋动定量游标，依次测试底向内模糊点和底向外模糊点，记录负融像性集合和正融像性集合测试值。

⑨ 若事先已完成了隐性斜视和融像储备的测试，则可以采用计算法进行融像性集合的计算，公式如下。

$$NFC = NRC + H \tag{2-7}$$

$$PFC = PRC - H \tag{2-8}$$

式中　NFC——负融像性集合；

NRC——负相对集合；

PFC——正融像性集合；

PRC——正相对集合；

H——隐性斜视量值（内隐斜为正值，外隐斜为负值）。

例2-16 设：如图2-92所示，采用Von Graefe法测得被测眼外隐性斜视7$^{\triangle}$，近距离融像储备测试结果为：BI：18/25/22，BO：7/18/15，求正、负融像性集合。

解：NFC= NRC+*H*=18+（−7）=11（$^{\triangle}$）

PFC= PRC−*H*=7−（−7）=14（$^{\triangle}$）

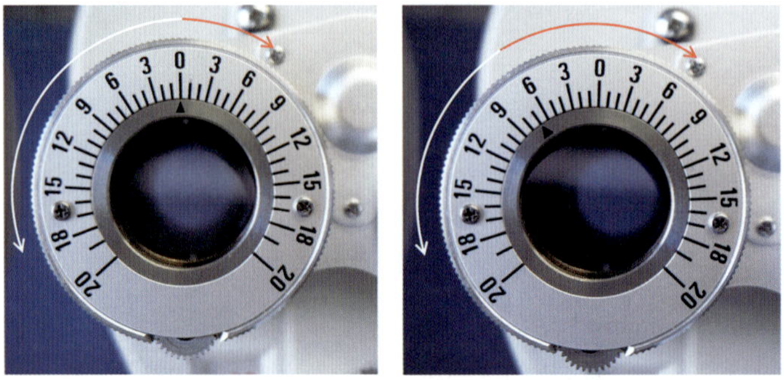

（a）相对聚散　　　　　（b）融像性聚散

图 2-92　正、负相对集合与正、负融像性集合对照

5. 聚散灵活度（convergence facility）

（1）定义　在定量的聚散刺激下，做出融像反应所需的时间称为聚散速度。测定单位时间内，被测双眼对于定量增减聚散刺激做出完全性融像反应的次数称为聚散灵活度。由于聚散速度存在着个体差异，故聚散灵活度是衡量眼聚散功能的标准之一。

（2）聚散灵活度的测试

测试原理

如图2-93所示，将一副BO12$^{\triangle}$的眼镜和一副BI3$^{\triangle}$的眼镜固定在同一个手柄的两侧，称为棱镜反转拍（prism flipper）。

视孔预置被测眼适宜的远用矫正试片透镜，嘱被测眼注视0.4m近视标，将棱镜反转拍

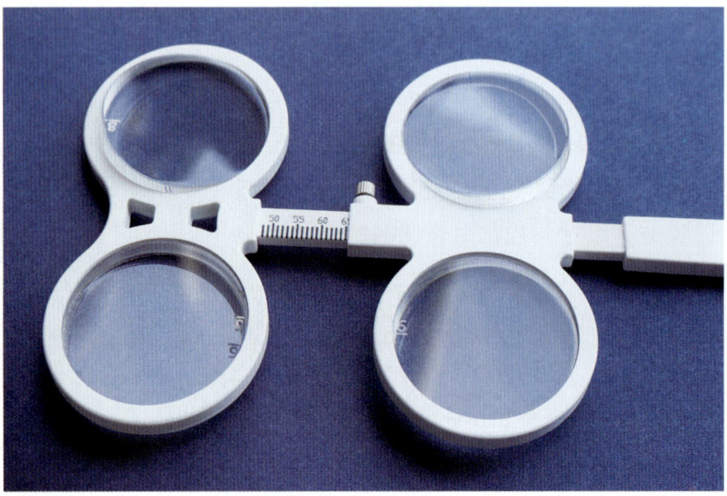

图 2-93　棱镜反转拍

BI3$^{\triangle}$透镜移放视孔前，使被测眼散开6$^{\triangle}$，尔后将棱镜反转拍BO12$^{\triangle}$透镜移放视孔前，使被测眼集合24$^{\triangle}$。设被测眼远用瞳距为6cm，为了双眼融像，被测眼的聚散水平在9$^{\triangle}$与39$^{\triangle}$之间反复切换。由于不同的被测眼聚散速度有差异，测定1min内被测眼完成几个融像周期，在一定程度上反映了被测眼控制融像功能的能力。人群正常值集合灵活度应为（15±3）次/min。

测试方法

① 双眼基础状态为裸眼，或已适量置入屈光定量所得的远用矫正试片透镜。

② 设置近测试尺，将近单列视标设置于0.4m的位置。

③ 开启近读灯，使光线投照近视标。

④ 调试反转拍几何中心间距，使之大致符合被测者远用瞳距。

⑤ 将BI 3$^{\triangle}$的棱镜透镜放置于视孔前方，嘱被测双眼注视0.4m近单列视标（图2-94）。

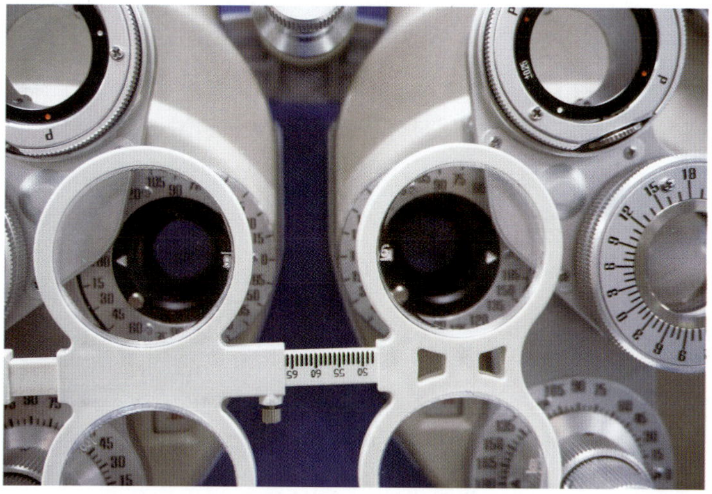

图 2-94 棱镜反转拍测试

⑥ 切换BO12$^{\triangle}$棱镜，嘱被测双眼注视0.4m近单列视标，并努力融像，同时开启1min计时器，用于记录聚散切换周期次数。

⑦ 被测者诉双眼视标融像，立即将棱镜反转拍BI 3$^{\triangle}$透镜放置于视孔前方。

⑧ 从投放BO12$^{\triangle}$棱镜透镜开始，至切换BI 3$^{\triangle}$棱镜透镜再次双眼融像为一个聚散切换周期。计时器发出1min报时鸣音时，记录聚散切换周期的次数。

注意事项

① 由于眼外肌无显著年龄相关退行性改变，故棱镜反转拍测试受老视的影响不大。

② 棱镜反转拍测试可能导致被测者眼涨、头晕，应在事先向被测试者交代。

六、AC/A 比率

（一）AC/A比率概述

1. 定义

在双眼注视近目标时，眼的调节功能与聚散功能由共同的动眼神经核支配，故调节功能和聚散功能通常处于协调联动的状态，注视距离发生变化，调节反射与聚散反射有着同步等量增减的倾向。评估两者的同步质量对于运动性融像异常的诊断和矫治有着重要的指导意义。每增减1.00D调节量值能诱发同步聚散的棱镜量值称为AC/A比率，人群正常值为（$4^{\triangle}\pm1^{\triangle}$）/D。

2. 生理性外斜

从AC/A比率的人群正常值可以看出，双眼对于近目标所产生的实际集合量值略低于近目标对于双眼所发出的集合需求。例如瞳距为6cm，注视距离为0.4m，集合需求应为$15^{\triangle}$，若AC/A比率为$4^{\triangle}$，注视距离0.4m，付出2.50D调节，则实际集合量值为$10^{\triangle}$，临床上将这种实际集合低于集合需求的现象称为生理性外斜。

3. AC/A比率异常的致因

（1）调节对AC/A比率的反馈性调控　视觉活动中有许多调节和集合不同步的情况。如近视眼不戴眼镜看近，可以不付出调节或比正常眼少付出调节；远视眼不戴眼镜看远或看近，必须比正常眼多付出调节。但是在上述情况下，为了维持双眼融像，必须尽量付出与注视距离相应的集合量值。故近视眼为了使不足量的调节多诱发一些集合，AC/A比率倾向于偏高；远视眼为了使过量的调节少诱发一些集合，AC/A比率倾向于偏低。AC/A比率的低度异常主要是受调节功能的反馈性调控，屈光不正眼在配戴合适的矫正眼镜后数周，AC/A比率便趋于正常，证实调节需求变化后，AC/A比率可以发生相应的改变。

（2）AC/A比率异常的遗传　中高度AC/A比率的异常主要是由遗传因素决定的，以AC/A比率异常患者为先症者入手，可以获得AC/A比率异常的遗传家系调查结果，且AC/A比率过高或过低的患眼几乎不受调节因素的反馈性影响，故AC/A比率显著异常应该是与生俱来，稳定不变的。目前的测试手段是以刺激调节的方式来判断同步集合的量值，而调节的刺激并不能诱发了等量的调节反应，故有可能AC/A比率是稳定不变的，戴镜以后仅仅是调节滞后或生理性外斜的量值发生了改变。

4. 常见的AC/A比率应用范例

（1）指导青少年近视眼配镜　部分青少年近视眼裸眼检出近距离轻度隐性外斜，戴矫正眼镜后发生明显隐性内斜，若测试AC/A比率高常，提示近视处方应在满足远用视力的条件下低矫；部分青少年近视眼裸眼检出近距离明显隐性外斜，戴矫正眼镜后仍有隐性外斜，仅程度稍减，若检出AC/A比率低常，提示近视处方应足矫常戴，可望改善近距离工作的舒适度和持久性。

（2）调节性内斜视　调节性显性内斜视多由远视性屈光不正引起，若AC/A比率正常，采用常戴足矫远视眼镜，调节性显性内斜视可望减轻或获愈。若AC/A比率高常，戴足矫远视眼镜后，远距离工作因不用调节眼位基本正常，近距离工作仍有较大的内斜视，须配戴双焦眼镜或渐变焦眼镜，以减少由调节诱发的过多的集合。

（二）AC/A比率的测试

1. 梯度法

测试原理

（1）远视标法　被测眼配戴适宜的远用矫正试片透镜，进行水平向马氏杆测试，记录初始隐性斜视量值H_1。在双眼视孔置入-1.00D球镜试片透镜，被测眼须付出1.00D调节消解负透镜试片焦力，再次进行水平向马氏杆测试，记录诱发隐性斜视量值H_2。调节刺激的增加必然诱发一定量调节性集合，诱发隐性斜视量值与初始隐性斜视量值的差异即为AC/A比率。

（2）近视标法　被测眼配戴适宜的远用矫正试片透镜，进行0.4m水平向Von Graefe法测试，记录初始隐性斜视量值H_1。双眼置入-1.00D球镜试片透镜，再次进行0.4m水平向Von Graefe法检测，记录诱发隐性斜视量值H_2。计算方法同于远视标法。

测试方法

（1）远视标法

① 双眼基础状态为裸眼，或已适量置入屈光定量所得的远用矫正试片透镜。

② 右侧视孔内置水平红色马氏杆辅镜RMH。

③ 左侧视孔移放旋转棱镜，将棱镜刻度盘0位调试到垂直向。将定量游标向内侧旋动12^{Δ}。

④ 投放远距离马氏杆视标。

⑤ 用遮盖板遮盖右侧视孔3～5s。

⑥ 移去遮盖板，将旋转棱镜的定量游标以1^{Δ}/s为梯度向外调试，测试被测眼隐性斜视的量值。

⑦ 被测眼确认红色纵向线状视标像与白色点状视标像相重合以后，记录定量游标测试的隐性斜视量值。双眼视孔置入-1.00D球镜试片透镜。

⑧ 被测眼确认红色纵向线状视标像偏向右侧，白色点状视标像偏向左侧。将旋转棱镜的定量游标以0.5^{Δ}/s为梯度向外调试，直至被测眼确认红色纵向线状视标像与白色点状视标像再次重合。记录被测眼诱发隐性斜视的量值。

⑨ 旋转棱镜的定量游标自初始隐性斜视刻度移动至诱发隐性斜视刻度的棱镜量即为AC/A比率。

（2）近视标法

① 双眼基础状态为裸眼，或已适量置入屈光定量所得的远用矫正试片透镜。

②设置近测试尺，投放0.6近单行视标。

③ 右侧视孔内置6^{Δ}U辅镜。

④ 左侧视孔移放旋转棱镜，棱镜刻度0位放置于垂直向，将定量游标向内侧旋动12^{Δ}。

⑤ 确认被测双眼见到右下方和左上方两行分离视标像。

⑥ 以1^{Δ}/s为梯度向外侧调试左侧旋转棱镜的定量游标，直至被测者确认左上方单行视标像向右移到与右下方单行视标像垂直向对齐，记录定量游标测试的隐性斜视量值。

⑦ 双眼视孔置入-1.00D球镜试片透镜。

⑧ 被测眼确认上方单行视标像偏向左侧，下方单行视标像偏向右侧。

⑨ 将旋转棱镜的定量游标以0.5^{Δ}/s为梯度向外调试，直至被测眼确认右上方单行视标像与左下方单行视标像再次垂直向对齐。记录被测眼诱发隐性斜视的量值。

⑩ 旋转棱镜的定量游标自初始隐性斜视刻度移动至诱发隐性斜视刻度的棱镜量即为AC/A比率。

或可以内隐性斜视为正值，外隐性斜视为负值，计算如下：

$$AC/A=\frac{H_2-H_1}{1.00} \tag{2-9}$$

例2-17　初始隐性斜视量值为隐性外斜视3△，诱发隐性斜视量值为隐性内斜视2△。求AC/A比率（图2-95）。

解：$AC/A=\frac{H_2-H_1}{1.00}=\frac{2-(-3)}{1}=5(^{\triangle}/D)$

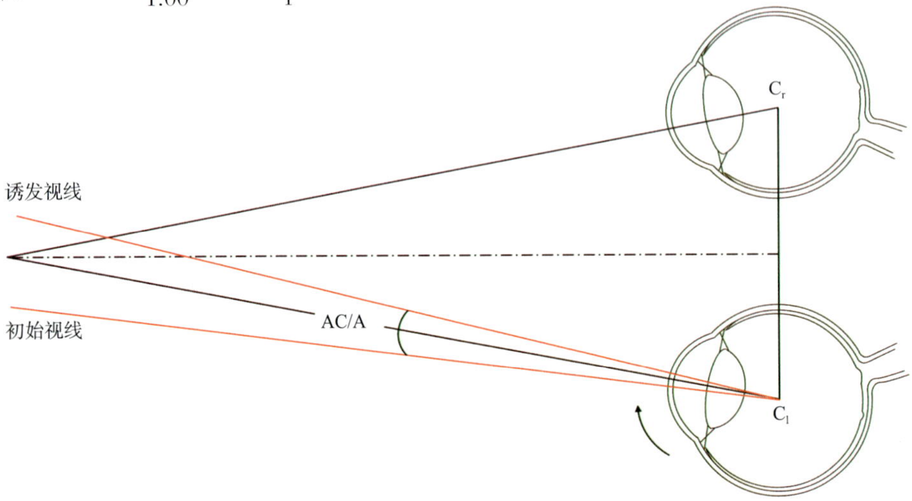

图2-95　梯度法测试AC/A比率

注意事项

① 理论上在任何注视距离每1.00D调节所诱发的集合量值应该相同，但实际测试的结果证实，被测眼初始状态处于调节静态或处于不同调节紧张度时，每1.00D调节对集合量值的诱发存在少许差异。

② 有验配师建议测试2.00D调节性集合取半量，或建议先测定+1.00D负性调节性集合，再测定−1.00D正性调节性集合取平均值，均可借鉴。笔者认为依据AC/A比率的定义，应以−1.00D正性调节性集合为统一评估依据。

2. 计算法

测试原理

（1）计算法公式推导　计算法又称为隐斜计法。被测眼配戴适宜的远用矫正试片透镜，进行远距离水平向马氏杆测试，记录远距离隐性斜视量值，然后进行0.4m水平向Von Graefe法测试，记录近距离隐性斜视量值。AC/A比率的计算公式可推导如下。

① 如图2-96所示，设注视远目标时假定双眼理论远视线近似平行线，实际远视线与理论远视线之间形成远距隐斜视角H_d；理论近视线与理论远视线之间应该形成集合需求角C_a，实际近视线与理论近视线之间形成近距隐斜视角H_n；从注视远距离视标转为注视近距离视标所诱发实际调节性集合为实际远视线与实际近视线之间的夹角AC。设理论远视线与实际近视线之间的夹角为∠1，则AC/A比率的计算公式可推导如下。

因为　$\angle 1=C_a-H_n$，$\angle 1=AC-H_d$

所以　$C_a-H_n=AC-H_d$，$AC=C_a-(H_n-H_d)$　　（2-10）

② 设近距隐斜视角与远距隐斜视角的差值H_n-H_d为被测眼生理性外斜的量值H，从注视远距离视标转为注视近距离视标所诱发的调节刺激为A，AC/A比率可由以下公式求出：

$$AC/A=\frac{C_a-H}{A} \quad (2-11)$$

③ 若以隐性外斜视为负值进行计算，则式（2-11）可写成：

$$AC/A=\frac{C_a+H}{A} \quad (2-12)$$

④ 近目标诱发的调节刺激量值可计算如下：

$$A=1/d \quad (2-13)$$

将上述式（2-6）、式（2-13）带入式（2-12），可得AC/A比率的计算公式如下。

$$AC/A=p+dH=p+d\,(H_n-H_d) \quad (2-14)$$

例2-18　设远用瞳距为6cm，近注视距离为0.4m，测得远距离隐性外斜视为2$^{\triangle}$，近距离隐性外斜视为5$^{\triangle}$。以隐性内斜视量值为正值，隐性外斜视量值为负值进行计算。求AC/A比率（图2-96）。

解：AC/A=6+0.4×［−5−(−2)］=4.8（$^{\triangle}$/D）

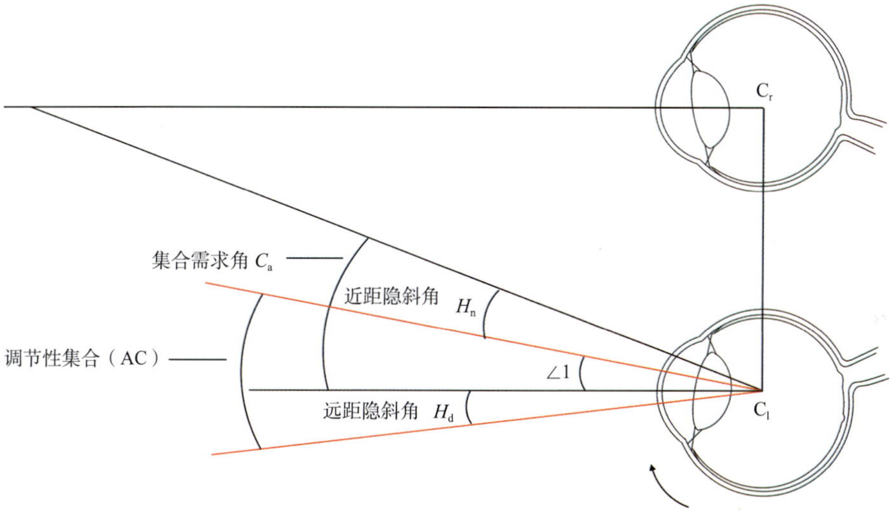

图 2-96　计算法测试 AC/A 比率的原理

（2）梯度法与计算法的对照　梯度法测试所得的AC/A比率通常略低于计算法测试所得的AC/A比率，分析其原因为梯度法测试距离不变，由负透镜的调节刺激诱发相应的集合；而计算法则改变了测试距离，由近注视目标的调节刺激诱发相应的集合，该种方法在诱发调节性集合的同时也诱发了近感知性集合，故计算法测试所得的AC/A比率较梯度法所测得的AC/A比率略高，根据两种测试方法的差异可以测得近感知性集合与调节的比值，人群正常值为（0.75±0.5）$^{\triangle}$/D。

测试方法

① 双眼基础状态为裸眼，或已适量置入屈光定量所得的远用矫正试片透镜。

② 右侧视孔内置水平红色马氏杆辅镜RMH。

③ 左侧视孔移放旋转棱镜，将棱镜刻度盘0位调试到垂直向。将定量游标向内侧旋动12^{Δ}。

④ 投放远距离马氏杆视标。

⑤ 用遮盖板遮盖右侧视孔3～5s。移去遮盖板，将旋转棱镜的定量游标以1^{Δ}/s为梯度向外调试，测试被测眼隐性斜视的量值。

⑥ 设置近测试尺，投放0.6近单行视标。

⑦ 右侧视孔内置6^{Δ}U辅镜。

⑧ 左侧视孔移放旋转棱镜，棱镜刻度0位放置于垂直向，将棱镜游标向内侧旋动12^{Δ}。

⑨ 确认被测双眼见到上、下两行分离视标像。以0.5^{Δ}/s为梯度调试左侧旋转棱镜的棱镜游标，直至被测者确认上下方单行视标像垂直向对齐，记录棱镜游标测试的隐性斜视量值。

⑩ 带入式（2-14）计算AC/A比率。

注意事项

① 近距离隐性斜视的测试应将近视标准确定位于测试尺0.375m的位置，因为近测试尺是以眼镜后顶点平面为起点标定测试距离的，近测试距离若为常数0.4m，则应包括眼镜平面至被测眼的回旋点0.025m距离。

② 计算过程中，应注意隐性斜视取值“内正外负”的原则；远用瞳距以cm为单位，测试距离以m为单位。

七、运动性融像异常的分析

（一）运动性融像异常的诊断

运动性融像异常包括非老视调节功能异常和非显斜视聚散功能异常两个主要类型，非老视调节功能异常包括调节不足、调节维持不良、调节灵活度不良和调节过度等症；非显斜视聚散功能异常包括假性集合不足、集合不足、集合过度、散开不足、散开过度、单纯性隐性外斜视、单纯性隐性内斜视，隐性垂直斜视和融像性集合功能低下等症。

1. 正常值指标

如前所述，已对被测眼的主观眼位、注视差异、调节机能、聚散机能，AC/A比率进行测试，兹将测试结果的人群正常参考值指标汇总如表2-11。

表2-11　运动性融像正常参考值指标汇总表

测试项目	正常参考值	允差
主观眼位测试		
远距离（6m）	隐性外斜视 1^{Δ}	$\pm 2^{\Delta}$
近距离（0.4m）	隐性外斜视 3^{Δ}	$\pm 3^{\Delta}$
隐性垂直斜视	隐性上斜视 1^{Δ}	$\pm 1^{\Delta}$
调节测试		

续表

测试项目	正常参考值	允差
调节幅度（推进法）	低值：15-0.25×年龄	±2.00D
	中值：18.5-0.3×年龄	±2.00D
	高值：25-0.4×年龄	±2.00D
调节幅度（负镜法）	比推进法低 2.00D	±2.00D
调节滞后（检影法）	+0.50D	±0.25D
负相对调节	+2.00D	±0.50D
正相对调节	-2.37D	±1.00D
调节灵活度（透镜切换法）	10c/min	±5c/min
调节灵活度（距离切换法）	≥25c/min	
聚散测试		
集合幅度	集合破裂近点 5.0cm	±2.5cm
融像储备	集合恢复近点 7.0cm	±3.0cm
远距离底向内（BI）	破裂点（模糊点）7△	±3△
	恢复点 4△	±2△
远距离底向外（BO）	模糊点 9△	±4△
	破裂点 19△	±8△
	恢复点 10△	±4△
近距离底向内（BI）	模糊点 13△	±4△
	破裂点 21△	±4△
	恢复点 13△	±5△
近距离底向外（BO）	模糊点 17△	±5△
	破裂点 21△	±6△
	恢复点 11△	±7△
聚散灵活度	15c/min	±3c/min
AC/A 比率	4△/D	±1△/D

2. 非老视调节功能异常的诊断

（1）调节不足（accommodation deficiency）

① 临床表现：近视力下降，视觉疲劳，重症伴有头疼、恶心、乏力、结膜充血、畏光、流泪。

② 指标异常：调节幅度低于年龄中值或低值，调节滞后偏高，正相对调节低常，调节灵活度负光度向延缓。

（2）调节维持不良（accommodation keep poor）

① 临床表现：近距离工作初期视力正常，随着用眼时间延长，近视力逐渐模糊，伴渐进性视觉疲劳。

② 指标异常：调节幅度、调节反应、相对调节和调节灵活度初始测试均正常，近读

15min以上，调节幅度和调节灵活度下降，正相对调节低常，调节滞后增高。

（3）调节灵活度不良（accommodation facility poor）

① 临床表现：近距离工作后，一过性中远距离视力下降，或长时间远距离用眼，短时间近视力模糊，表现为调节舒缩反应钝化。

② 指标异常：调节幅度和调节反应正常，正负相对调节均低常，调节灵活度下降。

（4）调节过度（accommodation excess）

① 临床表现：近工作距离缩短，阵发性近注视困难，重症出现近复视、头痛、眼涨和隐性外斜视。

② 指标异常：调节幅度正常，调节灵活度正光度向延缓，负相对调节低常，调节超前高常。

（5）非老视性调节功能异常诊断小结　为了便于分析和记忆，兹将非老视性调节功能异常的测试指标归纳如表2-12。

表 2-12　非老视性调节功能异常的测试诊断依据

诊断	调节幅度	调节反应	相对调节	调节灵活度
调节不足	调节幅度↓	调节滞后↑	正相对调节↓	负光度向延缓
调节灵活度不良	调节幅度正常	调节反应正常	正负相对调节均↓	调节灵活度↓
调节维持不良	追加检查调节幅度↓	追加检查调节滞后↑	追加检查正相对调节↓	追加检查负光度向延缓↓
调节过度	调节幅度正常	调节超前↑	负相对调节↓	正光度向延缓

3. 非显斜视聚散功能异常的诊断

（1）集合不足（convergence deficiency）

① 临床表现：本症见于中高度近视眼未经矫正，高度远视眼初戴矫正眼镜，屈光参差等症，或中高度近视眼戴矫正眼镜看近，因视线点位于负透镜鼻侧，发生底向内的棱镜效应。表现为近距离工作视觉模糊、疲劳、交叉性复视、眼痛、头痛和回避近距离工作。

② 指标异常：远距离眼位正常，近距离隐性外斜视高常，近距离正相对集合降低，集合近点远移（＞10cm），AC/A比率低常，调节测试各项均正常。

（2）假性集合不足

① 临床表现：与集合不足相近。

② 指标异常：具备与集合不足相近的远距离眼位正常，近距离隐性外斜视高常，近距离正相对集合低常，集合近点远移，AC/A比率低常。不同的是调节测试显示调节幅度低常，调节滞后显著高常。由于调节幅度下降，在测试近距离隐性斜视时，因调节性集合下降，导致近距离隐性外斜视。

（3）集合过度（convergence excess）

① 临床表现：本症见于高度远视眼未经矫正，或高度近视眼初戴矫正眼镜。短时间近距离工作即发生视觉疲劳、模糊，伴头痛及同侧性复视。

② 指标异常：远距离眼位正常，近距离隐性内斜视高常，近距离负相对集合低常，近距离正相对调节相应低常，AC/A比率高常。

（4）散开不足（divergence deficiency）

① 临床表现：本症见于近距离用眼过度，或无显著诱因的功能性内收张力高常。表现为远距离工作视觉疲劳、头痛、伴同侧性复视。

② 指标异常：近距离眼位正常，远距离隐性内斜视高常，远距离负相对集合低常，AC/A比率低常。

（5）散开过度（divergence excess）

① 临床表现：体弱、疲劳，饮酒等原因可诱发本症加重。表现为眺望远距离目标时，须闭上一眼更清晰，视觉疲劳、伴交叉性复视。

② 指标异常：近距离眼位正常，远距离隐性外斜视高常，或间歇性远距离显性外斜视，远距离正相对集合低常，AC/A比率高常。部分患者因远距离异常视网膜对应，出现黄斑抑制。

（6）单纯性隐性外斜视

① 临床表现：近读时目标模糊，额部、眼球后部疼痛，上睑沉重，近读时间过长发生调节痉挛，伴交叉性复视。

② 指标异常：远距离和近距离均表现为隐性外斜视，AC/A比率正常，远、近距离正相对集合均低常，负相对调节低常。

（7）单纯性隐性内斜视

① 临床表现：轻症无症状，重症眼球有向鼻侧的牵拉感，视疲劳，可见球结膜充血，发展到融像机能破坏时，出现双眼同侧复视。

② 指标异常：远距离和近距离均表现为隐性内斜视，AC/A比率正常，远、近距离负相对集合均低常，正相对调节低常。

（8）融像性集合功能低下

① 临床表现：长时间近距离工作视觉疲劳。

② 指标异常：远距离和近距离眼位正常，AC/A比率正常，调节幅度和调节反应均正常，仅表现为正、负融像性集合低常。

（9）垂直性隐性斜视

① 临床表现：视力疲劳，头痛，恶心，伴代偿头位，头位向下斜侧倾斜，下斜侧眉上挑。

② 指标异常：远距离和近距离均表现为隐性垂直斜高常，斜视角稳定不变，同时伴不同程度隐性水平斜视或隐性旋转斜视。

（10）非显斜视性聚散功能异常诊断小结　为了便于分析和记忆，兹将非显斜视性聚散功能异常诊断依据的测试指标归纳如表2-13。

表2-13 非显斜视性聚散功能异常的测试诊断依据

诊断	远距离眼位	近距离眼位	相对集合	AC/A 比率	调节
集合不足	正常	隐性外斜视↑	近正相对集合↓	低常	正常
集合过度	正常	隐性内隐斜↑	近负相对集合↓	高常	正相对调节↓
散开不足	隐性内隐斜↑	正常	远负相对集合↓	低常	
散开过度	隐性外斜视↑	正常	远正相对集合↓	高常	
单纯隐性外斜视	隐性外斜视↑	隐性外斜视↑	远近正相对集合↓	正常	负相对调节↓
单纯隐性内斜视	隐性内隐斜↑	隐性内隐斜↑	远近负相对集合↓	正常	正相对调节↓
融像性集合功能低下	正常	正常	正负融像性集合↓	正常	正常
假性集合不足	正常	隐性外斜视↑	近正相对集合↓	低常	调节滞后↑ 调节幅度↓
隐性垂直性斜视	隐性垂直性斜视↑	隐性垂直性斜视↑			

（二）运动性融像异常的图表分析

1. 运动性融像图表的结构

（1）*X*轴　如图2-97所示，水平向的*X*轴表示集合需求，刻度单位为棱镜度（△）。分为下*X*轴和上*X*轴两根，下*X*轴刻度表征注视距离6m的远集合需求量值，上*X*轴刻度表征注视距离0.4m的近集合需求量值。

例2-19　设被测眼远用瞳距为6.4cm，求注视6m目标的远集合需求C_d和注视0.4m目标的近集合需求C_n。

解：C_d=6.4/6=1（△）

C_n= 6.4/0.4=16（△）

假定远用瞳距6.4cm的被测双眼在注视6m目标时，双眼视轴近似平行，集合需求约为1△，注视0.4m的近目标时的集合需求为16△，则远近集合差距为15△。故将上*X*轴看近的0刻度与下*X*轴看远的15△刻度垂直向对齐，并以垂直虚线相连。

*X*轴的0刻度左侧为底向内的棱镜刻度（BI），表示双眼负相对集合的量值或隐性外斜视的量值。*X*轴的0刻度右侧为底向外的棱镜刻度（BO），表示双眼正相对集合的量值或隐性内斜视的量值。

（2）*Y*轴　垂直向的*Y*轴表示调节刺激，刻度单位为屈光度（D）。分为左*Y*轴和右*Y*轴两根，左*Y*轴刻度表征注视距离6m的远调节刺激量值，右*Y*轴刻度表征注视距离0.4m的近调节刺激量值。

假定被测双眼在注视6m目标时，双眼调节刺激约为0，则注视0.4m的近目标时的调节刺激为2.50D，远近调节差距为2.50D。故将右*Y*轴的0刻度与左*Y*轴的2.50D刻度水平向对齐，并以水平虚线相连。

右*Y*轴的0刻度的下方为注视0.4m时负相对调节焦度量值；右*Y*轴的0刻度的上方为注视0.4m时正相对调节焦度量值。

（3）需求线（demand line）　又称为Donder线，为横坐标集合需求与相应的纵坐标调节刺激的相关函数曲线，注视6m时坐标点约为（0，0），注视0.4m时坐标点为（15，2.5），将

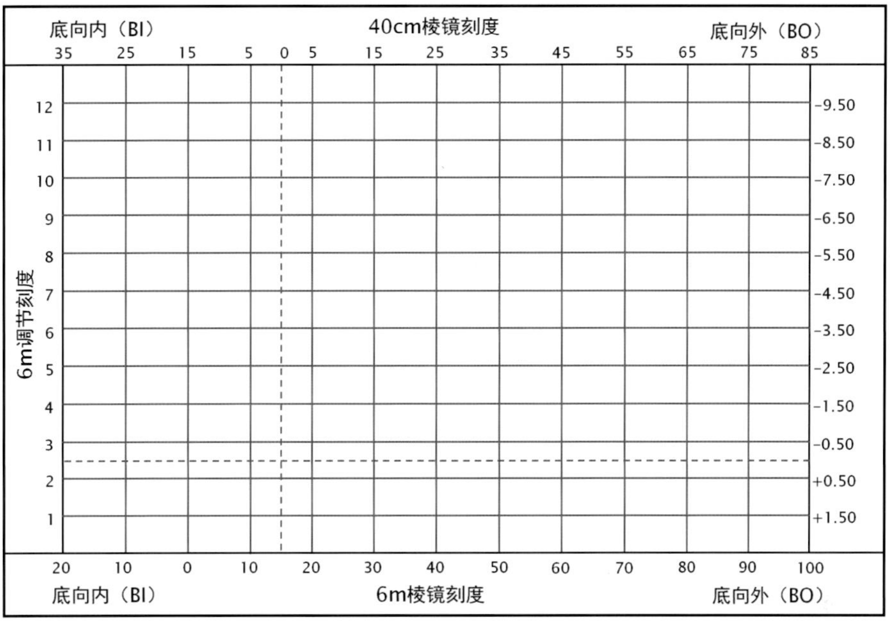

图 2-97 运动性融像图表的 *X* 轴与 *Y* 轴的刻度设置

两点相连，再与注视距离更近目标时调节刺激与集合需求的函数坐标点相连，形成一条关联曲线，称为需求线（图2-98）。兹将不同注视距离调节刺激与集合需求的函数关系列于表2-14。

表 2-14 不同注视距离调节刺激与集合需求的函数关系（远用瞳距 6.4cm）

	注视距离 /m			
	6.0	0.4	0.2	0.1
X 轴集合需求 /（△）	1	16	32	64
Y 轴调节刺激 /D	0	2.5	5	10

从集合需求公式$C_a=p/d$可以看出，当注视距离$d>0.2$m，远用瞳距p的微小变化对于分数值的影响不大，当注视距离d小到一定程度时，远用瞳距p的变化就会影响到分数值集合需求C_a的量值，故在注视距离＜0.15m，图表另标出瞳距为60mm和67mm的需求线。

2. 运动性融像图表的绘制和分析

（1）绘制方法 验光室备有预先印制的空白运动性融像图表，图表上附有集合刻度、调节刻度和需求线。在运动性融像各项参数测试完成后，由验配师将测试值依次绘制到图表上，如图2-99所示。

① 调节幅度线：例如调节幅度测试值为7.50D，在左*Y*轴刻度上定位调节幅度测定值，画一条水平线，为调节幅度线。

② 集合幅度线：例如集合幅度测试值为64$^{\triangle}$，在下*X*轴刻度上定位集合幅度的测定值，画一垂直线，为集合幅度线，使之与调节幅度线相交。

③ 斜视线：例如远距离隐性内斜视为2$^{\triangle}$，近距离隐性外斜视为3$^{\triangle}$，在下*X*轴刻度上定

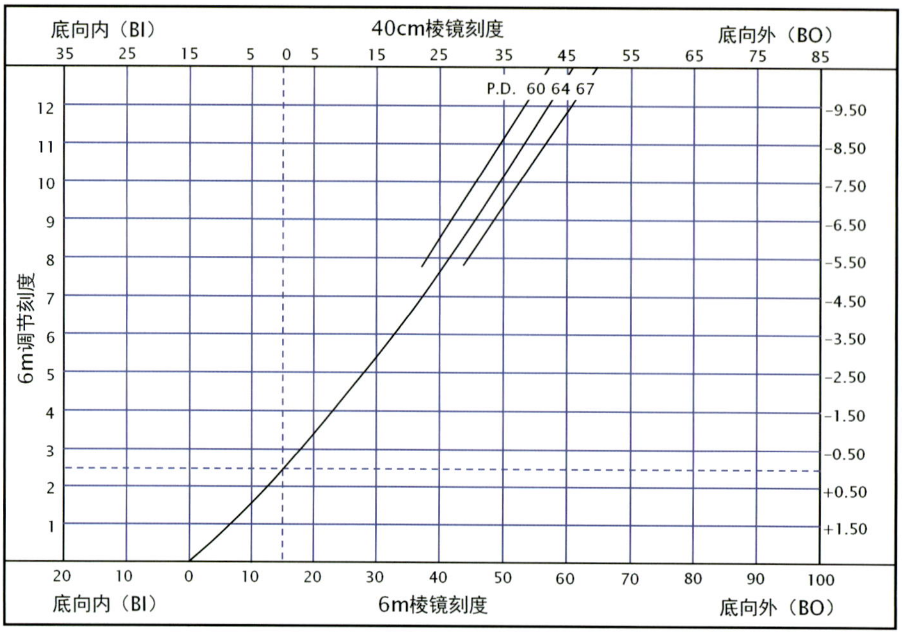

图 2-98　运动性融像图表的需求线

位远距离隐性斜视测试值，以右*Y*轴的0刻度水平虚线上以上*X*轴刻度来定位近距离隐性斜视测试值。远、近隐性斜视定位点的连线为斜视线（phoria line），描记为红色。延长斜视线至调节幅度线。

④ 融像储备线：例如测试值为远距离BI：*x*/11/5，BO：16/22/12，近距离BI：12/17/8，BO：9/16/5。

a. 模糊线　在下*X*轴刻度上分别定位远距离BI模糊值（即破裂值）和BO模糊值；在水平虚线上以上*X*轴刻度分别定位近距离BI模糊值和BO模糊点。连接远、近BI模糊值，可得BI模糊线，连接远、近BO模糊值，可得BO模糊线，均描记为绿色。延长两条模糊线至调节幅度线。

b. 破裂线：在下*X*轴刻度上分别定位远距离BI破裂值和BO破裂值；在水平虚线上以上*X*轴刻度分别定位近距离BI破裂值和BO破裂值。连接远、近BI破裂值，可得BI破裂线，连接远、近BO破裂值，可得BO破裂线，均描记为紫色。延长两条破裂线至调节幅度线。

c. 恢复线：在下*X*轴刻度上分别定位远距离BI恢复值和BO恢复值；在水平虚线上以上*X*轴刻度分别定位近距离BI恢复值和BO恢复值，定位点以△为标记。为使图形简洁，通常仅标定恢复点，不描记恢复线，必要时将恢复线描记为橙色。

⑤ 相对调节：例如正相对调节测试值为-3.00，负相对调节+2.00。在上*X*轴0位垂直虚线上以右*Y*轴刻度分别定位正相对调节（PRA）、负相对调节（NRA）。上方为正相对调节焦度量值，下方为负相对调节量值，定位点以○为标记。

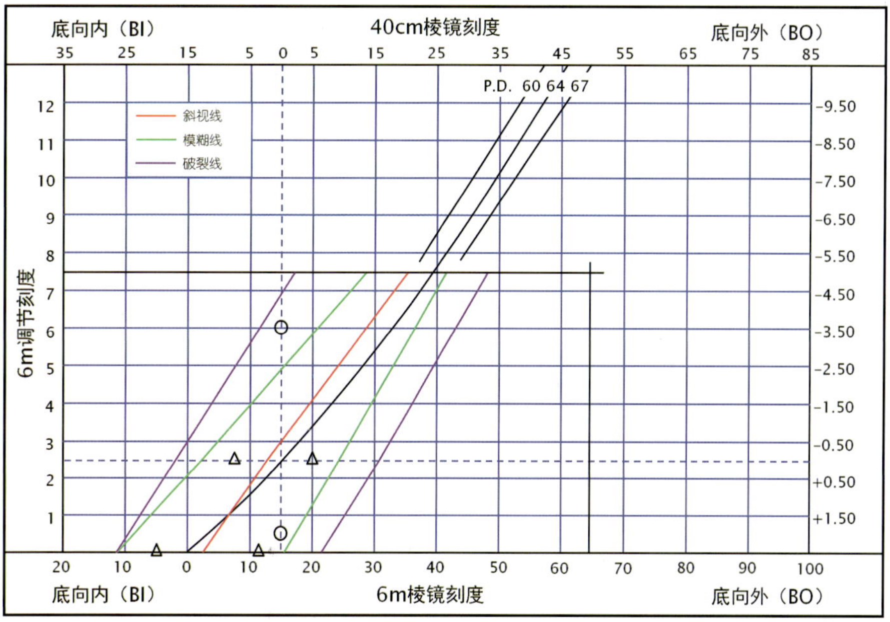

图 2-99 运动性融像图表的绘制

（2）分析方法

① 相对集合：BI模糊线至需求线的范围为不同调节水平下的负相对集合（NRC）量值，BO模糊线至需求线的范围为不同调节水平下的正相对集合（PRC）量值（图2-100）。

② 融像性集合：BI模糊线至斜视线的范围为不同调节水平下的负融像性集合（NFC），BO模糊线至斜视线的范围为不同调节水平下的正融像性集合（PFC）。若测试值无误，隐斜线与BI模糊线、BO模糊线应大致平行（图2-101）。

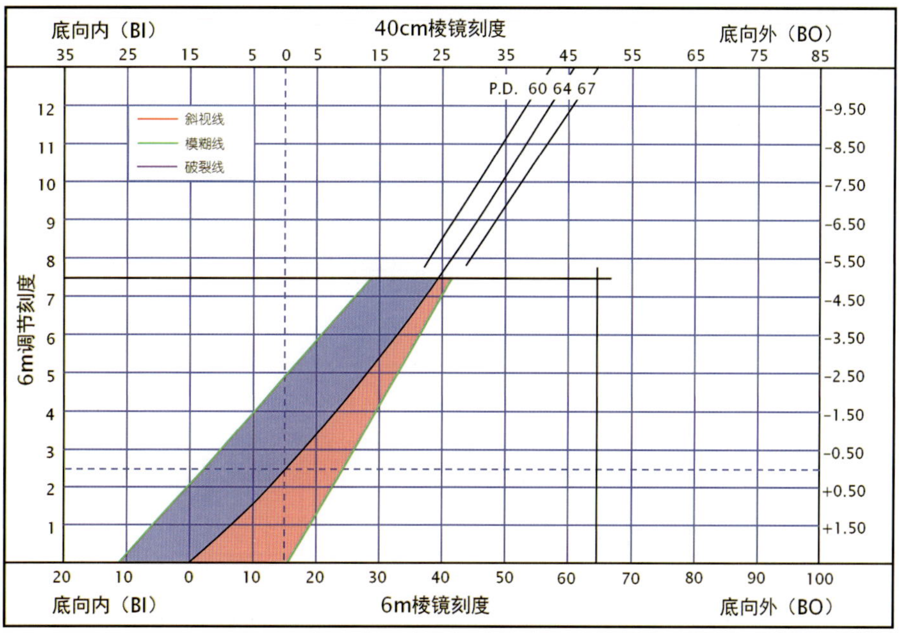

图 2-100 运动性融像图表的相对集合范围

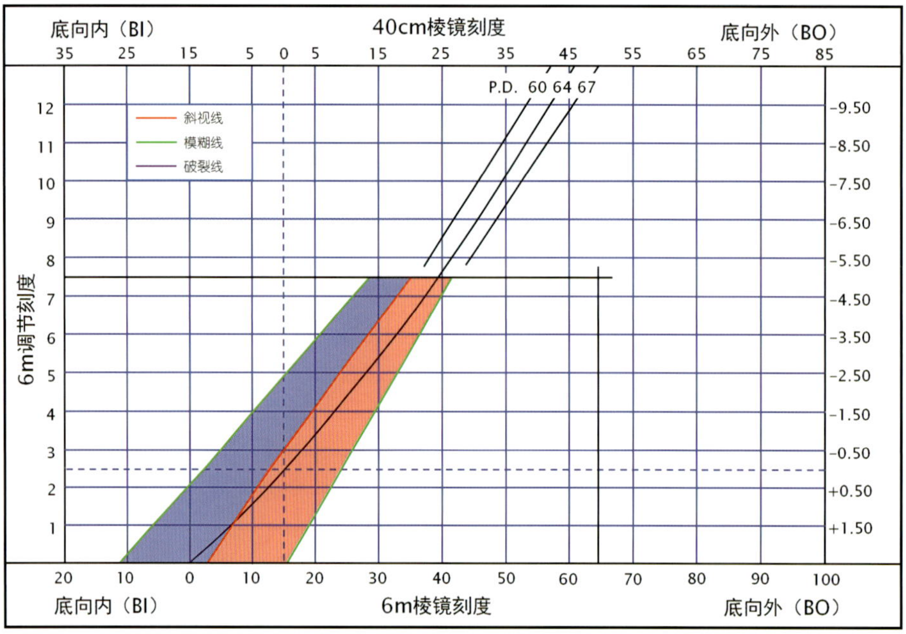

图 2-101　运动性融像图表的融像性集合范围

③ 双眼融像清晰区：BI模糊线、BO模糊线、调节幅度线和下*X*轴所围成的平行四边形为双眼融像清晰区（zone of clear single binocular vision，ZCSBV），理论上运动性融像系统能满足这一区域里的任何调节刺激与集合需求，而维持清晰的双眼融像（图2-102）。

④ AC/A比率分析：斜视线与下*X*轴的夹角与AC/A比率负相关，斜视线与下*X*轴夹角越小，AC/A比率越大；斜视线与下*X*轴夹角越大，AC/A比率越小（图2-103）。

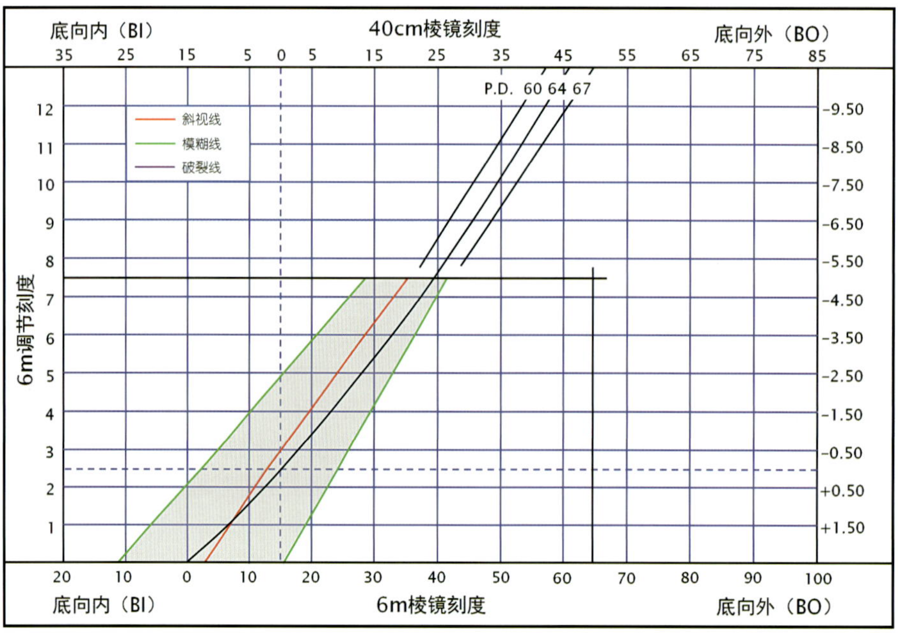

图 2-102　运动性融像图表的双眼融像清晰区

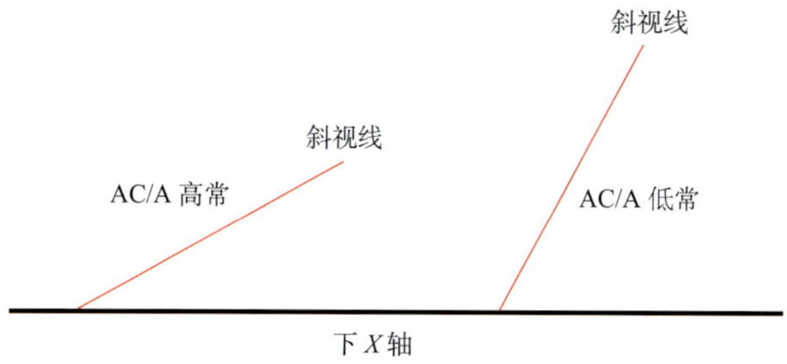

图 2-103 运动性融像图表的 AC/A 定性评估

⑤ 非显斜视聚散功能异常的斜视线分析：

a. 集合不足 远距离眼位正常，近距离隐性外斜视高常，AC/A比率低常。

b. 集合过度 远距离眼位正常，近距离隐性内斜视高常，AC/A比率高常（图2-104）。

c. 散开不足 远距离隐性内斜视高常，近距离眼位正常，AC/A比率低常。

d. 散开过度 远距离隐性外斜视高常或间歇性显性外斜视，近距离眼位正常，AC/A比率高常（图2-105）。

e. 单纯性隐性外斜视：远距离和近距离均表现为隐性外斜视高常，AC/A比率正常。

f. 单纯性隐性内斜视：远距离和近距离均表现为隐性内斜视高常，AC/A比率正常（图2-106）。

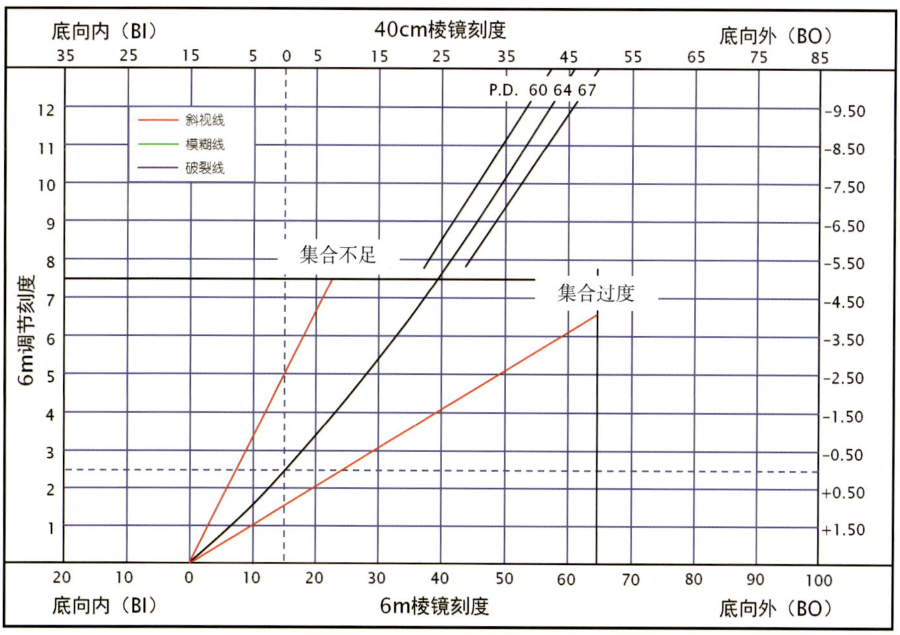

图 2-104 集合不足和集合过度的斜视线比较

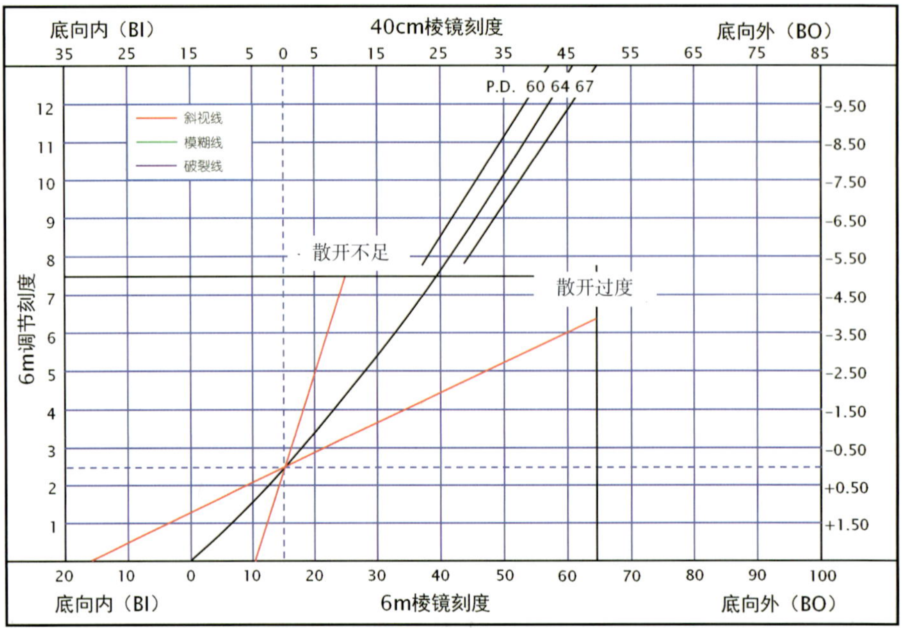

图 2-105 散开不足和散开过度的斜视线比较

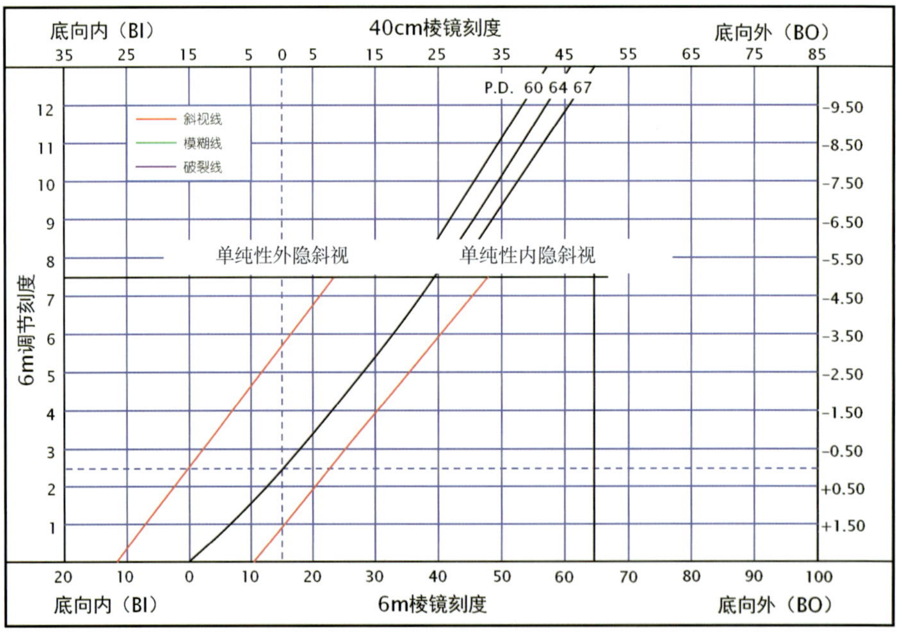

图 2-106 单纯性隐性外斜视和单纯性隐性内斜视的斜视线比较

八、运动性融像异常的矫治

（一）光学矫治

1．屈光矫正

（1）屈光状态对运动性融像的影响

① 未矫正状态：未矫正的近视眼在注视近目标时少用调节或不用调节，但为了维持双眼融像，双眼启动融像性聚散，导致融像疲劳，为减少疲劳程度，发生反馈性隐性外斜视，进而诱发集合不足；未矫正的远视眼在集合需求不变的情况下，必须多付出调节，导致调节疲劳，为减少疲劳程度，发生反馈性隐性内斜视，进而诱发集合过度。

② 矫正不当：矫正眼镜的球镜焦度、柱镜焦度和轴位与配戴眼的屈光状态不相适应均可能诱发运动性融像异常，如近视过矫则诱发调节张力增高，过多的调节性集合可诱发隐性内斜视，而隐性内斜视带来的异常融像性集合需求，导致更为严重的视疲劳。

③ 矫正适当：矫正眼镜的试片透镜参数恰与配戴眼的屈光状态契合，仍然有一过性双眼视异常的发生，如近视眼在矫正适当的情况下，由于注视近目标时调节张力较戴镜前增高，新增的调节性集合可诱发一过性隐性内斜视，可引起视疲劳症状。然而近距离工作的调节与集合反应在一定的范围内有着反馈性协调的空间，若矫正眼镜的试片透镜参数恰当，多数可望在持续戴镜4～6周后融像储备恢复至Morgan正常值范围。

（2）运动性融像的屈光矫正原则　如上所述，屈光矫正的量值可影响调节性集合，并修改双眼融像储备，故认为近视、远视、散光≥0.75D就有临床矫正价值，应该给予适当的矫正。但在出具屈光定量处方时不建议为矫治运动性融像异常随意过矫或欠矫，附加球镜处方宜放在双眼视参数指标测试和分析后给出。同时应理解屈光不正的大小并非导致运动性融像异常的唯一诱因，常见并无屈光不正，但是罹患运动性融像异常的患者。

2．运动性融像异常的经典矫治准则

（1）Sheard 准则

① 准则：要求相对集合测试值≥隐性斜视量值的两倍。正相对集合测试值≥隐性外斜视量值的两倍，负相对集合测试值≥隐性内斜视量值的两倍。

② 矫治方法：若测试结果不能满足Sheard 准则，可考虑采用缓解棱镜或缓解球镜加以矫治。

a．计算缓解棱镜参考值

$$P=\frac{2H-C_R}{3} \tag{2-15}$$

式中　P——缓解棱镜参考值；

H——隐性斜视测试量值（取绝对值）；

C_R——相对集合测试量值（取绝对值）。

计算结果若$P\leqslant 0$，证实不需要缓解棱镜矫治；若P为正值，则需要缓解棱镜矫治，隐性内斜视取缓解棱镜底向外，隐性外斜视取缓解棱镜底向内。

b．计算缓解球镜参考值　若棱镜参考值的计算结果为正值，同时AC/A比率测试值正常或偏高，也可以考虑采用缓解球镜进行矫治，通过修改调节来影响调节性集合量值，达到改变融像储备的目的，计算公式如下。

$$S=P/A \quad (2-16)$$

式中 S——缓解球镜参考值；

P——缓解棱镜参考值（底向外取正值，底向内取负值）；

A——AC/A比率。

例2-20 设远距离眼位为隐性外斜视12$^{\triangle}$，远距离底向外（BO）融像储备为15/27/11，AC/A比率为6$^{\triangle}$/D。求缓解棱镜参考值和缓解球镜参考值。

解：$P=\dfrac{2H-C_R}{3}=\dfrac{24-15}{3}=3$（$^{\triangle}$）

将底向内3$^{\triangle}$分到双眼，每侧眼镜透镜附加BI1.5$^{\triangle}$缓解棱镜。

$S=P/A=-3/6=-0.50$（D）

或将−0.50D缓解球镜加到双侧眼镜透镜。

例2-21 设远距离眼位为隐性内斜视9$^{\triangle}$，远距离底向内（BI）融像储备测试值为x/12/7，AC/A比率为4$^{\triangle}$/D。求缓解棱镜参考值和缓解球镜参考值。

解：$P=\dfrac{2H-C_R}{3}=\dfrac{18-12}{3}=2$（$^{\triangle}$）

将底向外2$^{\triangle}$分到双眼，每侧眼镜透镜附加BO1$^{\triangle}$缓解棱镜。

$S=P/A=2/4=0.50$（D）

或将0.50D缓解球镜加到双侧眼镜透镜。

③ 图表分析：

a. 隐性外斜视 在需求线的左侧作一辅助线，量值等于1/2BO模糊线，若斜视线位于辅助线与需求线之间，证实不需要缓解棱镜矫治；若斜视线位于辅助线左侧，证实需要缓解棱镜矫治；若斜视线与辅助线相交叉，则证实改变注视距离的情况下需要缓解棱镜矫治。

b. 隐性内斜视 在需求线的右侧作一辅助线，量值等于1/2BI模糊线，若斜视线位于辅助线与需求线之间，证实不需要缓解棱镜矫治；若斜视线位于辅助线右侧，证实需要缓解棱镜矫治；若斜视线与辅助线相交叉，则证实改变注视距离的情况下需要缓解棱镜矫治（图2-107）。

（2）1：1准则

① 准则：要求BI恢复点测试量值≥隐性内斜视测试量值。

② 矫治方法：若测试结果不能满足1：1准则，可考虑采用底向外的缓解棱镜加以矫治，缓解棱镜参考值计算公式如下：

$$P_o=\frac{H_s-R_I}{2} \quad (2-17)$$

式中 P_o——底向外的缓解棱镜参考值；

H_s——隐性内斜视的测试量值；

R_I——BI恢复点测试量值。

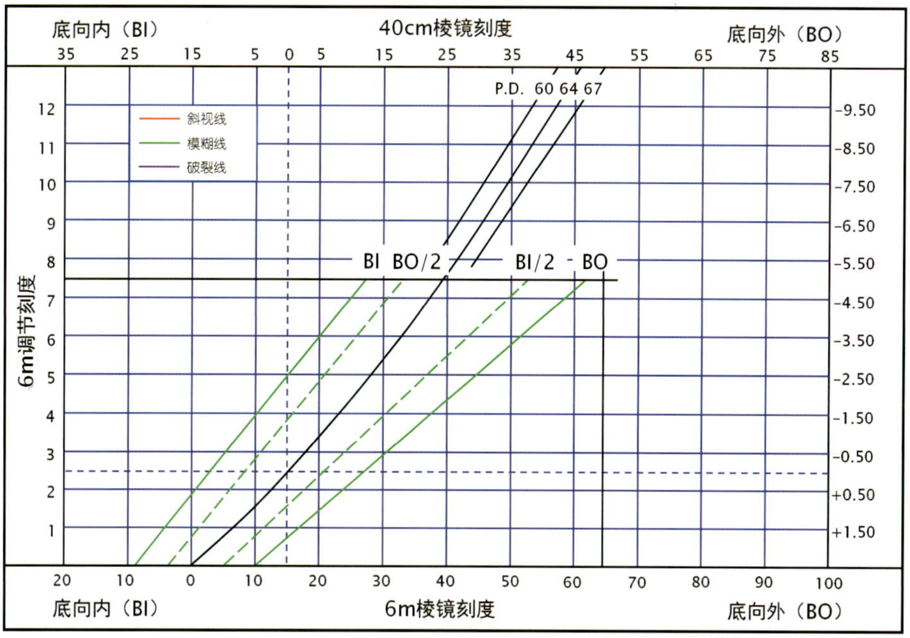

图 2-107　Sheard 准则的斜视线分析

计算结果若$P_o \leqslant 0$，证实不需要缓解棱镜矫治；若P_o为正值，则需要底向外的缓解棱镜进行矫治。在AC/A比率测试值正常或偏高的情况下，同样可以考虑采用缓解球镜进行矫治，达到改变融像储备的目的。

例2-22　设远距离眼位为隐性内斜视10$^{\triangle}$，远距离底向内（BI）融像储备测试值为x/21/6，AC/A比率为4$^{\triangle}$/D。求缓解棱镜参考值和缓解球镜参考值。

解：$P_o=\dfrac{H_s-R_1}{2}=\dfrac{10-6}{2}=2$（$^{\triangle}$）

将底向外2$^{\triangle}$分到双眼，每侧眼镜透镜附加BO1$^{\triangle}$缓解棱镜。

$S=P/A=2/4=0.50$（D）

或将0.50D缓解球镜加到双侧眼镜透镜。

③ 图表分析：在需求线的右侧作辅助线，量值等于BI恢复线，若斜视线位于辅助线与需求线之间，证实不需要缓解棱镜矫治，若斜视线位于辅助线右侧，证实需要缓解棱镜矫治。若斜视线与辅助线相交叉，则证实改变注视距离的情况下需要缓解棱镜矫治（图2-108）。

（3）Percival 准则

① 准则：将融像储备范围的中三分之一区域，以及调节范围的0～3.00D区域定性为运动性融像舒适区，若双眼注视点自6m移动至0.33m均位于舒适区，则符合 Percival 准则。Percival 准则不考虑隐性斜视的因素。

② 矫治方法：若测试结果不能满足 Percival 准则，可考虑采用缓解棱镜加以矫治，缓解棱镜参考值计算公式如下：

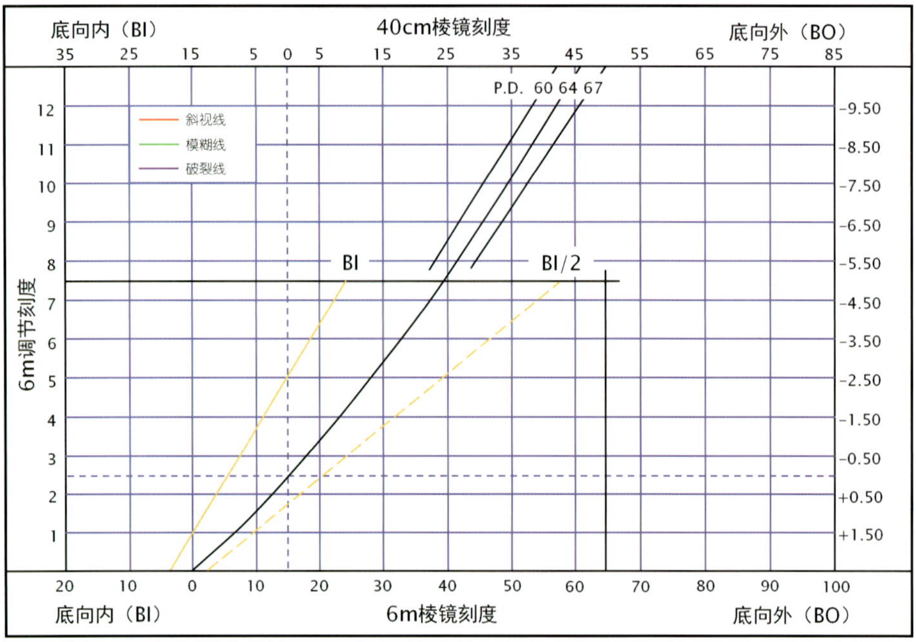

图 2-108　1 ：1 准则的斜视线分析

$$P=\frac{G-2L}{3} \tag{2-18}$$

式中　P——缓解棱镜参考值；

G——正、负相对集合测试值中较大值；

L——正负相对集合测试值中较小值。

计算结果P≤0，证实不需要缓解棱镜矫治。P为正值，则证实需要缓解棱镜矫治，缓解棱镜的底向与相对集合测试值中较大值相同。在AC/A比率测试值正常或偏高的情况下，同样可以考虑采用缓解球镜进行矫治，达到改变融像储备的目的。缓解棱镜底内向取负值，缓解棱镜底向外取正值。

例2-23　设远距离融像储备的测试结果为BI：x/9/7，BO：24/27/11，AC/A比率的测试值为4$^{\triangle}$/D。求缓解棱镜参考值和缓解球镜参考值。

解：$P=\frac{G-2L}{3}=\frac{24-18}{3}=2\ (^{\triangle})$

将底向外2$^{\triangle}$分到双眼，每侧眼镜透镜附加BO1$^{\triangle}$缓解棱镜。

$S=P/A=2/4=0.50$（D）

或将0.50D缓解球镜加到双侧眼镜透镜。

例2-24　设近距离融像储备的测试结果为BI：25/29/21，BO：8/14/7，AC/A比率测试值为4$^{\triangle}$/D。求缓解棱镜参考值和缓解球镜参考值。

解：$P=\frac{G-2L}{3}=\frac{25-16}{3}=3\ (^{\triangle})$

将底向内3$^{\triangle}$分到双眼，每侧眼镜透镜附加BI1.5$^{\triangle}$缓解棱镜。

$S=P/A=-3/4=-0.75$（D）

或将-0.75D缓解球镜加到双侧眼镜透镜。

③ 图表分析：将双眼融像清晰区（即BI模糊线至BO模糊线之间的区域）平均分为3份，作出分界辅助线，需求线全程通过中间三分之一舒适区域为符合 Percival 准则（图2-109），若需求线位于BI三分之一区域，证实需要BO缓解棱镜，若需求线位于BO三分之一区域，证实需要BI缓解棱镜。

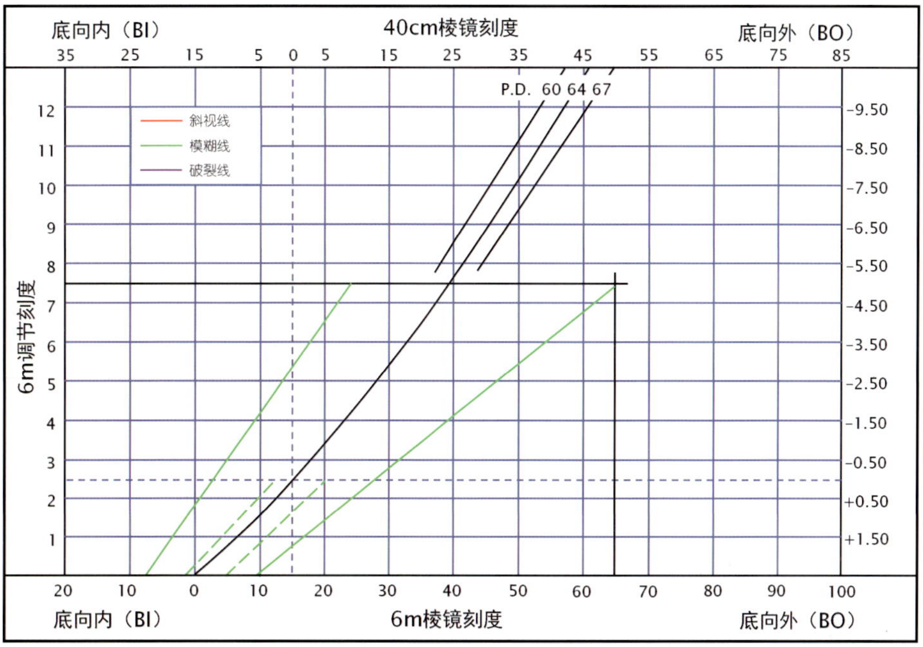

图 2-109 Percival 准则的图形分析

（二）功能训练

1. 调节功能训练

（1）推进板训练

① 方法：在宽2～3cm的白色塑料板一端印刷0.6近视力视标。患者配戴适宜的远用矫正眼镜，验配师手持推进板（图2-110）视标沿眼的水平高度矢状中线向双眼缓慢推近，当视标出现复像时，嘱患者努力避免复视，直至不能克服复视为1次推进。每30次推进为1组，每天做2～3组。

② 适应证：用于调节不足、调节维持不良、假性集合不足、集合不足、单纯性隐性外斜视等症。

（2）Brock线训练

① 方法：线的一端固定于1m以外眼的水平高度位置的凸出物上，另一端置于患者鼻端，距双眼0.4m和1m的线上结有不同颜色的可移动彩珠。患眼配戴适宜的远用矫正眼镜，

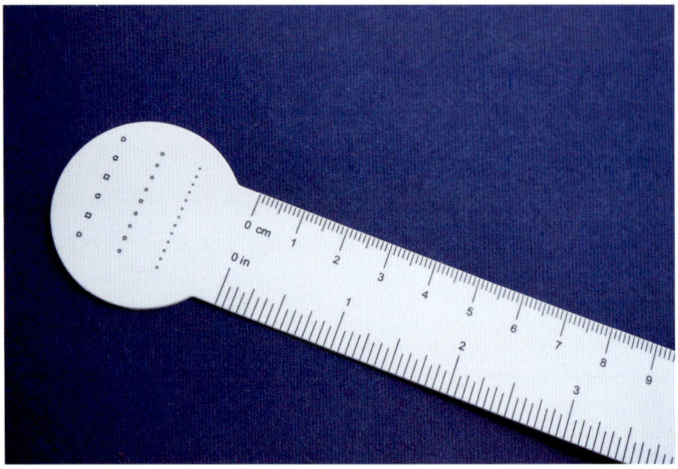

图 2-110 推进板

将距双眼0.4m的彩珠向着患眼移动，当视标出现复像时，嘱患者努力克服复视，直至复视极限。开始训练时，首先嘱患者注视近彩珠［图2-111（a）］，待近彩珠清晰无复像，再改为注视远彩珠［图2-111（b）］，至远彩珠清晰记为1次切换周期。切换20次为1组，每天做2～3组。

② 适应证：同于推进训练，同时用于调节灵活度低常者。

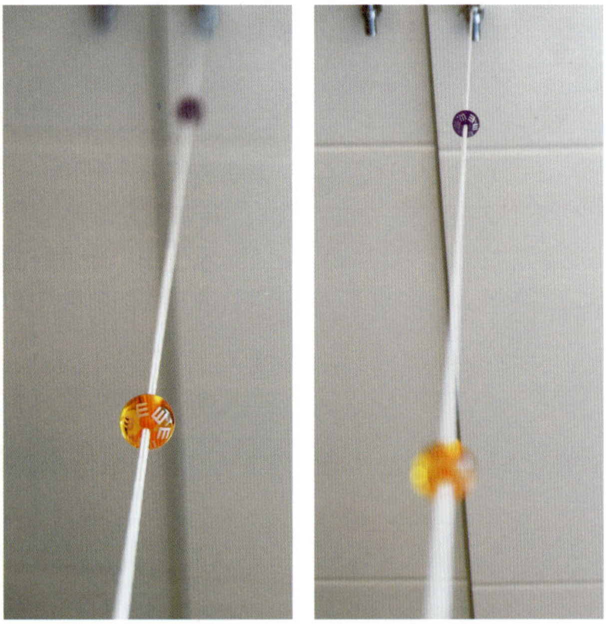

（a）注视近彩珠　　（b）注视远彩珠

图 2-111 Brock 线训练

（3）球镜反转拍训练

① 方法：如调节灵活度测试所介绍，球镜反转拍为一副+2.00D的眼镜和一副-2.00D的眼镜固定在同一个手柄上，反转拍透镜的光心距可调试，另设置0.4m近用视力表。训练

时患者戴适宜的远用矫正眼镜，初始将−2.00D反转透镜放置于患眼前，嘱注视0.6近视力视标，诉视标清晰后，切换+2.00D反转透镜，直至视标清晰为一个切换周期。切换20次为1组，每天做2～3组。两组不同焦度的反转拍透镜使患眼的调节反应在不同水平反复切换，在集合需求不变的情况下，调节性集合与融像性集合频繁地互相转换，意在改善调节灵活度的同时训练提高融像性聚散的幅度和速度。

② 适应证：用于调节灵活度低常、融像性集合功能低下、调节不足、调节维持不良等症。

2. 融像功能训练

（1）棱镜训练

① 方法：训练棱镜为可以插入试镜架片槽的旋转棱镜。训练时试镜架后片槽置入远用矫正试片透镜，双侧前片槽插入旋转棱镜，将旋转棱镜底向刻度盘0位对准垂直向。参考患者隐性斜视的性质设置训练棱镜，底向与隐性斜视方向相同，旋动旋转棱镜的定量游标，使训练棱镜的总量比隐性斜视量值大2～3倍。例如散开不足患眼远距离隐性内斜视为$9^{\triangle}$，试将双眼训练棱镜等量调试为底向内$9^{\triangle}$～$13^{\triangle}$，注视远目标，以不发生复视为度。例如集合不足患眼近距离隐性外斜视为$12^{\triangle}$，试将双眼训练棱镜等量调试为底向外$12^{\triangle}$～$18^{\triangle}$，注视近目标，以不发生复视为度。每次训练时间为10～15min，每天做2～3次。

目标光线受到棱镜的折射，偏向黄斑中心凹鼻侧或颞侧，为了克服复视，眼位努力外展或内收，使眼外肌冲击性张力增高，获得负荷性加强。

② 适应证：散开不足、集合不足、单纯性内隐斜或单纯性外隐斜等症。

（2）球镜训练

① 方法：事先定量训练球镜，在综合验光仪上双侧视孔置入远用矫正试片透镜，右侧视孔入水平红色马氏杆透镜试片，诊为散开过度在双视孔逐量置入负训练球镜，双眼注视远距离马氏杆视标，患眼可以看到原来呈交叉性复视的视标影像逐渐转换为影像重合，诊为集合过度在双视孔逐量置入正训练球镜，双眼注视近距离笔试电筒光标，患眼可以看到原来呈同侧性复视的视标影像逐渐转换为影像重合。在试镜架置入远用矫正试片透镜，另置入上述1.5～2倍上述训练球镜，以不发生复视为度。训练时散开过度注视远目标，集合过度注视近目标，每次训练时间为10～15min，每天做2～3次。

② 适应证：散开过度、集合过度等症。

（3）棱镜反转拍训练

① 方法：如聚散灵活度测试所介绍，棱反转拍为一副BI $3^{\triangle}$的眼镜和一副BO$12^{\triangle}$的眼镜固定在同一个手柄上，反转拍透镜的几何中心距可调试，另设置0.4m单列0.6视力视标。训练时患者戴适宜的远用矫正眼镜，初始将BO$12^{\triangle}$透镜放置于患眼前，嘱注视单列近视力视标，诉双眼融像后，切换BI $3^{\triangle}$透镜，直至双眼融像为一个切换周期。切换20次为1组，每天做2～3组。两组不同底向的反转拍棱镜透镜使患眼的融像反应在不同水平反复切换，在调节需求不变的情况下，融像性聚散大幅度增减转换，可以提高聚散灵活度和融像性聚散的幅度和速度。

② 适应证：用于聚散灵活度低常、融像性集合功能低下等症。

（4）Wheatstone训练仪

① 方法：Wheatstone训练仪的主体由四块折叠连接的“W”形的平板组成，将“W”

形平板的侧面安装在矩形背板的滑轨上，双内侧板中心夹角向上。与背板垂直相连的底板上标有融像范围的棱镜刻度。双内侧板设置平面镜，双外侧板适当的位置设置图案相同的视标卡［图2-112（a）］。训练时患者双眼配戴适宜的远用矫正眼镜，鼻端触及内侧板中心夹角，双眼注视内侧板上的平面镜，恰好同时看到外侧板投射到平面镜上图案视标，并将双眼视标影像融合。调整内侧板中心夹角，可见双内外侧板夹角在底板棱镜刻度上同步移动，向内侧移诱发双眼集合融像，训练范围为50$^{\triangle}$，向外侧移诱发双眼散开融像，训练范围为40$^{\triangle}$［图2-112（b）］，训练范围为双眼棱镜刻度的和值。

② 适应证：集合不足、集合过度、融像性集合功能低下等症。

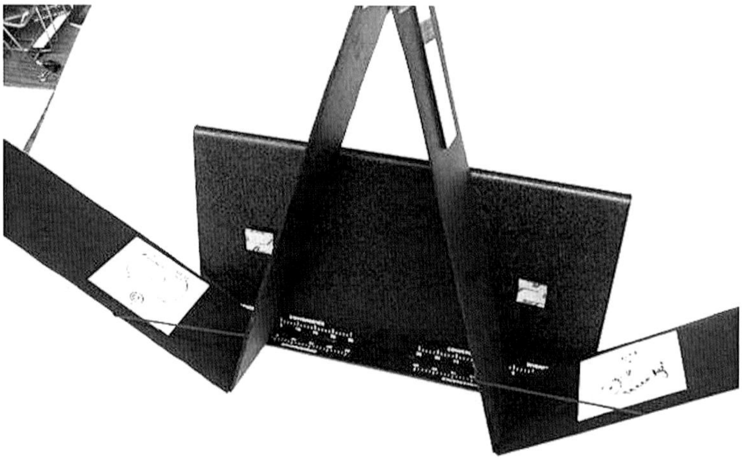

（a）Wheatstone 训练仪

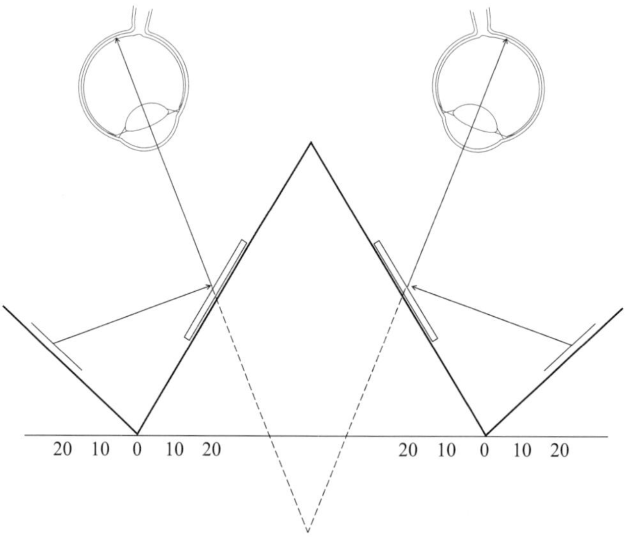

（b）Wheatstone 训练仪的原理

图 2-112　Wheatstone 训练仪

（5）Aperture-rule训练仪

① 方法：Aperture-rule训练仪由视窗、滑尺和视标卡片册组成，每张视标卡片上都有两个相同的视标图案。训练时患者双眼配戴适宜的远用矫正眼镜，隐性外斜视自单孔视窗注视视标卡片［图2-113（a）］，双眼无法看到同侧视标图案，只能看到对侧视标图案，并将双眼视标影像融合，诱发双眼集合融像［图2-113（b）］。隐性内斜视自双孔视窗注视视标卡片［图2-113（c）］，双眼无法看到对侧视标图案，只能看到同侧视标图案，并将双眼视标影像融合，诱发双眼散开融像［图2-113（d）］。在测试的过程中，将视标卡片册沿着滑尺前后移动，可以根据训练需要增减聚散需求的量值。

② 适应证：集合不足、集合过度、平面融像异常及立体视觉异常。

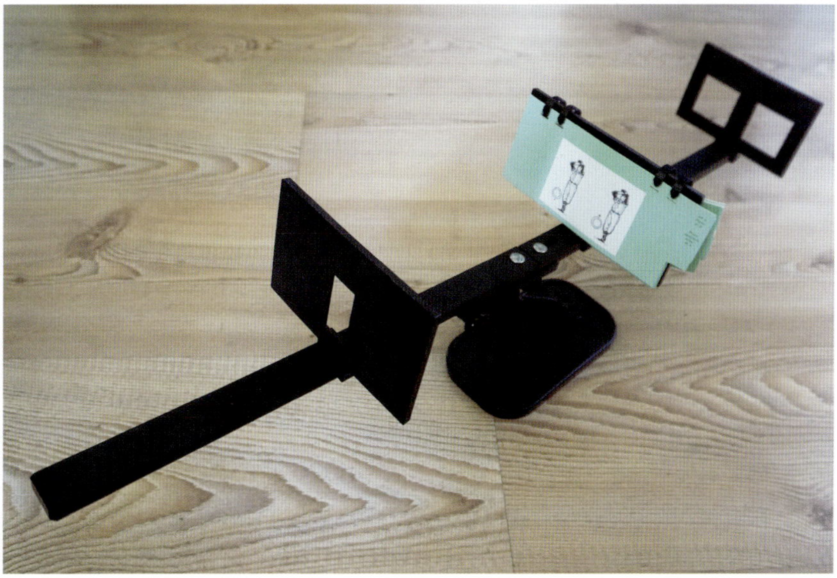

（a）单孔视窗注视视标卡片

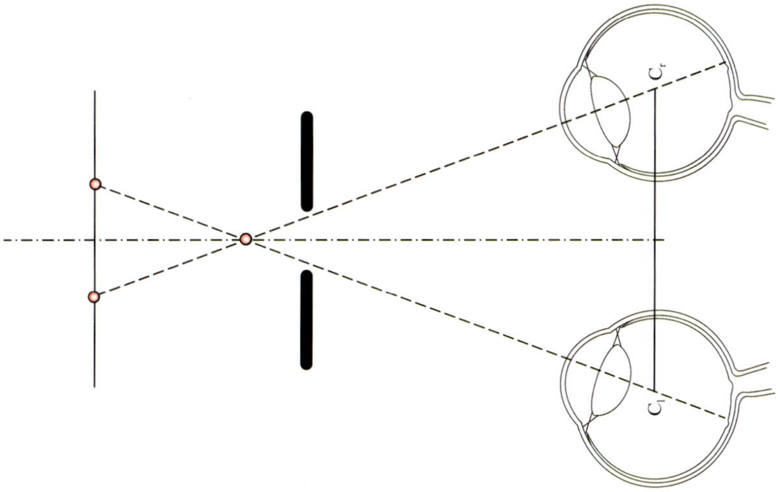

（b）单孔视窗诱发双眼集合融像

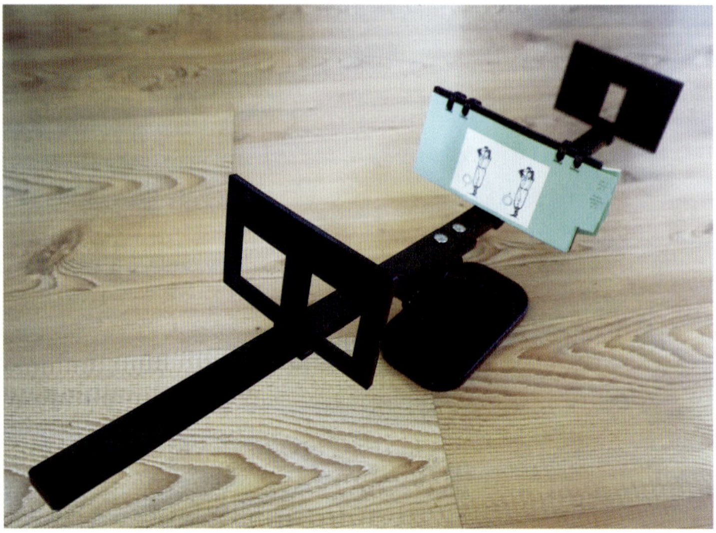

（c）双孔视窗注视视标卡片

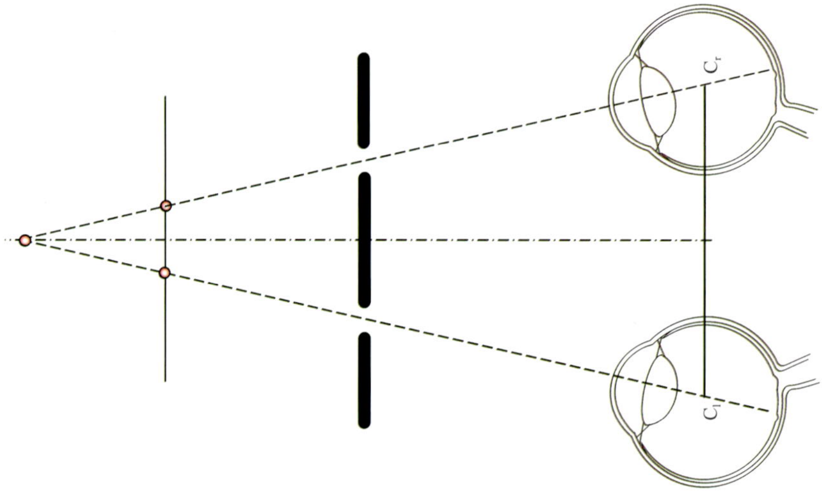

（d）双孔视窗诱发双眼散开融像

图 2-113　Aperture-rule 训练仪

（三）矫治原则

1. 非老视调节功能异常的矫治原则

（1）调节不足　调节幅度过低，给予适量正性近缓解球镜，可望显著改善症状。若调节幅度和调节灵活度的追加测试提示调节机能递减，须在给予正性近附加球镜的同时进行推进板或Brock线等调节功能训练，避免对正性近用缓解球镜依赖，导致调节机能进一步下降。

（2）调节维持不良　首选进行推进板或Brock线等调节功能训练，若仍有调节机能递减倾向，可给予适量正性近用缓解球镜。

（3）调节灵活度不良　以采用球镜反转拍调节功能训练为主，可望调动潜在调节机能，改善调节速度，减轻症状。

（4）调节过度　采用雾视球镜进行调节松弛训练，调节松弛训练不如调节增强功能训练的效果显著，建议辅助使用解除睫状肌痉挛的药物，但因睫状肌麻痹剂具有毒副反应，不能长期不间断地使用。

2. 非显斜视聚散功能异常的矫治原则

（1）集合不足　采用训练棱镜或Wheatstone训练仪进行集合功能训练是首选和有效的方法，有效率超过90%，有效的指标是正向相对性集合量增加和集合近点距离缩短，达到正常或接近正常值范围。部分集合功能训练效果不显著者可考虑近距离工作采用底向内的缓解棱镜改善症状。

（2）假性集合不足　近距离工作时，采用眼镜附加正球镜光度替代滞后的调节量，可望有效的缓解症状，同时采用推进板或Brock线等调节功能训练，避免调节能废用性退变。

（3）集合过度　近距离工作时，缓解球镜是有效改善症状的方法，在戴镜缓解症状的同时可进行球镜训练或Wheatstone训练仪进行散开功能训练，虽然散开功能训练不如集合功能训练效果显著，但较之调节松弛训练有效，对于增加负融像储备有一定帮助。

（4）散开不足　首先矫正屈光不正。在远距离工作时，首选底向外的缓解棱镜是有效改善症状的方法，若近距离正相对集合量值足够大，通常远近均配戴缓解棱镜则无问题。在使用底向外的远用缓解棱镜的同时，可进行底向内的棱镜训练，以提高远距离负相对集合量值。

（5）散开过度　矫正屈光不正，首选采用远用负性缓解球镜是有效改善症状的方法，采用底向外的训练棱镜进行集合功能训练，提高远距离正相对集合量值，使之大于2倍远距离隐性外斜量值以上。

（6）单纯性隐性外斜视　采用底向外的训练棱镜进行集合功能训练是有效的矫治方法。若远、近隐性斜视量值相近，可考虑在功能训练的同时给予底向内的缓解棱镜。

（7）单纯性隐性内斜　用底向内的训练棱镜进行散开功能训练可望提高负相对集合量值，正缓解球镜可望缓解症状。若远、近隐性斜视量值相近，考虑给予底向外的缓解棱镜，若远、近隐性斜视量值不等，则采用量值较低者。

（8）融像性集合功能低下　采用棱镜反转拍、Wheatstone训练仪或Aperture-rule训练仪进行功能训练，可望有效提高正、负融像储备。同时测试是否有妨碍双眼融像功能的潜在因素，包括矫正屈光不正、屈光参差或隐性垂直斜视等。

（9）隐形垂直斜视　根据测试结果给予缓解棱镜，通常足量长戴，若配戴者不能接受足量矫正，可考虑欠矫$1^{\triangle}$，若合并有水平向隐性斜视则需要同时矫正，可选择测试极坐标缓解棱镜的绝对值和底向角度。

（10）运动性融像异常的矫治原则小结　为了便于分析和记忆，兹将运动性融像异常的矫治原则归纳如表2-15。

表 2-15 运动性融像异常的矫治原则

类型	首选方法	次选方法
调节异常		
调节不足	正性近缓解球镜	推进训练或 Brock 线训练
调节维持不良	推进训练或 Brock 线训练	正性近缓解球镜
调节灵活度不良	球镜反转拍训练	
调节过度	解痉剂	雾视训练
聚散异常		
假性集合不足	正性近缓解球镜	推进训练或 Brock 线训练
集合不足	BO 棱镜训练或训练仪训练	近用 BI 缓解棱镜
散开不足	远用 BO 缓解棱镜	BI 棱镜训练或训练仪训练
集合过度	正性近缓解球镜	正性球镜训练或训练仪训练
散开过度	负性远缓解球镜	BO 棱镜训练
单纯性内隐斜	BI 棱镜训练	正性缓解球镜、BO 缓解棱镜
单纯性外隐斜	BO 棱镜训练	负性缓解球镜、BI 缓解棱镜
融像性集合功能低下	棱镜反转拍训练	立体镜训练
隐性垂直斜视	缓解棱镜	

第三章
电动综合验光仪

由于经验的总结，工艺的改进，高科技手段的介入，电动综合验光仪的结构原理及操作方式仍在不断变化，本文介绍的仅为目前常用的电动综合验光仪的制式，仅供验配师参考。

第一节 电动综合验光仪的结构原理

一、基本结构

电动综合验光仪虽制式繁多，但大致包括视孔盘、键盘、调节手轮、视屏和配套视力表等基本部件。

（一）电动综合验光仪概述

手动综合验光仪升级为电动综合验光仪以后，将复杂的操作功能设置于一台类似笔记本电脑的设备上，键盘和触摸视屏置于工作台面上，工作台高度适合验配师取坐位操作，其主要优点体现在降低了验光的工作密度，并有效地节约了验光工作的时间。

1. 调节手轮和键盘的设置

调节手轮类似电脑的鼠标，通过调节手轮和键盘的功能键可控制单眼或双眼视孔球镜试片透镜的焦度、柱镜试片透镜的焦度及轴位、棱镜试片透镜量值增减及底向的递变。如此验配师可以不必旋动手动综合验光仪复杂的控制手轮。

2. 触摸视屏的设置

将测试视标的控制键设置在触摸式视屏上，当选定视标键时，不仅能在配套视力表可显示相应的视标，且通过电机耦极的连锁控制，使测试视孔也同时切换相应的功能辅镜。省去了投放视标与置入辅镜的关联操作，且不易疏漏出错。同时在触摸视屏上完整地显示测试处方的各项参数，便于验配师及时直观地监控测试结果。

3. 客观测试处方参数关联的设置

通过操作键盘，可将关联的电脑验光仪或者焦度计测试所得的客观屈光定量处方试片透镜直接置入视孔，并在触摸视屏测试区自动输入相应的客观处方参数。节约了验配师置入客观测试处方的时间，并回避了人为的操作差错。

（二）视孔盘及附件

1. 视孔盘

电动综合验光仪的视孔盘类似于手动综合验光仪的验光盘，因无多种调节手轮，仅设视孔，故名为视孔盘（图3-1）。视孔盘内置球镜组、柱镜组、棱镜组和辅镜组等各种测试透镜，规格和功能与手动综合验光仪大致相同。

2. 附件

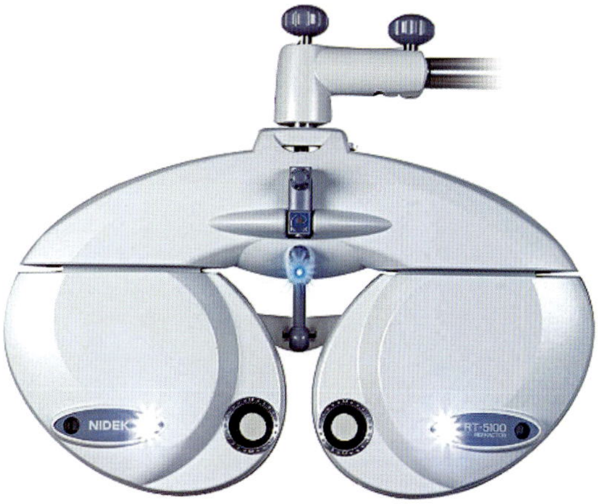

图 3-1 视孔盘

视孔盘的调试部件的操作方法与手动综合验光仪略同。

（1）调试垂直平衡　视孔盘上方附有垂直平衡手轮和水平仪，用于控制视孔试片透镜的光学中心与被测双眼瞳孔几何中心在垂直方向的相对位置［图3-2（a）］。

（2）调试镜眼距　视孔盘中央前方附有额托手轮，后方附有额托、颊托，左右下方附设镜眼距读窗，旋动额托手轮可控制被测眼至试片透镜的间距。额托手轮的下方有额托指示灯，测试时被测者前额紧密接触额托，指示灯熄灭，若指示灯开启，提示被测者前额脱离额托，镜眼距的改变会影响测试结果［图3-2（b）］。

（3）近测试附件　视孔盘上方附有近测试尺和纸质近距离视力表，与手动综合验光仪相似，在视孔盘下方两侧有近读灯，与近距离视力表高度相对应［图3-2（c）］。

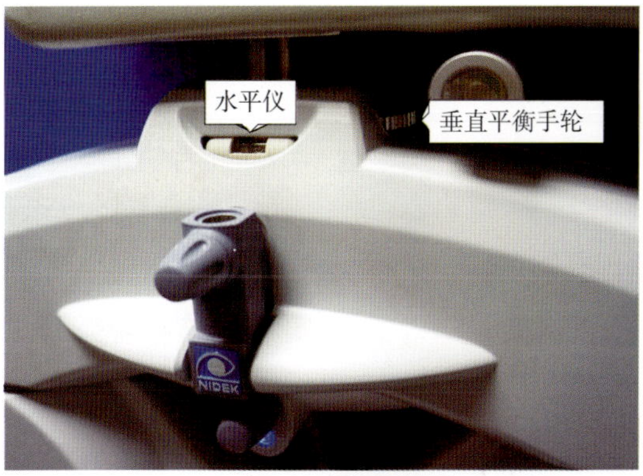

（a）调试垂直平衡

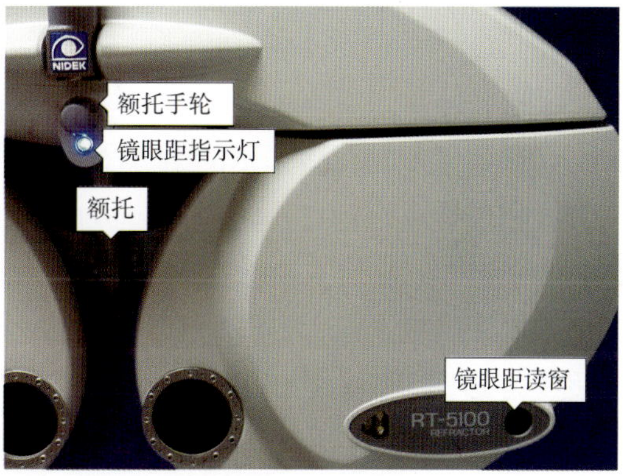

（b）调试镜眼距

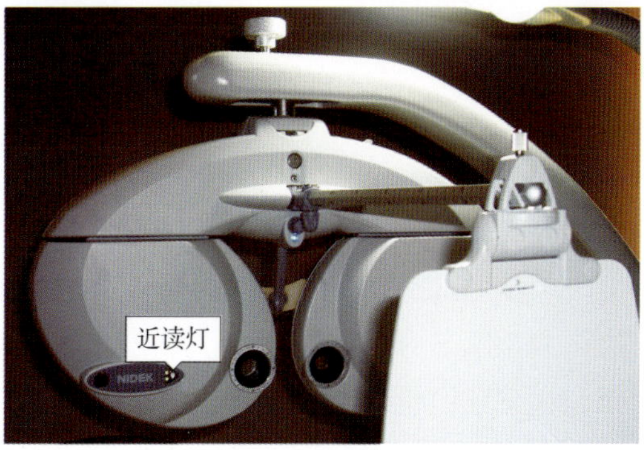

（c）近测试附件

图 3-2 视孔盘调试部件

（三）键盘

键盘的功能键主要包括调节手轮键组、参数键、处方键、程式键、视力视标替换键、辅助键和侧菜单键等（图3-3）。

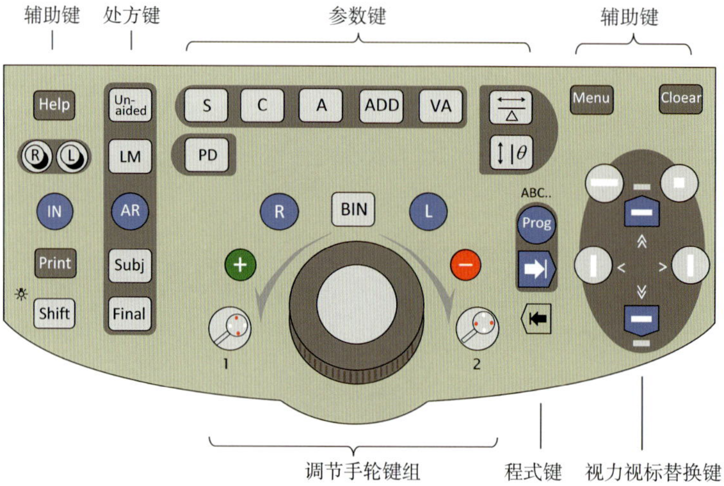

图 3-3 键盘

1. 调节手轮键组

（1）调节手轮 调节手轮为电动综合验光仪的定量工具，每调节一个梯度时手轮发出“哒”声，同时在视屏界面输入调整后的参量。

（2）+/-键 在调节手轮的左侧有绿色的“+”号标记，提示向左旋动调节手轮，参量递增（或负性焦度递减），在调节手轮的右侧有红色的“-”号标记，提示向右旋动调节手轮，参量递减（或负性焦度递增）。揿动“+”号或“-”号，可微量修正测试参数。

（3）快捷键 调节手轮中心有快捷键，揿一下切换为调节柱镜试片透镜焦度参量（C），揿两下为调节柱镜试片透镜轴向参量（A），揿三下回归调节球镜试片透镜参量（S）。操作设备的手可以不必离开调节手轮，直接切换常用试片透镜参数。

（4）R/L/BIN键 位于调节手轮上方，揿动R键，视屏视孔标记右眼开启，左眼关闭；揿动L键，视屏视孔标记左眼开启，右眼关闭；揿动BIN键，视屏视孔标记双眼开启。

（5）交叉柱镜键 分为1键（）和2键（），交替揿1键和2键相当于翻转交叉柱镜两个不同的面向。

2. 参数键

（1）S键 表示球镜键，揿动球镜键，则视屏被选中的球镜试片焦度参数（S）反白。旋动调节手轮，以向右旋增加负球镜试片焦度（或减少正球镜试片焦度），向左旋增加正球镜试片焦度（或减少负球镜试片焦度），常规增减步距为0.25D。

（2）C键 表示柱镜键，揿动柱镜键，则视屏被选中的柱镜试片焦度参数（C）反白。旋动调节手轮，以向右旋增加负柱镜试片焦度，向左旋减少负柱镜试片焦度，常规增减步距为-0.25D。在测试远视眼时，可选择设置正柱镜试片。

（3）A键　表示轴位键，揿动轴位键，则视屏被选中的试片柱镜轴位参数（A）反白。旋动调节手轮，以向左旋增加柱镜试片轴位参量，向右旋减少柱镜试片轴位参量，常规增减步距为5°。

（4）ADD键　表示附加焦度键，揿动附加焦度键，双侧附加焦度试片参数ADD反白，而视孔不置入交叉柱镜辅镜，可选择单眼测试。旋动调节手轮可在原处方基础上加减球镜焦度，向左旋逐量增加正球镜试片焦度，向右旋动调节手轮逐量增加负试片焦度，常规增减步距递量为0.25D，可调整为0.12D。用于精细调试老视附加焦度，测试相对调节和调节幅度，或在屈光定量处方试片透镜的基础上微量增减焦度，观察矫正视力变化。

（5）VA键　表示视力键，在视力测试完毕后揿动该键，视屏显示矫正视力参数，并在打印处方上记录矫正视力。

（6）PD键　表示瞳距键，揿动该键时瞳距参数反白，设备默认远用瞳距为64.0mm。旋动调节手轮，以左加右减的方式置入事先测试的远用瞳距参数，常规增减为1.0mm步距递量，参数范围为50～80mm。

（7）⇆△键　表示水平棱镜键，揿动该键双侧水平棱镜参数0位反白，而视孔不置入任何隐性斜视测试辅镜。向右旋动调节手轮逐量递增底向外（BO）的棱镜试片透镜参量，向左旋动调节手轮逐量递增底向内（BI）的棱镜试片透镜参量，常规单眼棱镜试片透镜增减为0.5△步距递量，可调整为0.1△。用于测试融像储备、融像性聚散，在测试多向性隐性斜视时，该键测试值表征隐性斜视极坐标棱镜绝对值。

（8）↕|θ键　表示底向角度键，揿动该键底向角度θ参数0位反白（在垂直棱镜参数位置），而视孔不置入任何隐性斜视测试辅镜。向右旋动调节手轮逐量递减极坐标棱镜底向角度，向左旋动调节手轮逐量递减极坐标棱镜底向角度，常规增减步距递量为5°，也可以调整为1°。

3. 处方键

（1）Un-aided键　表示裸眼视力健，揿动该键后右侧视孔开启，测试右侧裸眼视力，再揿动该键测试左眼裸眼视力。

（2）LM键　表示焦度计客观测试处方键，依次揿动IN键和LM键可将关联的焦度计测试获得原戴眼镜的处方试片透镜参数置入双侧视孔，并在主测试区两侧上方录入客观屈光定量的测试参数。

（3）AR键　表示电脑验光仪客观测试处方键，依次揿动IN键和AR键可将关联的电脑验光仪测试获得的处方试片透镜置入双侧视孔，并在主测试区两侧录入客观屈光定量的测试参数。

（4）Subj键　表示主观测试键，揿动该键仪器记录主测试区的测试参数，同时开始计时。

（5）Final键　表示最终处方测试键，验光结束后，揿动该键，在主测试区两侧下方录入主观屈光定量的测试参数，以备打印书面测试处方。

4. 程控键

验光工作包括屈光不正定量、老视附加定量、感觉性融像测试和运动性融像测试等项内容，验配师可将上述程式套路编入电动综合验光仪的程序化控制系统，在实际操作时就可无需记忆和思考操作步骤和顺序，只要一次次揿动程控操作键，就可以准确无误地完成验光操作的程式套路。

（1）Prog键　表示程式选择键，按住Shift键，反复揿动该键可依次选择不同的验光操作程式套路，通常仪器最多可编入A、B、C、D、E五种常用的验光操作程式套路。

（2）程控操作键　每揿动一次➡|键，即自动生成当前程式中下一步的操作视标、视孔辅镜和视屏界面。

5. 视力视标替换键组

位于键盘的右下方，键动单行视标键，视力表生成单行远视力视标，键动单列视标键生成单列远视力视标，键动单个视标键生成单个远视力视标，键动上下左右键，可上下左右逐行、逐列或逐个替换已生成的远视力视标。按住Shift键，揿上方单行键选择最上方单行视标，揿下方单行键选择最下方单行视标；按住Shift键，揿左侧单列键，选择最左侧单列视标。

6. 辅助键

（1）Help键　表示帮助键，揿动该键视屏出现对于当前测试的简要注解，并举例分析，再次揿动该键，退出帮助界面。

（2）视孔键　键上标有Ⓡ和Ⓛ标记，代表右侧视孔和左侧视孔。揿动视孔键可以选择单独开启右侧视孔或左侧视孔。

（3）IN键　表示置入键，揿动该键后再揿LM键或AR键可将客观屈光定量参数置入视孔。

（4）Print键　表示打印键，测试完毕以后揿动打印键，可将屈光定量处方打印，内容包括屈光不正定量参数、老视附加定量参数、附加棱镜参数、远距离瞳距、调节测试参数、聚散测试参数、AC/A比率以及矫正视力等打印输出。

（5）Shift键　表示切换键，按住该键同时揿动其他功能键，可变更测试参数步距或测试模式。

（6）Clear键　表示复位键，测试完毕以后揿动复位键，可将视孔试片透镜和视屏测试参数清零，为下一次测试做准备。Clear键与LM键或AR键同时揿下，可清零客观屈光定量参数。

（7）Menu键　表示主菜单键，揿该键视屏进入菜单界面，菜单键区包括仪器的各种初始预置项目，可用触笔选择需要调整的菜单项目，旋动调节手轮修改仪器的各种设置，再次揿动揿菜单键可保存设置并退出菜单界面。若不进行菜单键的操作，则仪器默认供应商出厂的设置，通常在出厂后不建议自行修改设置。

7. 侧菜单键

位于键盘侧面下方，左右各一，触按该键视屏出现功能菜单，再次触按可退出菜单。

（1）右侧菜单键　触按右侧菜单键，屏幕显示“Other Setting（其他设置）”菜单［图3-4（a）］。

① F/N（远近键）：用于选择远距离测试或近距离测试，数据清零后设备默认远距离测试。触键后选择近距离测试，集合掣和瞳距均可自动调整为近距离测试。

② C+/−（柱镜符号键）：用于选择采用负性柱镜或正性柱镜进行屈光定量测试。

③ ID No.（编号键）：用于修改打印处方的编号。

（2）左侧菜单键　触按左侧菜单键，屏幕显示“Other Controls（其他控制）”菜单［图3-4（b）］。

① Ch. Lamp（视力表键）：用于开启配套视力表。

② Near Lamp（近读灯）：用于开启近读灯。

③ Link off（断联键）：用于选择断开视标与辅镜的关联设置，断开调节手轮对于球镜、柱镜焦度和柱镜轴向的切换功能等。

④ Level（水平键）：用于调整关联视力表视标的水平高度。

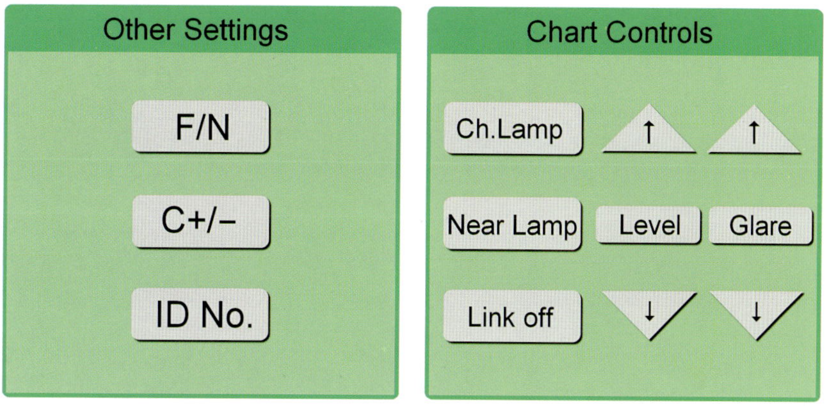

（a）右侧菜单键　　（b）左侧菜单键

图 3-4　侧菜单键

（四）视屏

视屏大致分为测试区、视标区和菜单区三部分［图3-5（a）］，由触笔选择点击图标进行操作［图3-5（b）］。

1. 测试区

测试区位于视屏左侧，包括视孔区、参数区和处方区。

（1）视孔区　位于测试区上方，提示左、右视孔处于开启或遮盖状况，视孔内置辅镜的性质，远距离测试或近距离测试，以及瞳距参数等。

（2）参数区　位于视孔区下方，提示置入视孔的球镜试片透镜焦度、柱镜试片透镜焦度、柱镜试片透镜轴位、老视附加焦度、矫正视力、水平棱镜试片透镜棱镜度和垂直棱镜试片透镜棱镜度等。

（3）处方区　位于参数区两侧，上方为关联设备客观屈光定量处方，下方为屈光定量测试完毕后的最终处方。最上方记录测试日期和测试用时。

2. 视标区

视标区位于视屏的右侧，类似于视力表遥控器的功能，包括视力视标和测试视标两类。采用触笔点击视标，远视力表生成远测试视标，同时视屏下方的视标框内显示当前视标，相应的测试参数反白，视孔同步置入相应的测试辅镜。部分测试步骤在视标框左侧有提示框，提示调节手轮的调试方向或向被测者发问的内容。

（1）视力视标　包括E视标（0.2～1.5）、数字视标（0.2～1.5）、字母视标（0.05～1.5）和图形视标（0.2～1.0）共4套。

（2）测试视标　又分为屈光定量视标和双眼视测试视标。

① 屈光定量视标：包括散光盘视标、红绿视标、斑点状视标、偏振平衡视标、偏振红

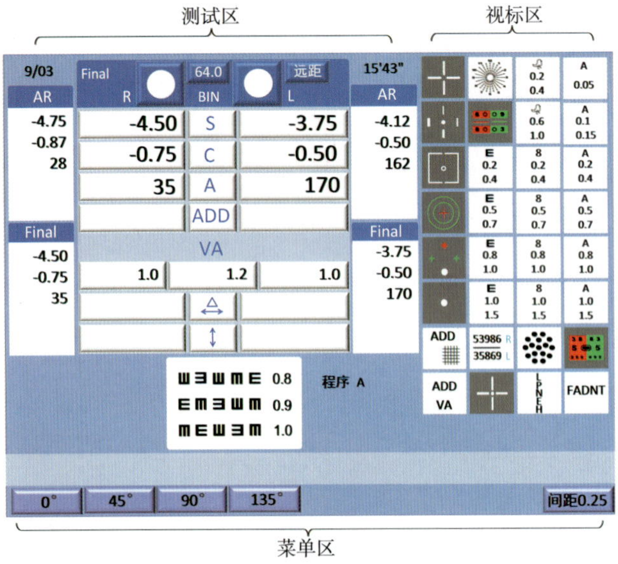

（a）视屏

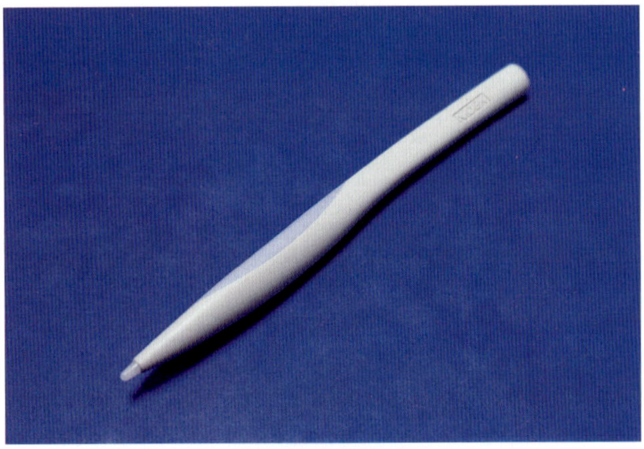

（b）触笔

图 3-5　视屏和触笔

绿视标，融像性交叉柱镜视标和远矫正视力视标等。

② 双眼视测试视标：包括偏振十字视标、立体视觉视标、影像不等视标、十字环形视标、Worth 四点视标、马氏杆视标、注视差异视标、单列视标和单行视标等。

3. 菜单区

菜单区位于视屏最下方，由测试视标进行控制。

（1）轴位菜单　屈光不正定量测试时，菜单区左侧为0°、45°、90°和135°柱镜轴位图标，点击选择接近处方的轴位可节省调节手轮的旋程；右侧为球、柱镜试片透镜焦度或柱镜试片透镜轴位的步距图标，点击焦度步距图标可选择一次调试0.25D或0.12D，点击轴位步距图标可选择一次调试5°或1°。

（2）老视附加定量时菜单区显示被测者年龄图标，点击选择45、50、55、60、65或大于66，则视孔置入常规的老视附加焦度。

（五）近视标

电动综合验光仪的近视标为独立部件，与键盘、视屏及视孔盘不发生联动，在使用时须由验配师根据需要临时进行手工操作。近视标包括近视力视标、近交叉视标、近十字视标、近散光盘视标、近单行视标和近单列视标等，与手动综合验光仪略同。测试时开启近读灯，给予近视标以适度的照明条件。

二、工艺原理

电动综合验光仪的工艺原理大部分与手动综合验光仪相同，主要为机械齿轮联动，但操作者并不直接操作各种手轮，而是通过揿动键盘、触击视屏图标上的命令键或旋动调节手轮发出的指令接通相应电路，并通过操控电机来置入或切换视孔的试片透镜、功能辅镜和视力表的测试视标。同时将上述测试信息以数字的形式输入微机，在视屏还原为视屏界面。其深入工艺原理与验光技术无关，兹不赘述。

第二节 电动综合验光仪的测试方法

一、测试原理

电动综合验光仪由手动综合验光仪升级而来，其各项光学测试原理与手动综合验光仪大致相同，为避免重复，本节仅介绍电动综合验光仪的测试方法。

二、测试方法

电动综合验光仪测试之前同样须经客观屈光定量（电脑验光仪测试或视网膜检影测试）、远用瞳距测试和优势眼判定等项基础测试。

（一）屈光不正定量测试

1. 置入处方

（1）开启电源，确认视屏测试参数均处于零位（图3-6）。

（2）未关联客观屈光定量设备　若电动综合验光仪未关联客观屈光定量设备，但已事先进行了远用瞳距测试和客观屈光定量测试，置入处方的方法如下。

①置入瞳距：揿动PD键，仪器初始远用瞳距参数默认64mm，旋动调节手轮，以左加右减的方式置入远用瞳距测试参数。

②置入球镜：

a. 揿动双眼别键BIN，通常设备初始状态默认双眼测试。

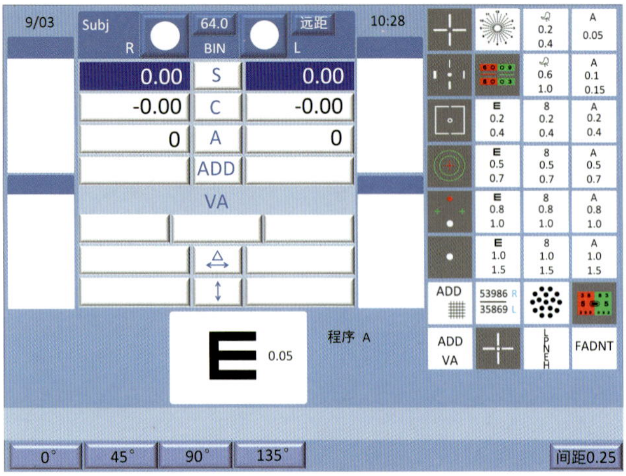

图3-6　零位状态视屏

b. 揿动球镜S键，双侧球镜焦度参数S反白。

c. 揿动Shift键，同时揿动球镜S键，选择球镜步距递量为1.00D或3.00D，旋动调节手轮，以左正右负的方式双眼同时置入球镜焦度较低一侧的主焦度。

例如：客观屈光定量处方为R：−7.75−1.25×153，L：−5.50−1.75×27，本例选择球镜焦度步距为1.00D，双眼同时置入−5.00D［图3-7（a）］。

d. 点触视屏左下角步距图标，恢复0.25D球镜步距，旋动调节手轮完成球镜焦度较低一侧的球镜焦度的尾数置入，本例双眼同时置入−0.50D［图3-7（b）］。

e. 揿动球镜较高一侧眼别键（R键或L键），单侧视孔球镜焦度参数S显示反白。旋动调节手轮，完成球镜焦度较高一侧的球镜尾数置入。本例揿动R键，右侧视孔单独置入球镜焦度至7.75D［图3-7（c）］。

③置入柱镜轴位：

a. 默认球镜焦度较高一侧视孔开启。

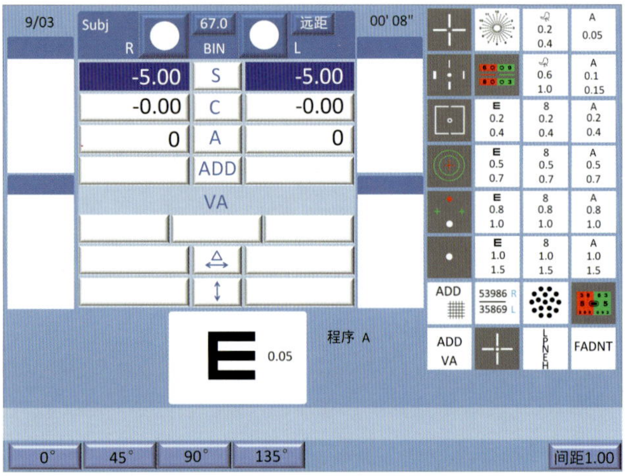

（a）置入球镜焦度较低一侧的主焦度

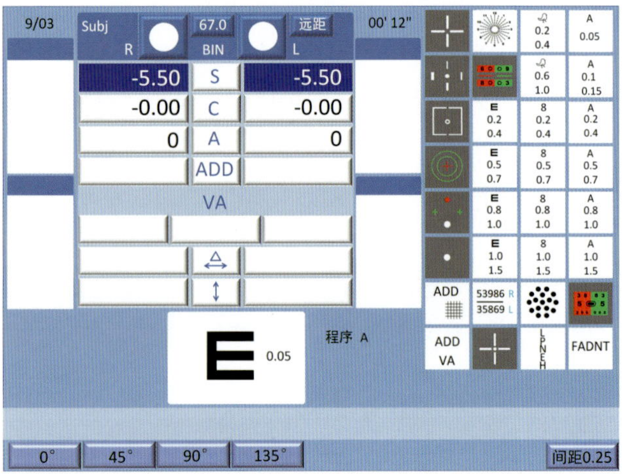

（b）置入球镜焦度较低一侧球镜焦度尾数

b. 揿动轴位A键，该侧柱镜轴位参数A反白。

c. 根据处方需要点触视屏下方相应的轴位菜单选择键图标，快捷置入与处方接近的柱镜轴位。本例选择点触135° 快捷键［图3-8（a）］。

d. 根据需要点触视屏左下方相应的轴位步距选择键图标，本例先选择5° 步距递量，旋动调节手轮，以左加右减的方式将柱镜轴位调整到150° 。再次点触轴位步距选择键图标，选择1° 步距递量，旋动调节手轮将柱镜轴位调整到153°［图3-8（b）］。

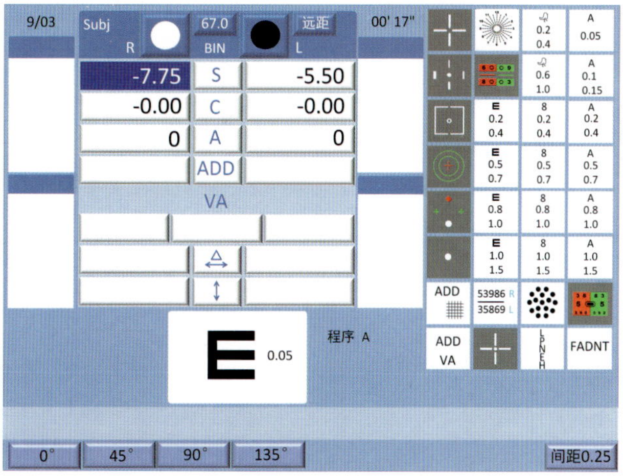

（c）置入球镜焦度较高一侧球镜焦度尾数

图 3-7 置入球镜

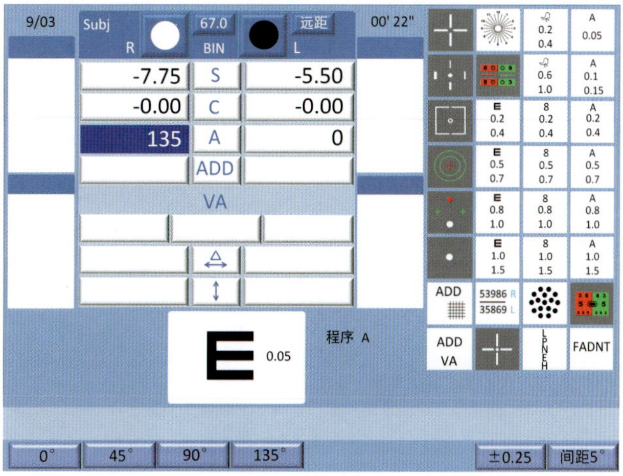

（a）置入单侧柱镜轴位主量

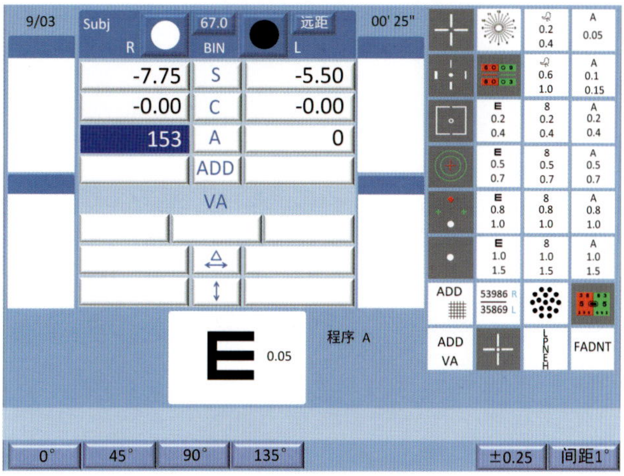

（b）置入单侧柱镜轴位尾数

图 3-8 置入柱镜轴位

④ 置入柱镜焦度：

a. 揿动柱镜C键，该侧柱镜焦度参数C反白。

b. 揿动Shift键，同时揿动柱镜焦度C键，选择柱镜焦度步距递量为1.00D、2.00D或3.00D。旋动调节手轮，以左正右负的方式置入该侧柱镜主焦度。本例选择柱镜焦度为1.00D步距递量，置入柱镜主焦度为-1.00D［图3-9（a）］。

c. 点触视屏左下方柱镜焦度步距选择键图标，选择0.25D步距递量。旋动调节手轮完成柱镜尾数置入。本例柱镜焦度增至-1.25D［图3-9（b）］。

⑤ 揿动另一侧眼别键，用同样方法完成另一侧柱镜参数的置入。

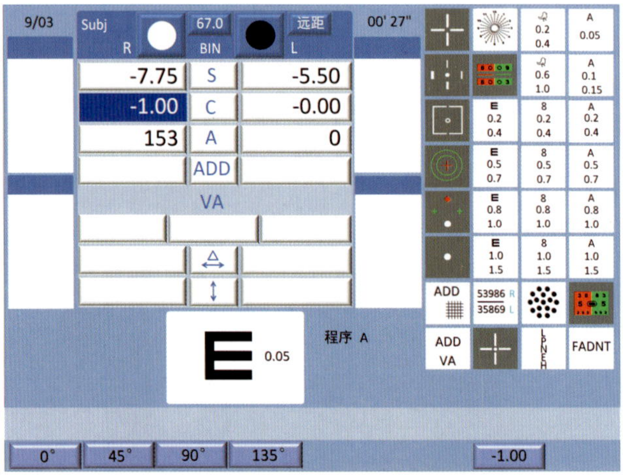

（a）置入单侧柱镜焦度主量

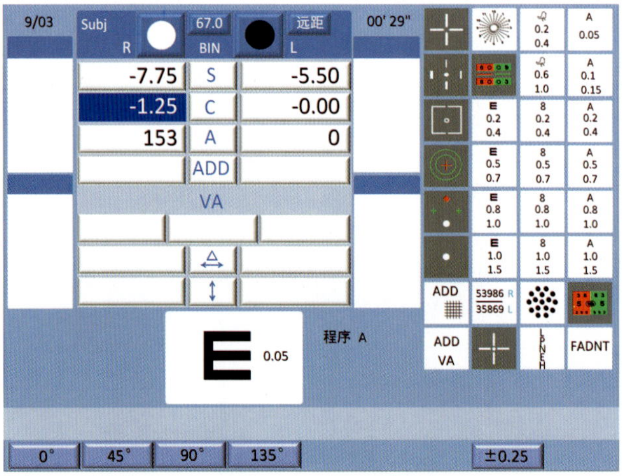

（b）置入单侧柱镜焦度尾数

图3-9 置入柱镜焦度

（3）已关联客观屈光定量设备 电动综合验光仪已与配套电脑验光仪或焦度计关联。

① 依次揿IN键和AR键，则视屏自动置入电脑验光仪给出的客观屈光定量处方（图3-10）。

a. 见视屏参数区置入瞳距参数、球镜参数、柱镜焦度参数和柱镜轴位参数。

b. 同时电脑验光仪AR的测试处方参数在双侧客观屈光定量处方区显示。

② 或者依次揿IN键和LM键，也可使视屏置入焦度计给出的被测者原戴眼镜客观屈光定量处方。

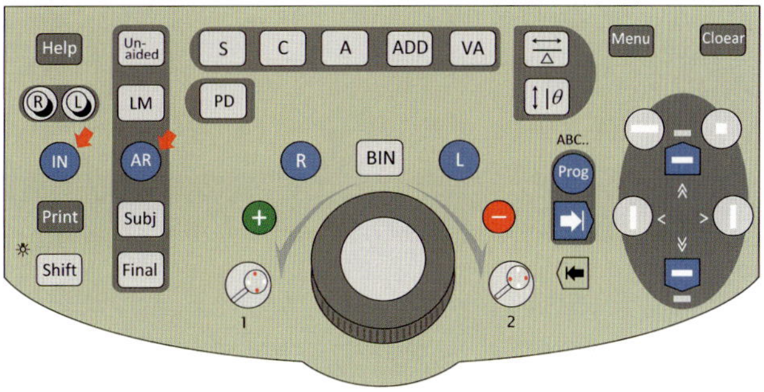

图 3-10　置入客观屈光定量处方

2. 远雾视

（1）点触0.2～0.4 E视力视标图标，揿动单行视力视标替换键，选择0.3单行视力视标，见视标框0.3视力视标背景抹蓝。

（2）揿动球镜键S，见双侧球镜焦度参数S反白[图3-11（a）]。

（3）向左旋动调节手轮，见球镜负透镜焦度参数逐量降低（或正透镜焦度逐量增高），直至0.3单行视力视标像开始模糊，维持雾视3～5min［图3-11（b）］。

例如：事先置入处方为R：−7.75−1.25×153，L：−5.50−1.75×27，双眼雾视1.50D，则测试区参数显示为R：−6.25−1.25×153，L：−4.00−1.75×27。

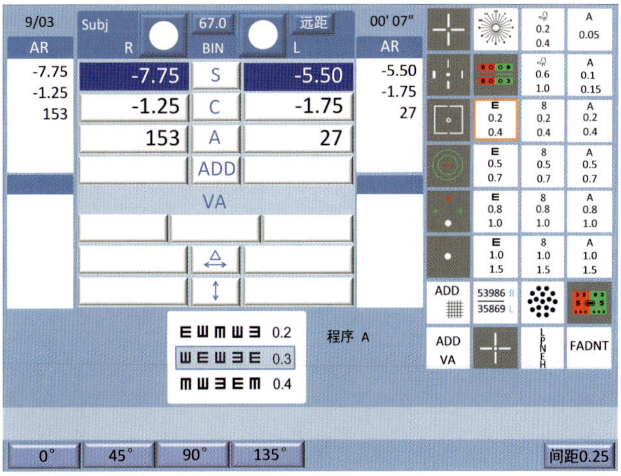

（a）球镜焦度参数 S 反白

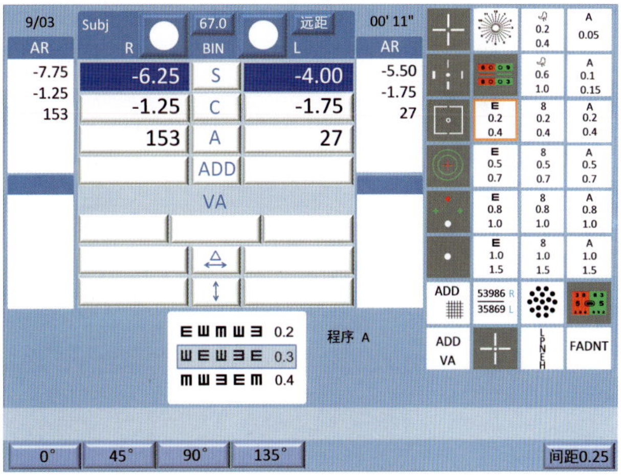

（b）置入雾视透镜

图 3-11　远雾视测试视屏

3. 散光盘视标测试

若电脑验光仪3次测试的结果提示柱镜参数相近，可酌情跳过该步骤，依靠交叉圆柱透镜测试修正柱镜参数。

（1）揿动右眼键R，见视屏右侧视孔开启，左侧视孔遮盖，右侧球镜焦度参数S反白。

（2）向右旋动调节手轮，使雾视量值达到0.75D左右。

例如：远雾视处方为R：−6.25−1.25×153，调整后处方为R：−7.00−1.25×153［图3-12（a）］。

（3）揿动柱镜焦度键C，见右侧柱镜焦度参数C反白。

（4）向左旋动调节手轮，将右侧柱镜焦度参数调零（柱镜轴位参数不变）。

例如：调试前处方为R：−7.00−1.25×153，调试后为R：−7.00［图3-12（b）］。

（5）点触散光盘视标，见视屏下方视标框显示散光盘视标。

（6）嘱被测者比较散光盘视标线状视标像的清晰度，说出清晰标线像的子午方位。

（7）将清晰标线像的钟面读数低值乘以30，乘积为修正柱镜轴位的子午方位。

（8）揿动A键，见右侧柱镜轴位参数A反白。

（9）旋动调节手轮，以左加右减的方式将右侧柱镜轴位调整至修正后的柱镜轴位。

例如：被测者诉散光盘视标5～10线状视标像清晰，5×30=150，点触柱镜轴位步距图标，选择1°步距递量，旋动调节手轮，将柱镜轴位自153调整至150［图3-12（c）］。

（10）揿动C键，见右侧柱镜焦度参数C反白。

（11）向右旋动调节手轮，增加柱镜试片焦度，直至散光盘线状视标像的清晰度一致。

例如：调试前处方为R：-7.00，柱镜轴位为150，调试后处方为R：-7.00-125×150散光盘各线状视标像的清晰度一致［图3-12（d）］。

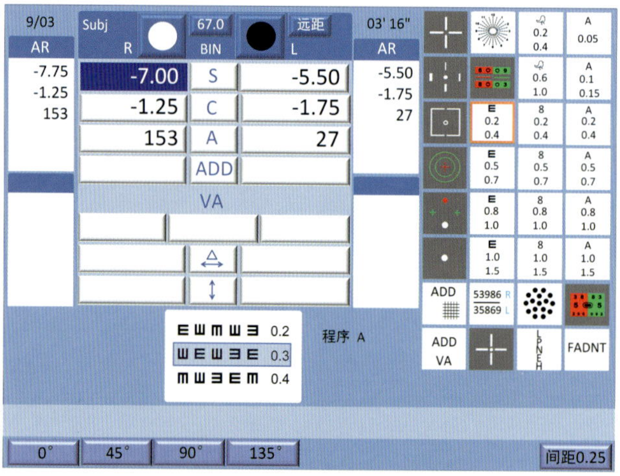

（a）球镜焦度参数雾视 0.75D 左右

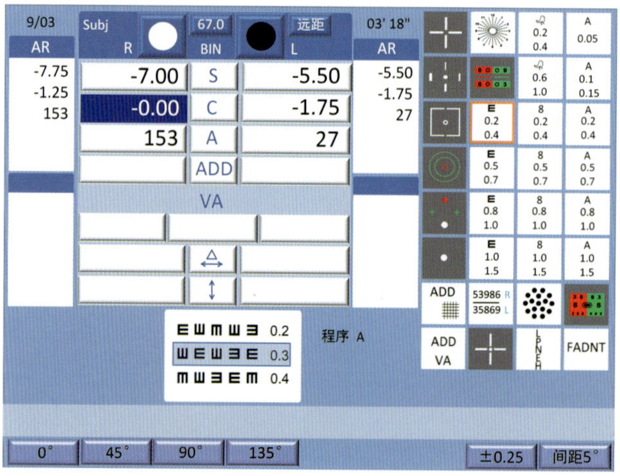

（b）柱镜焦度参数调零

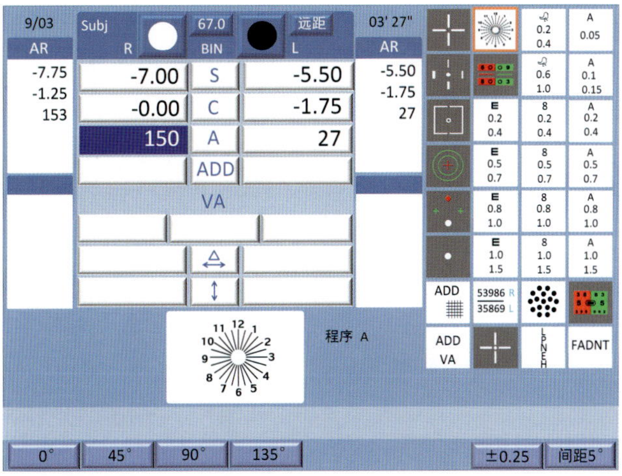

（c）根据清晰线方位修正柱镜轴位

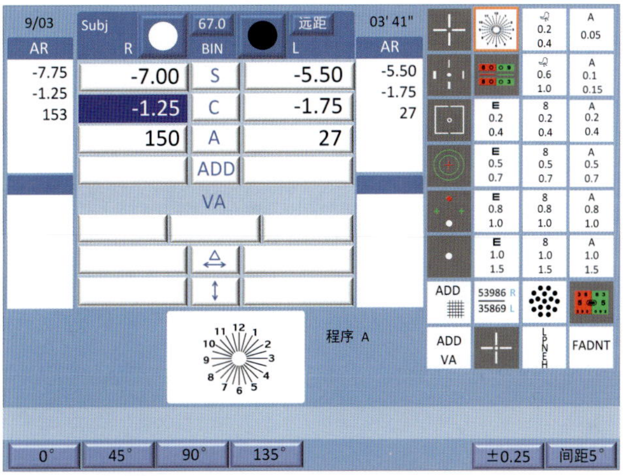

（d）增加柱镜试片焦度，使散光盘线状视标像的清晰度一致

图 3-12 散光盘视标测试视屏

4. 红绿视标测试

（1）默认右侧视孔开启，左侧视孔遮盖，若跳过散光盘视标测试，则在远雾视以后须揿动右眼键R，使右侧视孔开启，左侧视孔遮盖。

（2）点触红绿视标图标，见右侧球镜焦度参数S反白，视标框显示红绿视标，提示框显示调节手轮的调试方向。

（3）点触视屏左下角球镜焦度步距图标，选择球镜焦度为0.12D步距递量。

（4）嘱被测者比较红视标像与绿视标像的清晰度，若红视标像清晰，逐量将调节手轮向右旋动，直至被测者确认红绿视标像亮度和清晰度一致。

（5）若在测试过程中绿视标转为清晰，须立即将调节手轮向左旋动，直至红绿视标像亮度和清晰度一致。

例如：调试前处方为R：−7.00−125×150，调试后处方为R：−7.62−125×150红绿视标像亮度和清晰度一致（图3-13）。

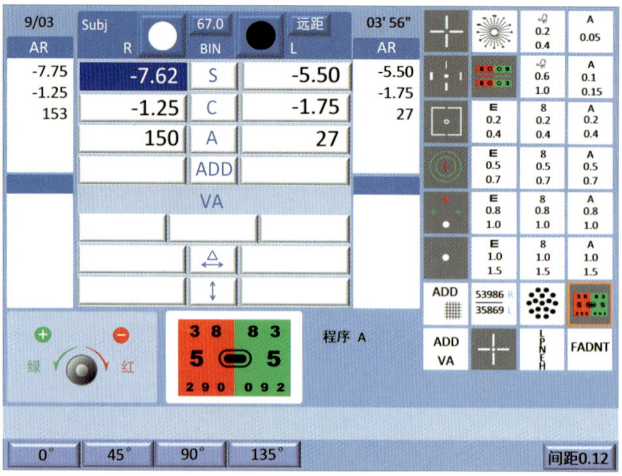

图 3-13 红绿视标测试视屏

5. 交叉柱镜精调柱镜试片轴位

（1）点触斑点状视标图标，见右侧柱镜轴位参数A反白，视标框显示斑点状视标，视屏左下方提示框显示调节手轮的调试方向。

（2）点触柱镜轴位步距图标，选择柱镜轴位调试为5° 步距递量。

（3）交替揿动交叉柱镜 1 键和 2 键，1 键面清晰，将调节手轮向左旋动 1 挡，2 键面清晰，将调节手轮向右旋动 1 挡。旋动调节手轮可见到柱镜轴位参数发生相应改变。

（4）再次交替揿动交叉柱镜 1 键和 2 键。

① 若原清晰键面仍为清晰面，重复上一步操作。

② 若原清晰键面转为模糊面，则点触柱镜轴位步距图标，选择柱镜轴位调试为1° 步距递量。1 键面清晰，将调节手轮向左旋动 2 挡，2 键面清晰，将调节手轮向右旋动2挡。

（5）交替揿动交叉柱镜1键和2键，直至被测者确认两键面清晰度一致。

例如：调试前处方为R：−7.62−125×150，交叉柱镜 1 面清晰，调整为R：−7.62−125×155，再次测试仍是交叉柱镜1面清晰，调整为R：−7.62−1.25×160［图3−14（a）］。再次测试交叉柱镜2面清晰，调整为R：−7.62−1.25×158［图3−14（b）］。再次测试，被测者确认两键面清晰度一致。

6. 交叉柱镜测试柱镜试片焦度

（1）再次点触斑点状视标图标，见右侧柱镜焦度参数C反白，视标框显示斑点状视标，提示框显示调节手轮的调试方向。

（2）点触柱镜焦度步距图标，选择柱镜焦度调试为±0.25D步距递量。

（3）交替揿动交叉柱镜 1 键和 2 键，1键面清晰，将调节手轮向左旋动 1 挡，2 键面清晰，将调节手轮向右旋动 1 挡。旋动调节手轮可见到当柱镜焦度参数发生0.50D改变时，同时球镜焦度参数发生0.25D补偿。

例如：调试前处方为R：−7.62−1.25×158，交叉柱镜 2 面清晰，调整为R：−7.62−1.50×158。再次测试仍是交叉柱镜 2 面清晰，调整为R：−7.37−1.75×158［图3−15（a）］。

（4）交替揿动交叉柱镜 1 键和 2 键，重复上一步操作，直至被测者确认两键面清晰度一致。

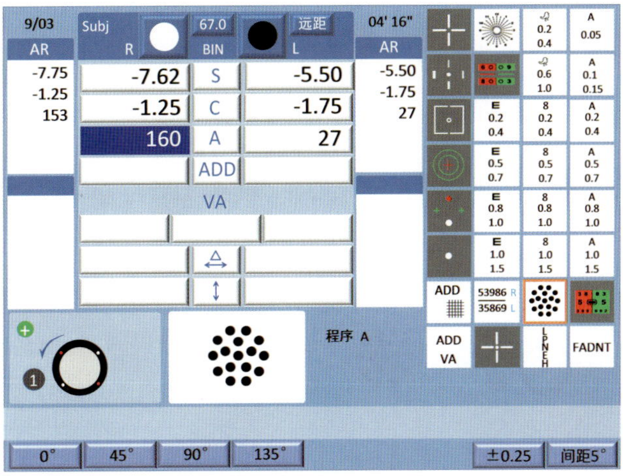

（a）交叉柱镜 1 面清晰向左调试 5°

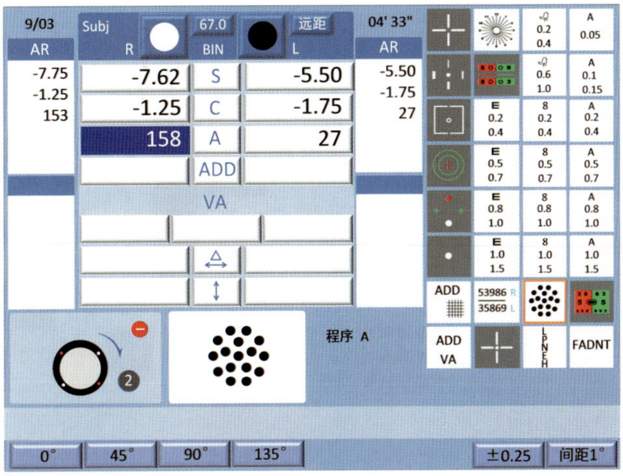

（b）交叉柱镜 2 面清晰向右回调 2°

图 3-14　交叉柱镜调试柱镜试片轴位视屏

（5）根据被测右眼的矫正视力点触E视力视标图标（通常选择0.5～0.7视力视标），见视标框显示相应的E视力视标。揿动下方单行视力视标替换键，测试右眼远距离最佳矫正视力［图3-15（b）］。

7. 左眼测试

按照上述右眼测试方法进行左眼散光盘视标测试、红绿视标测试、交叉柱镜测试柱镜试片轴位和交叉柱镜测试柱镜试片焦度。

8. 偏振平衡视标测试

（1）点触偏振平衡视标图标，见双视孔开启并置入偏振滤镜图标，视标框显示偏振平衡视标。

（2）嘱被测者比较上行视标像与下行视标像的清晰度。

① 诉上行视标像与下行视标像的清晰度一致，揿动双侧眼别键BIN，见双侧球镜参数S反白，向左旋动调节手轮，使双眼逐量递减-0.75D（或逐量递增+0.75D）。

② 诉上行视标像与下行视标像的清晰度不同，或在双眼球镜焦度逐量递减的调试过程

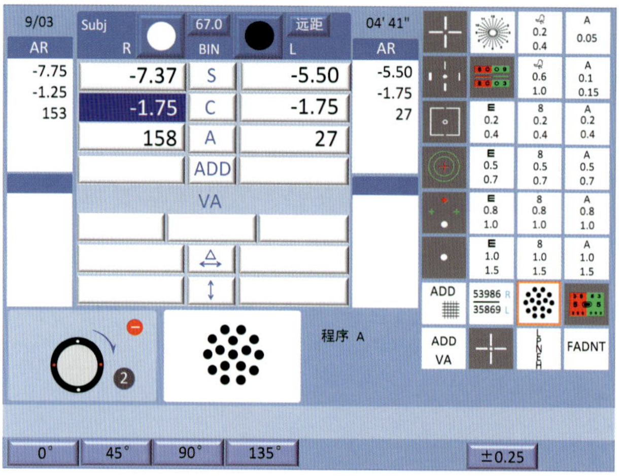

(a)交叉柱镜 2 面清晰向右调试

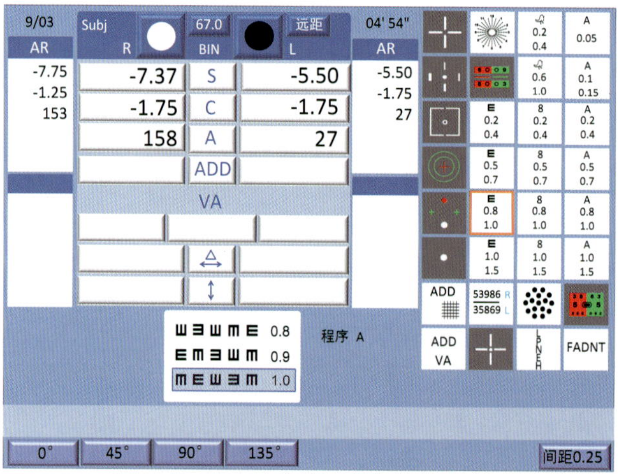

(b)交叉柱镜测试完毕，测试远距离最佳矫正视力

图 3-15　交叉柱镜调试柱镜试片焦度视屏

中诉上行视标像与下行视标像的清晰度不同，点触球镜焦度步距图标，选择球镜焦度调试为0.12D步距递量。

③ 诉上行视标像清晰，揿动右侧眼别键R，见右侧球镜参数S反白，向左缓慢逐量旋动调节手轮，可见到右侧球镜焦度参数逐量递减−0.12D（或逐量递增+0.12D），直至上下视标像清晰度一致。

④ 诉下行视标清晰，揿左侧眼别键L，见左侧球镜参数S反白，向左缓慢逐量旋动调节手轮，可见到左侧球镜焦度参数逐量递减−0.12D（或逐量递增+0.12D），直至上下视标像清晰度一致。

例如：调试前处方为R：−7.37−1.75×158，L：5.37−2.00×30，双眼雾视0.50D以后，处方为R：−6.87−1.75×158，L：4.87−2.00×30［图3−16（a）］，诉上行视标像清晰，调试后处方为R：−6.62−1.75×158，L：4.87−2.00×30［图3−16（b）］，诉上下视标像清晰度一致。

9. 偏振红绿视标测试

双眼视力平衡测试步骤可任选偏振平衡视标测试或偏振红绿视标测试中的一种。

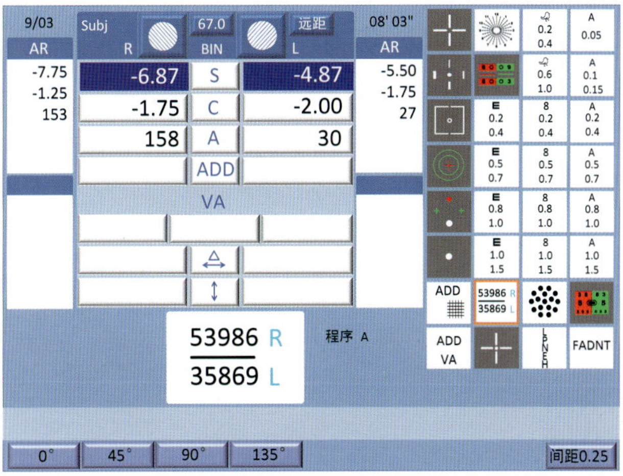

（a）双眼逐量雾视

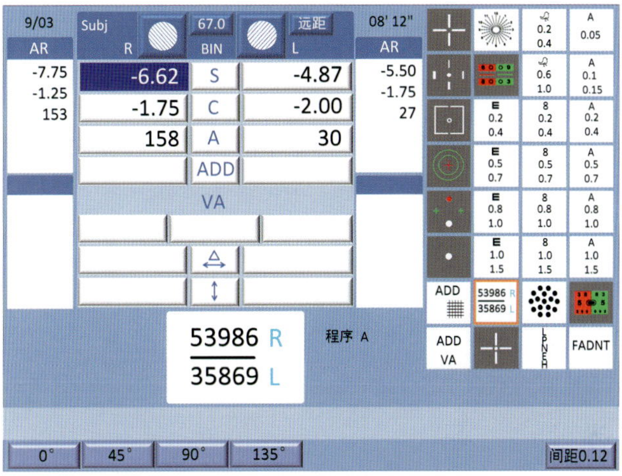

（b）诉上行视标像清晰，右侧球镜焦度参数逐量递减 −0.12D

图 3−16 偏振平衡视标测试视屏

（1）点触偏振红绿视标图标，见双视孔开启并置入偏振滤镜图标，视标框显示偏振红绿视标。

（2）嘱被测者比较偏振红绿视标的上红、上绿、下红和下绿4视标像的清晰度。

① 诉四视标像清晰度一致，则无需调试。

② 诉四视标像清晰度不同，点触球镜焦度步距图标，选择球镜焦度调试步距递量为0.12D。

③ 诉上绿、下红视标像清晰，揿右侧眼别键R，见右侧球镜参数S反白，向左旋动调节手轮可见到右侧球镜焦度参数逐量递减降−0.12D（或逐量递增+0.12D），直至四视标像清晰度一致。

例如：调试前处方为R：−7.37−1.75×158，L：5.50−2.00×30，诉上绿、下红视标像清晰，调试后处方为R：−7.12−1.75×158，L：5.50−2.00×30，诉四视标像清晰度一致（图3−17）。

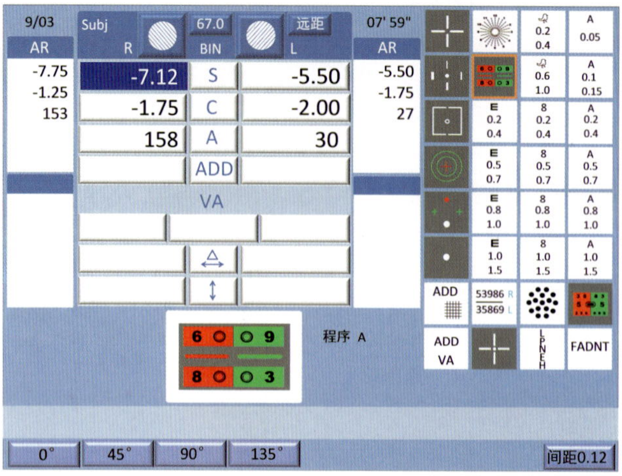

图 3-17 偏振红绿视标测试视屏

④ 诉上红、下绿视标像清晰，揿左侧眼别键L，见左侧球镜参数S反白，向左旋动调节手轮可见到左侧球镜焦度参数逐量递减降-0.12D（或逐量递增+0.12D），直至四视标像清晰度一致。

⑤ 诉上红、下红视标像清晰，揿双侧眼别键BIN，见双侧球镜参数S反白，向右旋动调节手轮可见到左侧球镜焦度参数逐量递增-0.12D（或逐量递减+0.12D），直至被测者确认四视标像清晰度一致。

10. 双眼红绿视标测试

（1）点触红绿视标图标，见视标框显示红绿视标，提示框显示调节手轮的调试方向。

（2）揿动双侧眼别键BIN，见视屏双侧视孔开启。

（3）揿动球镜键S，见双侧球镜参数S反白。

（4）向左旋动调节手轮，置入0.50D雾视透镜，见视屏双侧球镜焦度参数S发生相应变化。

（5）点触焦度步距图标，选择球镜焦度调试为0.12D步距递量。

（6）嘱被测者比较红视标像与绿视标像的清晰度，诉红视标像清晰，向右旋动调节手轮，可见到双侧球镜焦度参数逐量递增-0.12D（或逐量递减+0.12D），直至被测者确认红绿视标亮度和清晰度一致。

例如：调试前处方为R：-6.62-1.75×158，L：4.87-2.00×30，诉红色视标像明亮清晰，调试后处方为R：-7.12-1.75×158，L：5.37-2.00×30，诉红绿视标亮度和清晰度一致（图3-18）。

11. 测试远距视力

（1）揿右侧眼别键R，见右侧视孔开启，左侧视孔遮盖。

（2）根据被测右眼矫正视力点触E视力视标图标（通常选择0.5~0.7视力视标），见视标框显示E视力视标。

（3）揿动下方单行视力视标替换键，测试右眼远距离最佳矫正视力，并揿动矫正视力键VA，见视屏显示右眼矫正视力。

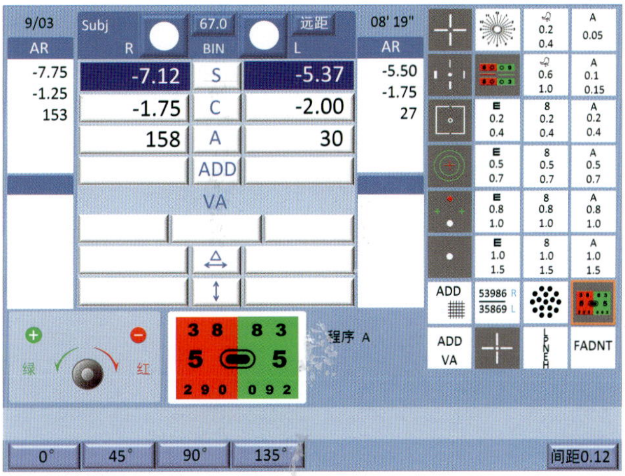

图 3-18 双眼红绿视标测试视屏

（4）根据被测左眼矫正视力点触E视力视标图标。

（5）揿动左侧眼别键L，见右侧视孔遮盖，左侧视孔开启。揿动下方单行视力视标替换键，测试左眼远距离最佳矫正视力，揿矫正视力键VA，见视屏显示左眼矫正视力。

（6）揿动双侧眼别键BIN，采用同样的方法测试并记录双眼远距离最佳矫正视力。

（7）揿动Final键，见参数区两侧置入最终处方参数（图3-19）。

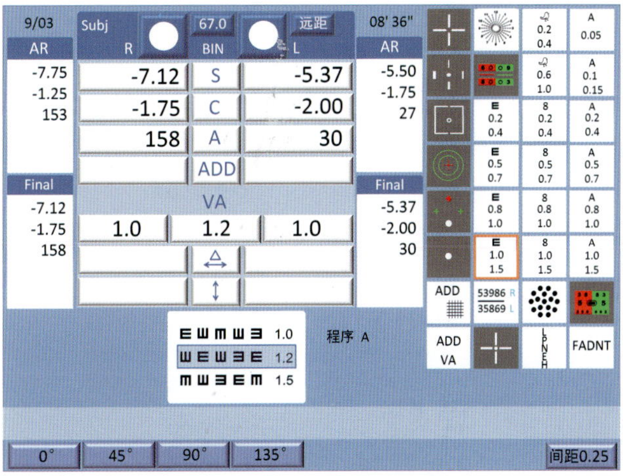

图 3-19 最终处方参数测试视屏

12. 试戴和调试

根据被测者条件调试试镜架的光心距、瞳高、镜眼距、前倾角和弯点长，置入电动综合验光仪的测试处方透镜组合，试戴和调试的方法与手动综合验光仪相同，兹不赘述。

（二）老视附加定量

（1）先期进行双眼屈光定量测试，老视附加应在双眼屈光不正充分矫正的处方参数基础上进行定量。

（2）设置近测试尺和0.4m近交叉视标，开启近读灯。

（3）点触近交叉视标ADD图标［图3-20（a）］。

① 双侧视孔置入0.50D交叉圆柱透镜，正柱镜轴位位于水平向。

② 双侧附加焦度参数ADD反白。

③ 视标框显示远交叉视标。

④ 提示框显示年龄选择提示。

⑤ 菜单区显示不同的年龄提示，或不选择年龄提示（不要）。

（4）定量附加焦度参考值

① 根据被测者年龄选择点触视屏下方菜单区～45、～50、～55、～60、～65、66～图标，或点触不选择年龄提示（不要）。

② 点触视屏右下角工作距离图标WD，选择测试距离0.4m。见视屏上方显示近距测试和近光心距参数，提示双侧视孔盘已经适量内收，试片透镜已适应视线的集合度。

③ 视屏左下方提示框显示调节手轮调整方向提示，若被测者诉水平标线像清晰，将调节手轮向左旋动，直至水平标线像与垂直标线像清晰度一致。若被测者诉垂直标线像清晰，将调节手轮向右旋动，直至垂直标线像与水平标线像清晰度一致。旋动调节手轮可见双侧附加焦度参数ADD同步增减，测试值即为附加焦度参考值。

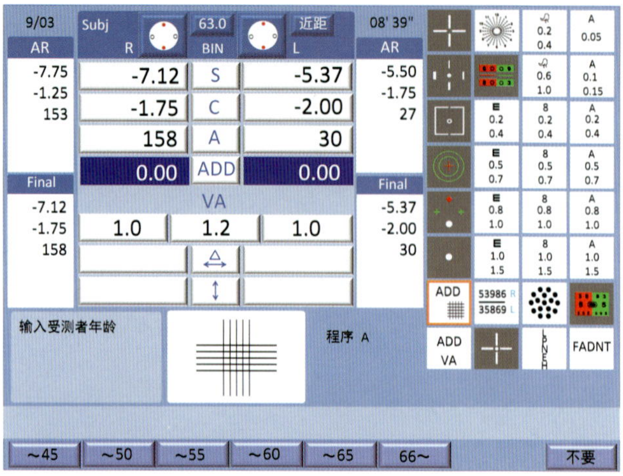

（a）点触近交叉视标 ADD 图标

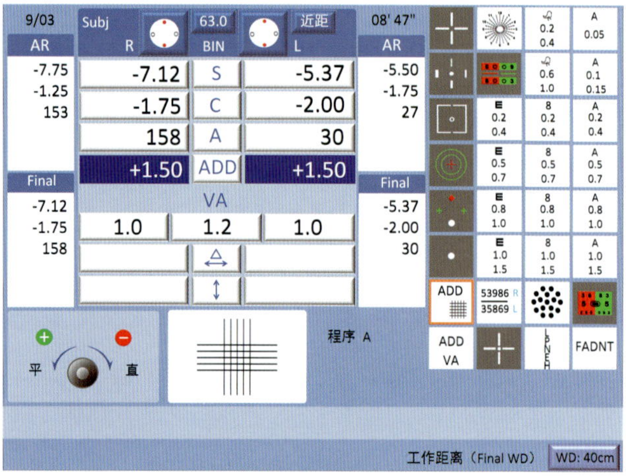

（b）测试老视附加焦度参考值

图 3-20 老视附加定量测试视屏

例如：被测者年龄为48岁，点触视屏下方菜单区～45图标，双侧附加焦度参数ADD自动显示为+1.00D，被测者诉水平标线像清晰，将调节手轮向左旋动0.50D，水平标线像与垂直标线像清晰度一致，测试附加焦度参考值为+1.50D［图3-20（b）］。

（5）精细调整老视附加焦度

① 揿动键盘附加焦度键ADD，可移去0.50D交叉圆柱透镜，见双侧视孔开启。

② 设置近十字视标。

③ 向左旋动调节手轮，至视标模糊极限，见双侧附加焦度增加的正球镜焦度（或减少的负球镜焦度），测试值为负相对调节［图3-21（a）］。

④ 退回原附加焦度参数，向右旋动调节手轮，至视标模糊极限，双眼减少的正球镜焦度（或增加的负球镜焦度）为正相对调节［图3-21（b）］。

⑤ 附加焦度修正值为正、负相对调节代数和的半量。

⑥ 置入附加焦度修正值。

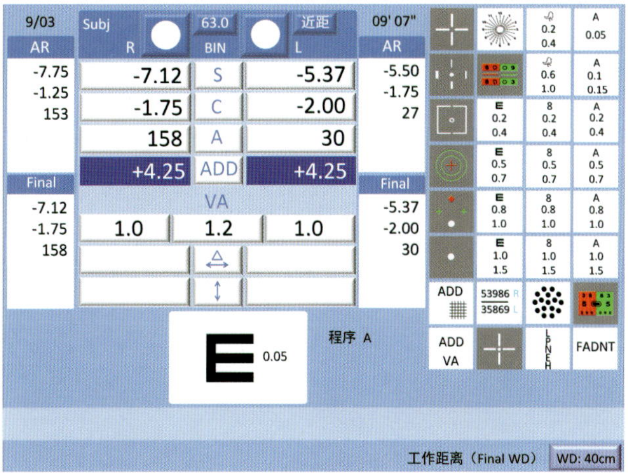

（a）测试负相对调节

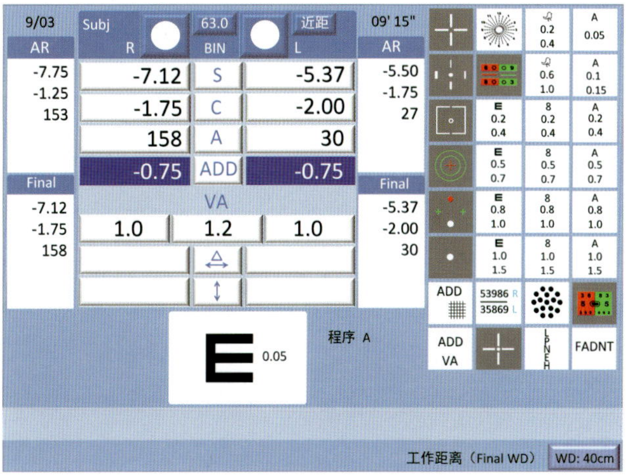

（b）测试正相对调节

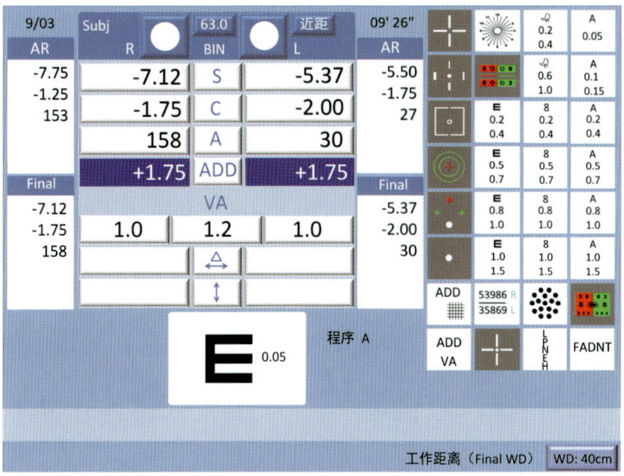

（c）调整老视附加焦度

图 3-21 精细调整老视附加焦度测试视屏

⑦ 设置近视力视标，测试近视力。

例如：如图3-21（c）所示，测得附加焦度参考值为+1.50D，负相对调节为+2.75，正相对调节为−2.25，则附加焦度修正值为0.5（2.75−2.25）=0.25，精细调整附加焦度为1.50+0.25=1.75（D）。

（三）感觉性融像的测试

1. Worth四点视标检测

（1）默认或置入双视孔远用矫正处方参数。

（2）点触Worth四点视标图标，见视屏右视孔置入红色滤光镜，左眼视孔入绿色滤光镜，视标框显示Worth四点视标，提示框显示问诊内容（图3-22）。

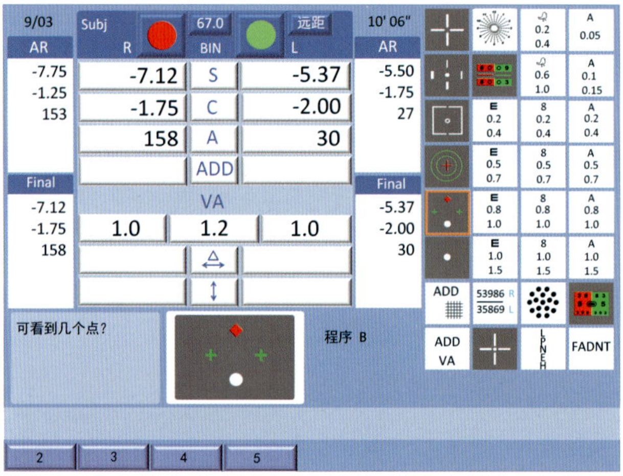

图 3-22 Worth 四点视标测试视屏

（3）结果分析 根据被测者回答看到视标像的数量点触视屏下方的菜单，提示框显示相应的结果分析。

① 看到4点视标像，为双眼同时视和平面融像功能正常。

② 看到2点视标像，诊为左眼黄斑抑制。

③ 看到3点视标像，诊为右眼黄斑抑制。

④ 看到5点视标像，诊为双眼平面融像机能障碍。

2. 立体视觉测试

（1）默认或置入双视孔远用矫正处方参数。

（2）点触立体视觉视标图标，视屏双侧视孔置入偏振滤镜，视标框显示立体视觉视标（图3-23）。

（3）结果分析 根据被测者回答看到短线视标像凸起的情况点触视屏下方的菜单，提示框显示相应的结果分析。

① 若4组双线视标均形成凸起的单一线条像，立体视锐度≤1′。

② 若上方的线条不显示凸起，其余三组双线视标形成凸起的单一线条像，立体视锐度>1′。

③ 若上方和右方的线条均不显示凸起，其余两组双线视标形成凸起的单一线条像，立

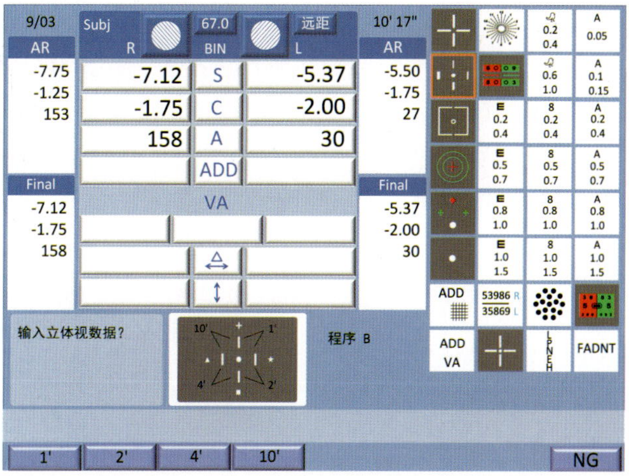

图 3-23 立体视觉视标测试视屏

体视锐度＞2′ 。

④ 若上方、右方和下方的线条均不显示凸起，只有左方双线视标形成凸起的单一线条像，立体视锐度＞4′ 。

⑤ 若四组双线视标均不显示凸起，则立体视锐度＞10′ 。

3. 影像不等测试

（1）默认或置入双视孔远用矫正处方参数。

（2）点触影像不等视标图标，视屏双侧视孔置入偏振滤镜，视标框显示影像不等视标，提示框显示问诊内容（图3-24）。

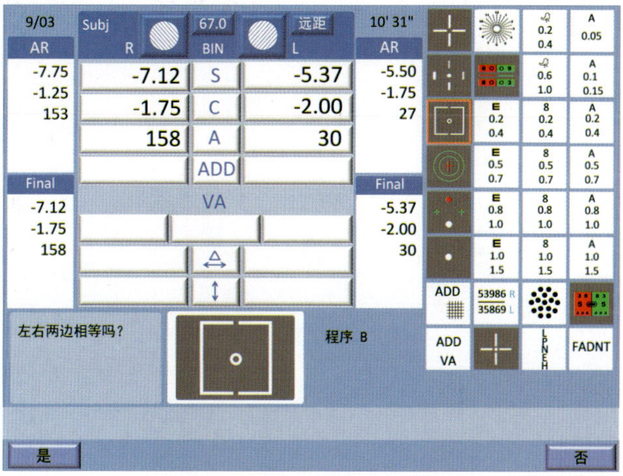

图 3-24 影像不等视标测试视屏

（3）结果分析 询及被测者看到左、右半框视标像是否相等，根据回答点触视屏下方左、右侧菜单，提示框显示相应的结果分析。

① 若被测者诉左、右半框视标像不相等，诊为双眼影像不等。

② 若左、右视标像相差1/2边宽，影像不等诊为3.5%，若左、右视标像相差1个边宽，影像不等诊为7%。

（四）运动性融像测试

1. 主观眼位的测试

（1）马氏杆检测

① 默认或置入双视孔远用矫正处方参数。

② 点触马氏杆视标图标，视屏右侧视孔置入水平红色马氏杆透镜图标，双水平棱镜参数0位反白，视标框显示马氏杆视标。

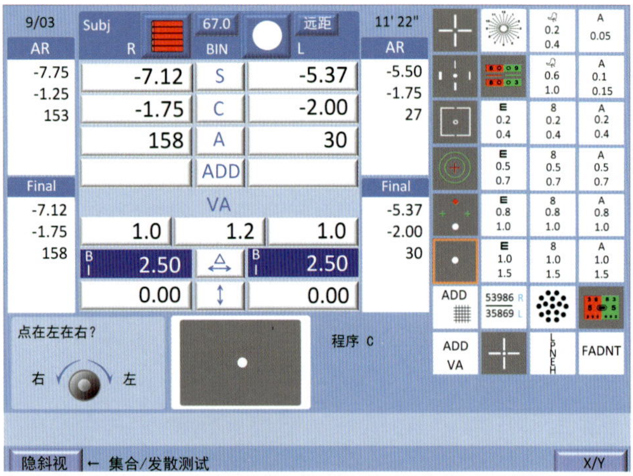

（a）马氏杆测试隐性水平斜视

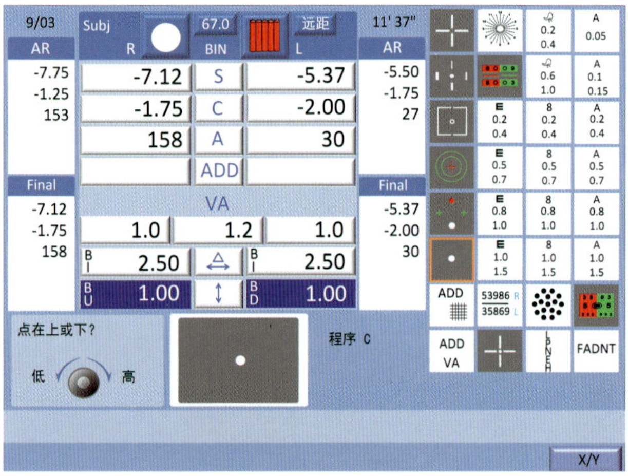

（b）马氏杆测试隐性垂直斜视

图 3-25 马氏杆视标测试视屏

③ 提示框显示调节手轮旋动方向，若被测者诉马氏杆点视标像在右，向左旋动调节手轮，若被测者诉马氏杆点视标像在左，向右旋动调节手轮，将白色点视标像与红色垂直标线像调整到重合的位置。

④ 旋动调节手轮的同时见双水平棱镜参数递变，测试棱镜底向外（BO）为隐性内斜视，测试棱镜底向内（BI）为隐性外斜视，双眼测试值的和为隐性斜视量值［图3-25（a）］。

⑤ 再次点触马氏杆视标图标，视屏左侧视孔置入垂直红色马氏杆透镜图标，双垂直棱镜参数0位反白。

⑥ 提示框显示调节手轮旋动方向，若被测者诉马氏杆点视标像在下，向左旋动调节手轮，若被测者诉马氏杆点视标像在上，向右旋动调节手轮，将白色点视标像与红色水平标线像调整到重合的位置。

⑦ 旋动调节手轮的同时见双垂直棱镜参数递变，测试棱镜右侧底向上（BU），左侧底向下（BD），提示为隐性左上斜视；测试棱镜左侧底向上（BU），右侧底向下（BD），提示为隐性右上斜视，双眼测试值的和为隐性斜视量值［图3-25（b）］。

（2）十字环形视标测试

① 默认或置入双视孔远用矫正处方参数。

② 点触十字环形视标图标，视屏右侧视孔置入红色（R）滤光镜图标，左侧视孔置入绿色（G）滤光镜图标，视标框显示十字环形视标（图3-26）。

③ 结果分析：询及被测者看到红色十字视标像与绿色双环视标像的相对位置，点触视屏左下方“隐斜视”菜单图标，提示框显示相应的结果分析。

a. 定性分析　若诉红色十字标像位于绿色双环标像的中心，证实被测眼没有隐性斜视；若红色十字标像在右，绿色环形标像在左，诊为内隐斜视；若红色十字标像在左，绿色环形标像在右，诊为外隐斜视；若红色十字标像在下，绿色环形标像在上，诊为隐性右上斜视；若红色十字标像在上，绿色环形标像在下，诊为隐性左上斜视。

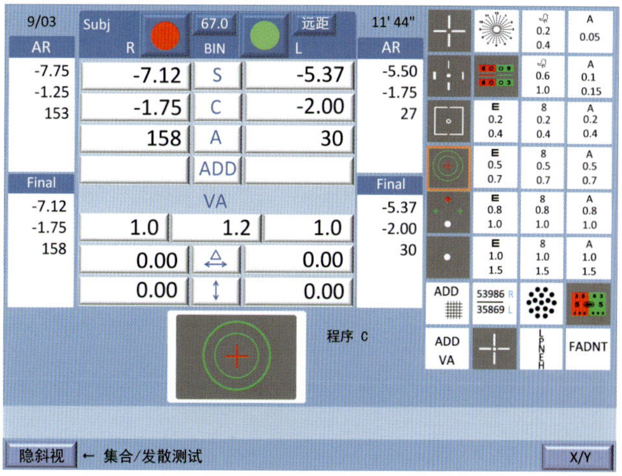

图 3-26　十字环形视标测试视屏

b. 定量分析　若十字标像位于环形标像以外，十字标像外端触及环形标像外环，诊为4$^{\triangle}$隐性斜视；十字标像的交叉点与环形标像外环相交，诊为3$^{\triangle}$隐性斜视；十字标像的交叉点与环形标像内环相交，诊为2$^{\triangle}$隐性斜视；十字标像位于环形标像以内，十字标像外端触及环形标像内环，诊为1$^{\triangle}$隐性斜视。

（3）偏振十字视标测试

① 直角坐标测试法：

a. 默认或置入双视孔远用矫正处方参数。

b. 点触偏振十字视标图标，视屏视孔置入偏振滤镜图标，双水平棱镜参数黑底反白，视标框显示偏振十字视标。

c. 若被测者诉水平标线像右移，向左旋动调节手轮，若被测者诉水平标线像左移，向右旋动调节手轮，将水平标线像调整到视标像中心位。

d. 旋动调节手轮的同时见双水平棱镜参数递变，测试棱镜底向外（BO）为隐性内斜视，测试棱镜底向内（BI）为隐性外斜视，双眼测试值的和为隐性水平斜视量值［图3-27（a）］。

e. 再次点触偏振十字视标图标，双垂直棱镜参数0位反白。

f. 若被测者诉水平标线像在下，向右旋动调节手轮，若被测者水平标线像在上，向左旋动调节手轮，将水平标线像调整到视标像中心位。

g. 旋动调节手轮的同时见双垂直棱镜参数递变，测试棱镜右侧底向上（BU），左侧底向下（BD），提示为隐性左上斜视；测试棱镜左侧底向上（BU），右侧底向下（BD），提示为隐性右上斜视，双眼测试值的和值为隐性斜视量值［图3-27（b）］。

② 极坐标测试法：

a. 默认或置入双视孔远用矫正处方参数。

b. 点触偏振十字视标图标，视屏视孔置入偏振滤镜图标，双水平棱镜参数反白，视标框显示偏振十字视标。

c. 若被测者诉水平标线像右偏，向左旋动调节手轮，若被测者诉水平标线像左偏，向右旋动调节手轮，将水平标线像调整到视标像的水平中心位，旋动调节手轮的同时见双水平棱镜参数相应递变。

d. 若水平标线像调整到视标像水平中心位以后，仍见水平标线像显著垂直偏位，则触动键盘垂直棱镜键 ‖θ，见视屏左下显示极坐标图标r/θ，双垂直棱镜参数反白。

e. 旋动调节手轮，使水平标线像移动到视标像的垂直中心位，双垂直棱镜参数位的测试值为极坐标棱镜底向角度。

f. 当水平标线像移动到视标像的垂直中心位时，可能水平标线像又出现水平向偏位，则触动键盘水平棱镜键 ≡△，双水平棱镜参数反白，再次适量揿动键盘加号键+或减号键-，以棱镜步距递量0.1△将水平标线像调整到视标像的水平中心位，双眼棱镜测试值的和值为极坐标棱镜度的绝对值［图3-27（c）］。

（4）Von Graeve 法测试

① 默认或置入双视孔远用矫正处方参数。

② 点触单行视标图标，见视屏右侧视孔置入6△U分离棱镜图标，视标框内见单行视力视标，双侧水平棱镜参数反白。

③ 若被测者诉上方单行视力视标像右移，向左旋动调节手轮，若被测者诉上方单行视力视标左移，向右旋动调节手轮，将上方与下方单行视力视标像调整到垂直向对齐。

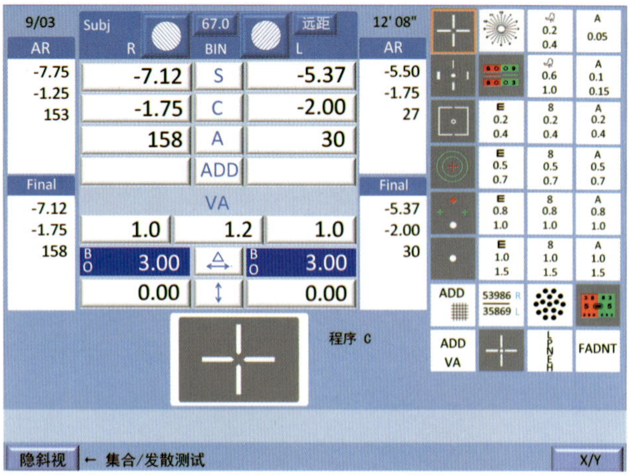

（a）偏振十字视标测试隐性水平斜视

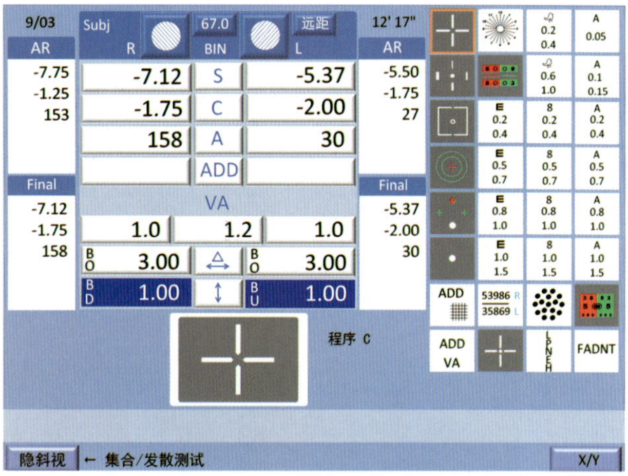

（b）偏振十字视标测试隐性垂直斜视

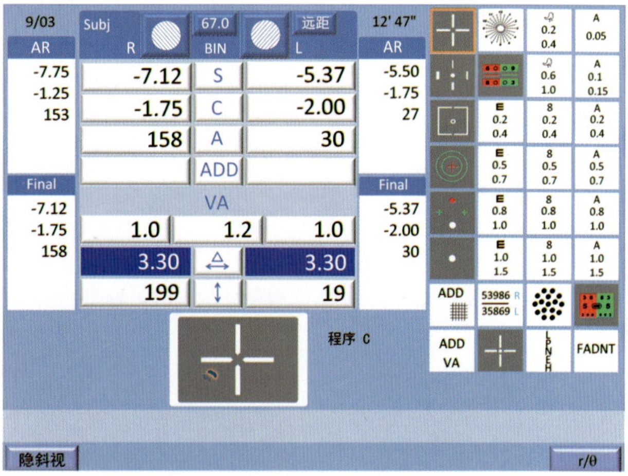

（c）极坐标测试法测试多向性隐性斜视

图 3-27 偏振十字视标测试视屏

④ 旋动调节手轮的同时见双水平棱镜参数递变，测试棱镜底向外（BO）为隐性内斜视，测试棱镜底向内（BI）为隐性外斜视，双眼测试值的和为隐性斜视量值[图3-28（a）]。

⑤ 点触单列视标图标，见视屏左侧视孔置入$10^{\triangle}$I分离棱镜图标，视标框内见单列视力视标，双侧垂直棱镜参数反白。

⑥ 若被测者诉左侧单列视力视标像在下，向右旋动调节手轮，若被测者诉左侧单列视力视标像在上，向左旋动调节手轮，将左侧与右侧单列视力视标像调整到水平向对齐。

⑦ 旋动调节手轮的同时见双垂直棱镜参数递变，测试棱镜右侧底向上（BU），左侧底向下（BD），提示为隐性左上斜视；测试棱镜左侧底向上（BU），右侧底向下（BD），提示为隐性右上斜视，双眼测试值的和为隐性斜视量值[图3-28（b）]。

⑧ 设置40cm近单行视标和近单列视标，保持远用瞳距，用同样的方法可以测得双眼近距离水平向隐性斜视和垂直向隐性斜视。

（5）注视差异视标测试

① 默认或置入双视孔远用矫正处方参数。

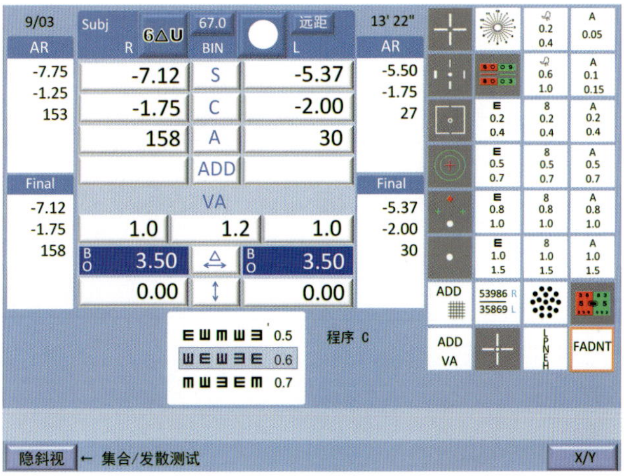

（a）Von Graeve 法测试隐性水平斜视

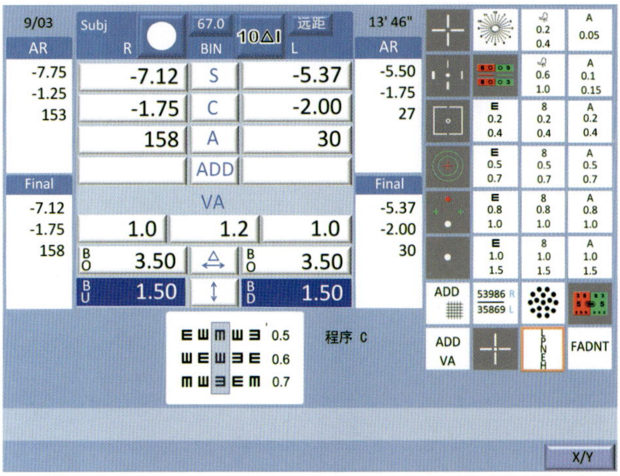

（b）Von Graeve 法测试隐性垂直斜视

图 3-28　Von Graeve 法测试视屏

② 点触注视差异视标图标，视屏双视孔置入偏振滤镜图标，视标框显示注视差异视标（图3-29）。

③ 结果分析：询及上方短线视标像与下方短线视标像是否对齐。

a. 被测者诉十字形各方位线条对称正交，证实被测者没有双眼注视差异。

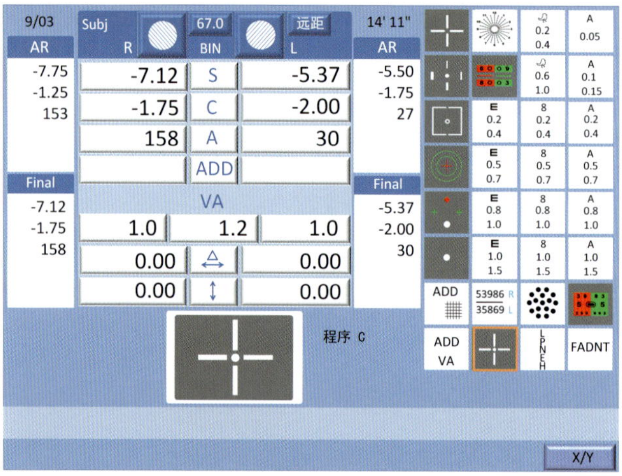

图 3-29 注视差异视标测试视屏

b. 若上方的标线像右移，下方的标线像左移，诊为内向注视差异。

c. 若上方的标线像左移，下方的标线像右移，诊为外向注视差异。

2. 调节的测试

（1）相对调节的测试

① 默认或置入双视孔远用矫正处方参数。

② 设置40cm近十字视标，开启近读灯。点触视屏左下方菜单测试距离图标，选择测试距离为40cm。

③ 揿动附加焦度键ADD，见双侧附加焦度参数ADD反白。

④ 向左旋动调节手轮，逐量递增双侧正附加焦度，至近十字视标像模糊极限。测试值为负相对调节，点触视屏下方菜单负相对调节NRA图标，记录负相对调节测试值［图3-30（a）］。

⑤ 将附加焦度测试参数回零，逐量递增双侧负附加焦度，至近十字视标像模糊极限。测试值为正相对调节，点触视屏下方菜单正相对调节PRA图标，记录正相对调节测试值［图3-30（b）］。

（2）调节幅度的测试　点触视屏右下方菜单调节幅度AR图标，设备根据测试距离和正相对调节测试值自动计算并记录调节幅度测试值。

3. 聚散的测试

（1）融像储备的测试

① 默认或置入双视孔远用矫正处方参数。

② 点触0.5～0.7远视力视标图标，选择0.5～0.7远单列视标。点触视屏右下方菜单Dis图标，选择远距离测试。

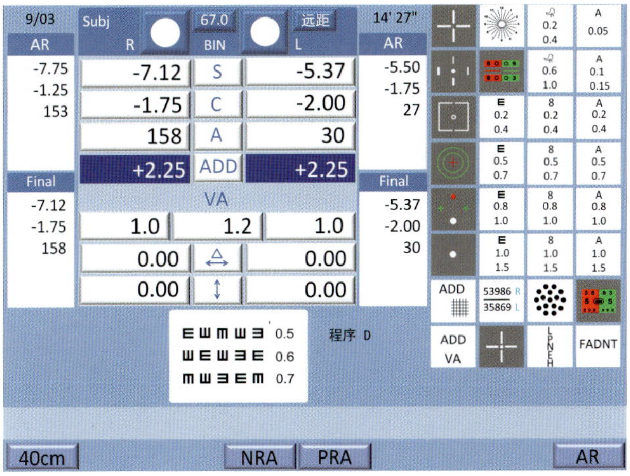

（a）测试负相对调节

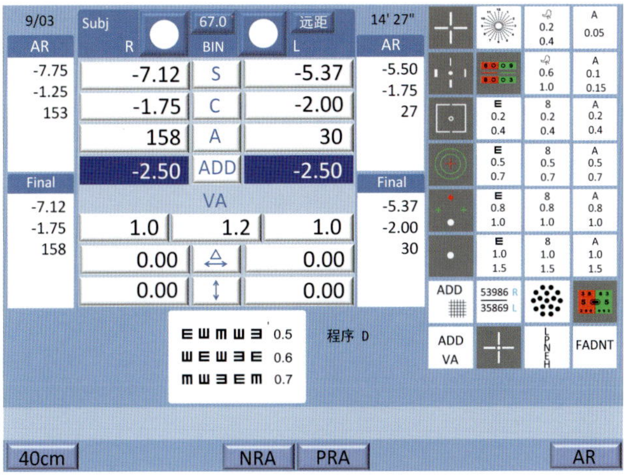

（b）测试正相对调节

图 3-30 相对调节的测试视屏

③ 揿动水平棱镜键，见双侧水平棱镜参数反白。

④ 向左旋动调节手轮，逐量递增双侧底向内棱镜量值，至0.5~0.7远单列视标像分离为双像，测试值为远距离底向内（BI）破裂值（模糊值），点触视屏下方菜单破裂值Bleak图标，记录远距离BI破裂值（模糊值）；向右旋动调节手轮，逐量递减双侧底向内棱镜，至0.5~0.7远单列视标像恢复为单像，测试值为远距离底向内（BI）恢复值，点触视屏下方菜单恢复值Recov图标，记录远距离BI恢复值。

⑤ 将水平棱镜测试参数回零。

⑥ 设置40cm近单列视标，开启近读灯。

⑦ 点触视屏左下方菜单测近试距离Nea图标，选择近测试距离为40cm。

⑧ 向左旋动调节手轮，逐量递增双侧底向内棱镜量值，至近单列视标像模糊极限，测试值为近距离底向内（BI）模糊值，点触视屏下方菜单模糊值Blur图标，记录近距离BI模糊值，近距离BI模糊值即为负相对集合测试值［图3-31（a）］；继续逐量递增双侧底向内棱镜量值，至近单列视标像分离为双像，测试值为近距离底向内（BI）破裂值，点触视屏下方

菜单破裂值Bleak图标，记录近距离BI破裂值；向右旋动调节手轮，逐量递减双侧底向内棱镜，至近单列视标恢复为单像，测试值为近距离底向内（BI）恢复值，点触视屏下方菜单恢复值Recov图标，记录近距离BI恢复值。

⑨ 按照上述测试步骤依次测试并记录远距离底向外（BO）模糊值、破裂值和恢复值，近距离底向外（BO）模糊值、破裂值和恢复值，近距离BO模糊值即为正相对集合测试值［图3-31（b）］。

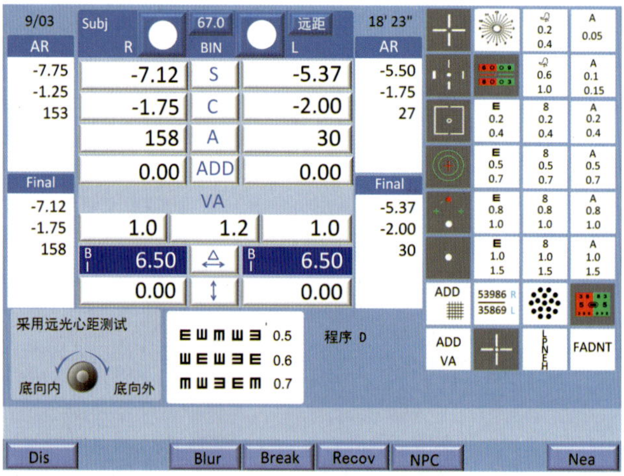

（a）测试负相对集合

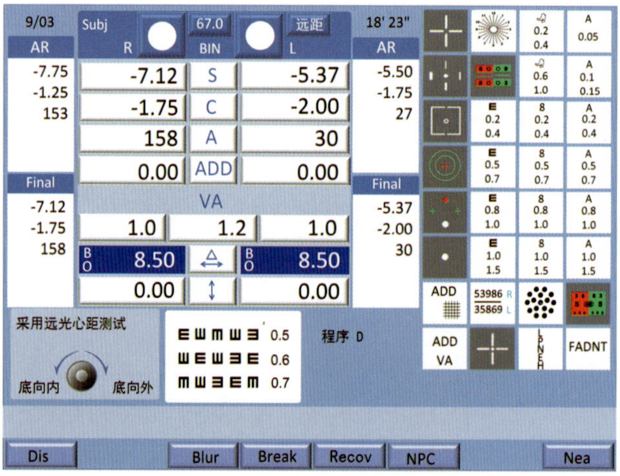

（b）测试正相对集合

图 3-31　相对集合的测试视屏

（2）融像性聚散的测试

① 默认或置入双视孔远用矫正处方参数。

② 设置40cm近单行视标。

③ 点触单行视标图标，见视屏右侧视孔置入6$^{\triangle}$分离棱镜图标，双侧水平棱镜参数反白。

④ 旋动调节手轮测试被测眼隐性水平斜视。

⑤ 设置40cm近单列视标。

⑥ 向左旋动调节手轮，逐量递增双侧底向内棱镜量值，至近单列视标像模糊极限，测试值为负融像性聚散。

⑦ 向右旋动调节手轮，恢复隐性水平斜视测试值，继续向右旋动调节手轮，至近单列视标像模糊极限，测试值为正融像性聚散。

（3）集合幅度的测试

① 将水平棱镜测试参数回零。

② 点触视屏下方菜单NPC图标，见视屏出现集合近点NPC、米角MA和集合幅度CR图标，相应的测试参数反白。

③ 将近单列视标自40cm向被测双眼移近，至近单列视标像分离为双像，检视近视标距被测眼距离，旋动调节手轮，输入集合近点参数（通常设备默认5cm），仪器自动计算集合幅度的米角值，并根据远用瞳距自动计算集合幅度的棱镜度值（图3-32）。

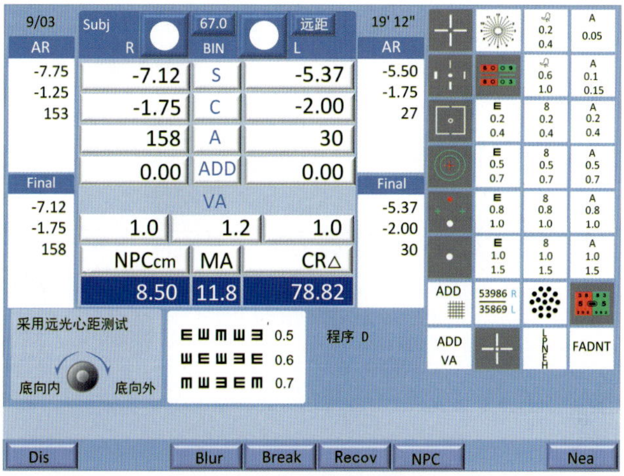

图 3-32 集合幅度的测试视屏

（4）AC/A的测试

① 默认或置入双视孔远用矫正处方参数。

② 设置40cm近单行视标。

③ 点触单行视标图标，见视屏右侧视孔置入$6^{\triangle}$U分离棱镜图标，双侧水平棱镜参数反白。

④ 旋动调节手轮测试被测眼初始隐性水平斜视［（图3-33（a）］。

⑤ 揿动ADD键，见附加焦度ADD参数反白，向右旋动调节手轮，置入-1.00D球镜焦度。

⑥ 再次点触单行视标图标，旋动调节手轮测试被测眼诱发隐性水平斜视［图3-33（b）］。

⑦ 初始水平向隐性斜视与诱发水平向隐性斜视的变动值即为AC/A测试值。

例如：如图3-33所示，初始水平向隐性斜视为BI $3^{\triangle}$，诱发水平向隐性斜视为BO $2^{\triangle}$，则AC/A为$5^{\triangle}$/D。

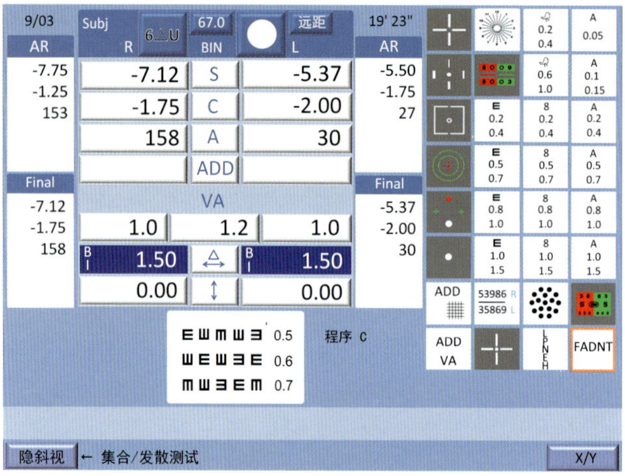

（a）测试初始水平向隐性斜视

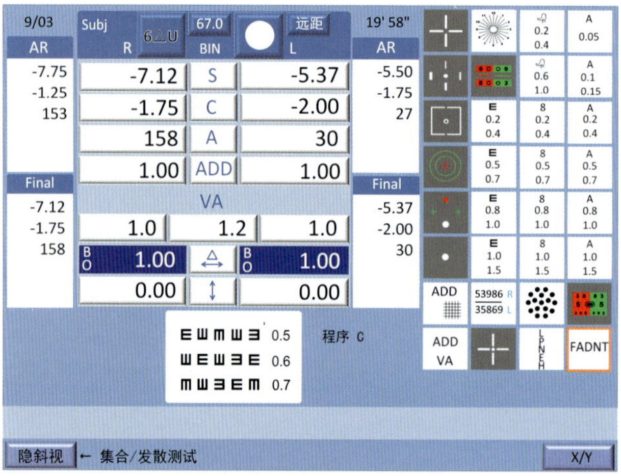

（b）测试诱发水平向隐性斜视

图 3-33　AC/A 的测试视屏

中英文索引

C

垂直对齐视标测试　vertical coincidence testing

D

电脑验光仪　auto refractor

底向上三棱镜　base up prism

底向内三棱镜　base in prism

单眼视野　monocular visual field

单眼主视向　principal visual direction

单眼次视向　secondary visual direction

单眼立体视　monocular stereopsis

F

复视　diplopia

负相对调节　negative relative accommodation, NRA

负相对集合　negative relative convergence, NRC

负融像性集合　negative fusional convergence, NFC

G

感觉性融像　sensory fusion

H

红色滤光镜　red lens

红色水平马氏杆透镜　red horizontal maddox rod lens

红色垂直马氏杆透镜　red vertical maddox rod lens

红绿视标测试　red-green target testing

环戊通　cyclopentolate cyclogyl

混淆视　confusion

恢复点　recovery point

J

检影镜　retinoscopy

交叉柱镜　cross cylinder

交叉圆柱透镜调试柱镜试片轴位　cross cylinder corrected for the axis of cylinder

交叉圆柱透镜调试柱镜试片透镜的焦度　cross cylinder corrected for the power of cylinder

交叉性复视　crossed diplopia

聚散　vergence

近感知性集合　proximal convergence

集合　convergence

集合幅度　amplitude of convergence

聚散灵活度　convergence facility

集合不足　convergence deficiency

集合过度　convergence excess

L

硫酸阿托品　atropine

绿色滤光镜　green lens

裂隙片测试　slit slice testing

棱镜平衡测试　prism balance testing

老视　presbyopia

立体视觉测试　stereo testing

棱镜度　prism degree

棱镜反转拍　prism flipper

M

马氏杆辅镜测试　maddox rod testing

米角　meter angle

模糊点　blur point

P

偏振滤镜　polarize filter

偏振平衡测试　polarized balance testing

偏振红绿平衡测试　polarized red-green balance testing

偏振十字视标测试　polarized cross target testing

平行光束　parallel light beam

平面融像　flat fusion

Panum空间　Panum's space

Panum区　Panum's area

破裂点　break point

Q

球面透镜　sphere lens

球镜反转拍　spherical flipper

R

融像性聚散　fusional vergence

融像储备　fusional reserve

S

视网膜对应　corresponding retinal

视网膜检影镜片　retinoscopy lens

散光盘视标测试　astigmatic dials testing

色像差　chromatic aberration

散开光束　divergence beam

双眼视野　binocular visual field

双眼同时视　simultaneous perception

双眼叠加　binocular summations

双眼立体视觉　binocular stereopsis

双眼视差　binocular disparity

双眼影像不等　aniseikonia

视觉抑制　suppression

水平对齐视标测试　horizontal coincidence testing

十字环形视标测试　cross & ring target testing

addox rod test

n lock

ce deficiency

gence excess

区 zone of clear single binocular vision，ZCSBV

尺 PD ruler

调节 accommodation

调节幅度 amplitude of accommodation

调节需求 demand of accommodation

同侧性复视 direct diplopia

调节滞后 lag of accommodation

调节超前 lead of accommodation

调节灵活度 accommodation facility

调节性聚散 accommodation vergence

调节不足 accommodation deficiency

调节维持不良 accommodation keep poor

调节灵活度不良 accommodation facility poor

调节过度 accommodation excess

V

Von Graefe 测试 Von Graefe testing

W

无镜片 open aperture

无色水平马氏杆透镜 white horizontal maddox rod lens

无色垂直马氏杆透镜 white vertical maddox rod lens

Worth四点视标测试 Worth four dots testing

X

小孔镜片 pinholes

旋转棱镜 rotary prism

小孔片测试 pinholes testing

相联性斜视　associated phoria

需求线　demand line

斜视线　phoria line

Y

优势眼　sighting dominance

远雾视　fogging

远交叉视标测试　distance reticle target testing

诱发暗示　inducing clue

运动性融像　motor fusion

隐性内斜视　esophoria

隐性外斜视　exophoria

隐性上斜视　hyperphoria

隐性下斜视　hypophoria

隐性旋转斜视　cyclotropia

诱发注视差异曲线　forced vergence fixation disparity curve，FDC

Z

综合验光仪　phoropter

遮盖片　occluded

中枢眼　cyclopean eye

钟形盘视标测试　clock dials target testing

注视差异　fixation disparity

正相对调节　positive relative accommodation, PRA

张力性集合　tonic convergence

正相对集合　positive relative convergence, PRC

正融像性集合　positive fusional convergence, PFC

参考文献

⺊. 检影研究及其应用［M］. 北京：人民卫生出版社，1988.

. 桂毓. 实用眼屈光学［M］. 济南：山东科学技术出版社，1988.

. 徐广第. 眼科屈光学［M］. 北京：军事医学科学出版社，1995.

4. 汪芳润. 近视眼［M］. 上海：上海医科大学出版社，1996.

5. 王光霁. 双眼视觉学［M］. 北京：人民卫生出版社，2004.

6. Duke-Elder S. The practice of refraction. 7th ed［M］. London, Butter Worth, 1963

7. Soloare AF. Manual of refraction. 3th ed［M］. Boston, Little Brown 1977

8. Reinecke RD. Refraction (A programmed test)［M］. New York, Appleton-Century Crofts 1965

9. Michaels DD. Visual optics and refraction a clinical approach［M］. New York, Appleton-century Crofts, 1988

10. Levene JR. Clinical refraction and visual science［M］. London, Butter Worth & Co.(publisher) Ltd, 1977

11. Whittington TH. The art of clinical refraction［M］. London. Lippincott-Raven, 1958

12. Aran S. Refraction and Clinical Optics［M］. Philadelphia, W. B. Saunders Company, 1980

13. William JB. Clinical Refraction Philadelphia［M］. Philadelphia,W.B. Saunders Company, 1998

14. Solomons H. Binocular vision, a programmed text［M］. London, Butter Worth, 1978

15. David D. Michaels. Visual Optics and Refraction. 3th ed［M］. Mosby Company, 1985